AF873519

E. J. MAREY

LA MACHINE ANIMALE

LOCOMOTION TERRESTRE ET AÉRIENNE

Elibron Classics
www.elibron.com

Elibron Classics series.

© 2006 Adamant Media Corporation.

ISBN 0-543-94599-5 (paperback)
ISBN 0-543-94598-7 (hardcover)

This Elibron Classics Replica Edition is an unabridged facsimile of the edition published in 1873 by Germer Baillière, Paris.

Elibron and Elibron Classics are trademarks of Adamant Media Corporation. All rights reserved.

This book is an accurate reproduction of the original. Any marks, names, colophons, imprints, logos or other symbols or identifiers that appear on or in this book, except for those of Adamant Media Corporation and BookSurge, LLC, are used only for historical reference and accuracy and are not meant to designate origin or imply any sponsorship by or license from any third party.

BIBLIOTHÈQUE

SCIENTIFIQUE INTERNATIONALE

BIBLIOTHÈQUE SCIENTIFIQUE INTERNATIONALE

(Volumes in-8° cartonnés en toile anglaise)

AUTRES VOLUMES PARUS

J. Tyndall. Les glaciers et les transformations de l'eau, avec 8 planches tirées à part sur papier teinté et nombreuses figures dans le texte. . . . . 6 fr.

J. Marey. La Machine animale, avec un grand nombre de figures dans le texte. . . . . 6 fr.

W. Bagehot. Lois scientifiques du développement des nations dans leur rapport avec les principes de l'hérédité et de la sélection naturelle. . . . . 5 fr.

SUR LE POINT DE PARAITRE :

Bain. Les rapports de l'esprit et du corps.

P. J. Van Beneden. Les commensaux et les parasites dans le règne animal.

W. B. Carpenter. Physiologie de l'esprit.

Herbert Spencer. La science sociale.

Voir à la fin du volume la liste des ouvrages en préparation.

AUTRE OUVRAGE DE M. MAREY

Du mouvement dans les fonctions de la vie. Leçons faites au collége de France, 1 vol. in-8 avec 144 figures dans le texte. . . . . 10 fr.

Coulommiers. — Typ. A. MOUSSIN.

LA

MACHINE ANIMALE

LOCOMOTION TERRESTRE ET AÉRIENNE

PAR

E. J. MAREY

Professeur au Collége de France, membre de l'Académie de Médecine

---

Avec 117 figures dans le texte

PARIS

LIBRAIRIE GERMER BAILLIÈRE

17, RUE DE L'ÉCOLE-DE-MÉDECINE, 17

—

1873

INTRODUCTION

Bien souvent et à toutes les époques, on a comparé les êtres vivants aux machines, mais c'est de nos jours seulement que l'on peut comprendre la portée et la justesse de cette comparaison.

Sans doute, les anciens physiologistes voyaient, dans l'organisme animal comme dans la machine : des leviers, des poulies, des cordages, des pompes et des soupapes. Le jeu de ces appareils est décrit sous le nom de *mécanique animale* dans un grand nombre de traités classiques. Mais ces organes passifs ont besoin d'un moteur ; c'est la vie, disait-on, qui, chez les animaux, met en jeu tous ces mécanismes, et l'on se croyait, d'après cela, autorisé à établir une barrière infranchissable entre les machines inanimées et celles qui sont vivantes.

A notre époque, il faudrait, tout au moins, chercher une autre base à de pareilles distinctions, car le génie moderne a créé des machines bien plus légitimement comparables aux moteurs animés. Celles-ci en effet, moyennant un peu de combustible qu'elles consomment, dégagent la force nécessaire pour animer une série d'organes et leur faire exécuter les travaux les plus variés.

La comparaison des animaux aux machines n'est pas seulement légitime, elle est aussi d'une utilité extrême à différents points de vue. Elle fournit un précieux moyen de bien faire comprendre les phénomènes mécaniques qui se passent chez les êtres vivants, en les rapprochant de phénomènes semblables, mais généralement mieux connus, qu'on peut constater dans la fonction des machines usuelles. Aussi, nous arrivera-t-il souvent, dans le cours de ce livre, d'emprunter à la mécanique pure les démonstrations synthétiques d'un phénomène de la vie animale. Le mécanicien, à son tour, peut puiser des notions utiles dans l'étude de la nature qui lui montrera, maintes fois, comment les problèmes les plus compliqués peuvent être résolus avec une simplicité admirable.

Mais c'est un champ bien vaste à explorer que celui de la mécanique animale. A chaque fonction, pour ainsi dire, est associé un appareil mécanique spécial. La circulation du sang, la respiration, etc., peuvent et doivent être traitées séparément; aussi, bornerons-nous ce travail à l'étude d'une seule fonction, essentiellement mécanique : la locomotion chez les divers animaux.

Il est facile de montrer l'importance d'un pareil sujet; la locomotion, sous ses différentes formes : terrestre, aquatique, aérienne, a constamment excité l'intérêt. Soit que l'homme ait essayé d'utiliser le mieux possible sa force motrice et celle des animaux, soit qu'il ait cherché à étendre son domaine : à s'ouvrir un chemin sur les mers, ou à s'élever dans les airs, c'est toujours dans la nature qu'il a puisé ses inspirations. Il est permis d'espérer qu'une connaissance plus approfondie des différents modes de locomotion animale sera le point de départ d'applications nouvelles d'où sortiront quelques nouveaux progrès.

Assurément, toute recherche scientifique offre par elle-même un puissant attrait ; l'espérance d'atteindre la vérité suffit à soutenir les efforts de ceux qui la poursuivent ; la contemplation des lois de la nature a été pour ceux qui les ont découvertes une grande et noble jouissance. Mais pour l'humanité, la science n'est que le moyen, le progrès est le but. Montrer qu'une étude peut conduire à quelque application utile, c'est entraîner avec soi dans la recherche bien des gens qui se seraient bornés à la suivre de loin, avec le seul intérêt de la curiosité. Sans prétendre rappeler ici tout ce qu'on a gagné à étudier la nature, nous essaierons de faire entrevoir qu'on peut gagner encore à l'étudier avec plus de soin.

La locomotion terrestre, celle de l'homme et des grands mammifères par exemple, est encore très-imparfaitement connue. Si l'on savait dans quelles conditions s'obtient le maximum de vitesse, de force ou de travail que peut fournir l'être vivant, cela mettrait fin à bien des discussions et à bien des tâtonnements regrettables. Ainsi, on ne condamnerait pas toute une génération d'hommes à certains exercices militaires qui seront plus tard rejetés comme inutiles et ridicules. On ne verrait pas tel pays écraser ses soldats sous une énorme charge, lorsqu'il est admis, dans tel autre, que le mieux est de ne rien leur donner à porter. On saurait exactement à quelle allure un animal fournit le meilleur service, soit qu'on lui demande la vitesse, soit qu'on lui fasse traîner des fardeaux. On connaîtrait, enfin, les conditions d'attelage qui sont les plus propres à la bonne utilisation de la force des animaux.

C'est dans ce sens que le progrès tend à se faire, mais si l'on se plaint avec raison que sa marche soit un peu lente, il n'en faut accuser qu'une notion imparfaite du mécanisme de la locomotion. Qu'on perfectionne cette étude et les applications utiles en sortiront d'elles-mêmes.

L'homme s'est manifestement inspiré de la nature dans la construction des appareils de la navigation. Si la carène du navire est, comme on l'a dit justement, taillée sur le modèle de l'oiseau nageur, si l'invention de la voile et celle des rames sont imitées de l'aile du cygne enflée par le vent et de sa patte membraneuse qui frappe l'eau, ce n'est là qu'une partie des emprunts que l'art a faits à la nature. Il y a plus de deux cents ans que Borelli, étudiant la condition de stabilité et de déplacement des poissons, traçait le plan d'un navire plongeur construit sur le même principe que les formidables *Monitors* qui ont fait leur apparition dans la récente guerre d'Amérique.

Dans la navigation moderne, la question dynamique laisse encore bien des points obscurs. Quelle forme donnera-t-on à un navire pour qu'il trouve dans l'eau le moins possible de résistance? Quel propulseur choisira-t-on pour utiliser le plus avantageusement la force de la machine? De l'aveu des hommes compétents en pareille matière, ces problèmes sont trop complexes pour qu'on puisse déterminer par le calcul les conditions les plus favorables dans la construction des navires. Faut-il attendre que l'empirisme, à force de tâtonnements ruineux, nous ait appris comment il faut résoudre un problème dont la nature nous offre les solutions les plus variées? Déjà d'ingénieux constructeurs ont tenté d'imiter les propulseurs naturels; ils ont muni de petits bateaux d'un appareil qui fonctionne comme la queue du poisson, en oscillant comme elle d'un mouvement alternatif. Et il s'est trouvé que ces appareils, bien qu'imparfaits encore, constituent déjà des propulseurs énergiques ; ils seront peut-être un jour préférés à tous ceux qu'on a employés jusqu'ici.

Quant à la locomotion aérienne, elle a toujours eu le privilège d'exciter vivement la curiosité chez l'homme. Que de fois ne s'est-il pas demandé s'il devrait toujours envier à l'oiseau et à l'insecte leurs ailes, et s'il ne pourrait aussi voyager à travers les airs, comme il voyage à travers les océans? A différentes époques, des hommes qui faisaient autorité dans la science ont proclamé, à la suite de longs calculs, que c'était là un rêve chimérique. Mais que d'inventions n'avons-nous pas vu réaliser qui avaient été pareillement déclarées impossibles? La vérité c'est que toute intervention des mathématiques est prématurée tant que l'étude de la nature et l'expérimentation n'auront pas fourni les données précises qui seules peuvent servir de solide point de départ aux calculs de ce genre.

Nous tenterons donc d'analyser les actes si rapides qui se produisent dans le vol des insectes et des oiseaux ; nous essaierons ensuite d'imiter la nature et nous verrons, une fois de plus, que c'est en s'inspirant d'elle qu'on a le plus de chances de résoudre les problèmes qu'elle a résolus.

Déjà, nous pouvons l'affirmer, dans les actes mécaniques de la locomotion terrestre, aquatique et aérienne, il n'est rien qui puisse échapper aux moyens d'analyse dont nous disposons. Serions-nous dans l'impossibilité de reproduire un phénomène que nous avons compris? Nous ne pousserons pas si loin le scepticisme.

On a pu affirmer longtemps que la chimie, toute-puissante quand il s'agit de décomposer les substances organiques, serait toujours incapable de les reproduire. Qu'est devenue cette prédiction décourageante?

Nous espérons que le lecteur qui voudra suivre les recherches expérimentales exposées dans ce livre en retirera cette conviction : que bien des impossibilités d'aujourd'hui n'ont besoin, pour être réalisées, que d'un peu de temps et de beaucoup d'efforts.

Mars 1873.

LA

MACHINE ANIMALE

LIVRE PREMIER

FORCES ET ORGANES

CHAPITRE I

DES FORCES DANS LE RÈGNE INORGANIQUE ET CHEZ LES ÊTRES ORGANISÉS.

La matière se révèle par ses propriétés. — Quand la matière agit, on conclut à l'existence de forces. — Multiplicité des forces admises autrefois ; tendance à leur réduction à une seule force dans le règne inorganique. — Indestructibilité de la force ; ses transformations. — Forces vitales, leur multiplicité pour les anciens physiologistes. — Plusieurs des forces vitales sont ramenées aux forces physiques. — Des lois en physique et en physiologie. — Théorie générale des forces physiques.

Nous ne connaissons la matière que par ses *propriétés* que nous ne saurions elles-mêmes concevoir séparées de la matière. Le mot propriété ne répond à rien de réel, c'est un artifice de langage ; ainsi, les expressions : pesanteur, chaleur, dureté, couleur, etc., attribuées à différents corps de la nature veulent dire que ces corps se manifestent à nos sens par certains effets que l'expérience de chaque jour nous a fait connaître.

Quand la matière agit, c'est-à-dire change d'état, il se passe ce que nous appelons un phénomène, et par une nouvelle simplification de langage, nous appelons *force* la cause inconnue qui a provoqué ce phénomène. Un corps qui tombe, un fleuve qui coule, un foyer qui nous échauffe, l'éclair qui brille, deux corps qui se combinent, etc., tout cela correspond à des manifestations de forces que nous appelons gravité, force mécanique, chaleur, électricité, lumière, affinités chimiques, etc.

Dans les premiers âges de la science, le nombre des forces était multiplié presque à l'infini. Chaque phénomène particulier était considéré comme la manifestation d'une force spéciale. Mais peu à peu, on reconnut que des manifestations diverses peuvent tenir à une cause unique ; dès lors, le nombre des forces que l'on admettait diminua considérablement.

La pesanteur et l'attraction furent réduites à une même force par Newton qui reconnut, dans la pomme qui tombe et dans l'astre retenu en son orbite, les effets d'une même cause : la gravitation universelle. Ampère réduisit le magnétisme à une manifestation de l'électricité. La lumière et la chaleur sont depuis longtemps considérées comme les manifestations d'une même force : un mouvement vibratoire extrêmement rapide imprimé à l'éther.

De nos jours, une conception grandiose est venue changer encore la face de la science. Toutes les forces de la nature se réduisent à une seule. La *force* peut revêtir toutes les apparences : elle devient tour à tour chaleur, travail mécanique, électricité, lumière ; elle donne naissance aux combinaisons chimiques ou aux décompositions. Parfois, la force semble disparaître, mais elle n'a fait que se cacher ; on peut la retrouver tout entière et la faire passer de nouveau par le cycle de ses transformations.

Inséparable de la matière, la force est indestructible comme elle et l'on doit appliquer à toutes deux ce principe absolu : rien dans la nature ne se crée ni ne se détruit.

Avant d'exposer avec quelques détails cette grande conception de la conservation de la force et de ses transformations dans le monde inorganique, voyons si, dans la science des corps organisés, il s'est produit quelque généralisation analogue.

L'être vivant, dans ses manifestations de sensibilité, d'intelligence et de spontanéité, se montre si différent des corps inertes et passifs de la nature inorganique, la génération et l'évolution des animaux leur sont tellement spéciales, que les premiers observateurs ont dû tracer une limite absolue entre les deux règnes de la nature.

Des forces particulières furent imaginées, auxquelles on attribuait chacun des phénomènes normaux de la vie; d'autres, comme des génies malfaisants, présidaient à la production des maladies dont tout ce qui vit peut être atteint.

La complexité des phénomènes de la vie empêcha pendant longtemps de saisir le lien qui les unissait, de ramener à une même cause ces effets multiples et de réduire ainsi le nombre des forces qui avaient été admises tout d'abord. L'homme finit par prendre pour des réalités les fictions qu'il avait imaginées. Peu à peu, l'attrait de l'inintelligible exerçant une sorte de fascination, on en vint à refuser aux lois physiques toute influence sur les êtres vivants. Ce mysticisme exalté arriva à représenter certains animaux comme capables de se soustraire aux influences de la pesanteur; pour lui, la chaleur animale était d'une autre essence que celle de nos foyers; des esprits subtils et insaisissables circulaient dans les vaisseaux et les nerfs.

Le temps n'a pas encore fait justice de toutes ces absurdités. Et pourtant on peut constater que la science de la vie tend à subir aujourd'hui une transformation aussi complète que celle dont nous venons d'esquisser le développement à propos des sciences physiques. Guidée par l'expérimentation, la physiologie cherche et retrouve les forces physiques dans un grand nombre de phénomènes vitaux; chaque jour voit s'accroître le nombre des cas auxquels on sait appliquer les lois ordinaires de la nature. Ce qui leur échappe reste pour nous l'inconnu, mais non plus l'impénétrable. Parmi les phénomènes de la vie, ceux qui nous sont intelligibles sont précisément d'ordre physique ou mécanique.

Nous retrouverons dans l'organisme vivant ces manifestations de la force qui s'appellent chaleur, travail mécanique, électricité, lumière, actions chimiques ; nous verrons ces forces se transformer les unes dans les autres, mais il ne faut pas espérer pour le moment arriver à la détermination numérique des lois qui président aux transformations de ces forces. L'organisme animal se prête peu aux mesures exactes, sa complexité est trop grande pour ces évaluations que le physicien a déjà beaucoup de peine à atteindre, en se servant des machines les plus simples.

Suivant son degré de complexité, chaque science s'approche plus ou moins de la précision mathématique à laquelle elle doit arriver tôt ou tard. Une loi n'est que la détermination de rapports numériques entre différents phénomènes ; il n'y a donc pas de loi physiologique parfaite. Dans les phénomènes de la vie, il n'est guère possible de déterminer et de prévoir à l'avance autre chose que le sens dans lequel la variation se produira. Jusqu'ici le physiologiste n'est arrivé qu'à ce degré de connaissance que possèderait, par exemple, l'astronome qui saurait que l'attraction entre deux astres diminue quand leur distance augmente, mais qui n'aurait pas encore déterminé la loi de proportionnalité inverse au carré des distances. Ou bien encore, il est comme le physicien qui aurait constaté que les gaz comprimés diminuent de volume, sans avoir reconnu la relation numérique qui rattache leur volume à la pression.

Nul doute, cependant, qu'il n'y ait des relations numériques entre les phénomènes de la vie ; on arrivera plus ou moins vite à les découvrir, suivant l'exactitude des méthodes d'investigation auxquelles on aura recours.

Si les physiciens s'étaient bornés à constater que les corps, en s'échauffant, se dilatent, et s'ils n'avaient pas cherché à mesurer la température de ces corps et le volume qu'ils prennent à chaque variation de la température, ils n'auraient qu'une idée imparfaite des phénomènes de dilatation des corps par la chaleur. Pendant longtemps, le physiologiste s'est borné à signaler que telle ou telle influence augmente ou diminue la force des muscles, fait varier la rapidité de leurs mouvements, accroît ou affaiblit la sensibilité et la force motrice. La science, aujourd'hui, se montre plus exigeante, et déjà, la détermination rigoureuse de l'intensité et de la durée de certains actes, de la forme des différents mouvements, des rapports de succession de deux ou plusieurs phénomènes, l'estimation précise de la vitesse du sang et du transport de l'agent nerveux sensitif ou moteur ; toutes ces mesures exactes introduites dans la physiologie font espérer que, de mensurations plus rigoureuses, sortiront bientôt des lois mieux formulées.

Dans la comparaison que nous allons faire entre les forces physiques et celles qui animent l'organisme animal, nous supposons connues les notions fondamentales récemment introduites dans la science et par lesquelles toutes ces forces tendent à se réduire à une seule : celle qui engendre le mouvement. Aussi nous bornerons-nous à esquisser rapidement la théorie nouvelle.

La valeur d'une théorie dépend du nombre des faits qu'elle embrasse ; celle de l'unité des forces physiques tend à les absorber tous.

Depuis l'atome invisible jusqu'au corps céleste perdu dans l'espace, tout est soumis au mouvement. Tout gravite dans une orbite immense ou infiniment petite. Maintenues à une distance définie les unes des autres, en raison même du mouvement qui les anime, les molécules présentent des rapports constants qu'elles ne perdent que par l'apport ou la soustraction d'une certaine quantité de mouvement. En général l'accroissement du mouvement des molécules agrandit leurs orbites et les éloignant les unes des autres, accroît le volume des corps. A ce titre, la chaleur se montre comme une source de mouvement. Sous son influence, les molécules, s'écartant de plus en plus, font passer les corps de l'état de solide, à celui de liquide, puis de gaz. Ces gaz eux-mêmes se dilatent indéfiniment par l'apport de nouvelles quantités de chaleur. Mais cette force qui imprime une rapidité extrême au mouvement des molécules, cette force que la théorie fait admettre, on la rend saisissable par l'expérimentation ; on en mesure l'intensité en opposant à la dilatation d'un corps un obstacle qu'elle devra surmonter. C'est ainsi que les molécules des gaz ou des vapeurs, captives dans le cylindre des machines, communiquent aux parois et au piston cette pression si considérable qu'on emploie à produire du travail mécanique. Ce travail mécanique, à son tour, se transforme en chaleur si l'on renverse les conditions de l'expérience : si, par exemple, une force extérieure, refoulant le piston d'une pompe à gaz, entrave les mouvements moléculaires par une violente compression.

La théorie nouvelle est venue éclairer certaines hypothèses, celles, entre autres, qui faisaient admetttre la chaleur latente de fusion ou de vaporisation des corps, la chaleur latente de dilatation des gaz. Elle en a supprimé d'autres, c'est ainsi que la découverte de la pression atmosphérique a banni l'hypothèse aujourd'hui ridicule de l'horreur de la nature pour le vide.

Bien que la théorie se plie moins facilement à l'interprétation des phénomènes lumineux et électriques, elle permet, d'après les grandes analogies de ces phénomènes avec la chaleur, de supposer qu'ils ne sont eux-mêmes que des manifestations du mouvement. Du reste, la transformation du mouvement en chaleur, en électricité, en lumière, peut se prouver expérimentalement.

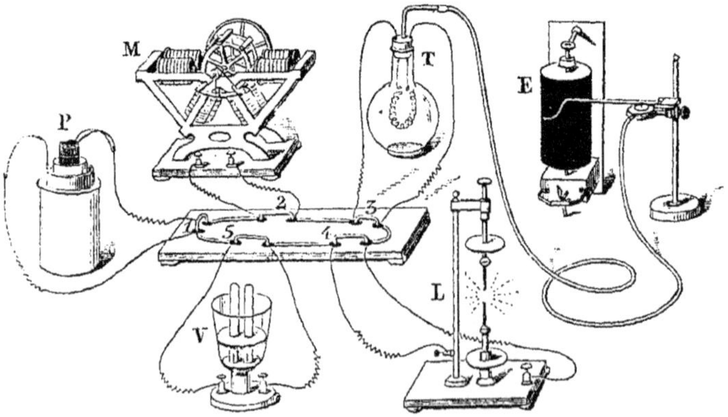

Fig. 1. — Montrant la transformation de l'électricité d'une pile, en travail mécanique, en chaleur, en lumière et en action chimique.

La figure 1 représente la disposition de l'expérience.

Sur une table sont rangés différents appareils à travers lesquels on peut faire passer un courant électrique engendré par une pile P. (A la place de l'élément unique représenté dans la figure, il faut disposer une série de couples de Bunsen pour réaliser complétement l'expérience.) Le courant de la pile est conduit dans un circuit elliptique représenté au centre de la figure sur une planchette carrée. Ce circuit est formé d'un gros fil de cuivre; de distance en distance, ce fil s'interrompt et plonge dans des godets à mercure desquels partent d'autres fils qui se rendent aux appareils que le courant devra traverser. Dans la disposition représentée fig. 1, des ponts métalliques 1, 2, 3, 4, 5 relient l'un à l'autre les godets à mercure et forment un circuit complet que le courant peut traverser sans passer par les appareils qui sont disposés autour de lui.

Si l'on enlève l'arc n° 1, le courant de la pile qui passait par cet arc est forcé de traverser le circuit elliptique sans toutefois traverser les appareils environnants. Mais si ensuite on enlève l'arc n° 2, le courant devra traverser l'appareil M, qui est un moteur électro-magnétique. Cet appareil entrera en mouvement et produira un travail mécanique.

Enlevons en même temps l'arc n° 3, le courant devra traverser également un thermomètre enregistreur. (Voici comment cet instrument est construit : c'est une sorte de thermomètre de Reiss formé d'une spirale de platine que le courant traverse et qui plonge dans un ballon plein d'air. Sous l'influence de l'échauffement de la spirale par le courant qui la traverse, l'air du flacon se dilate et passe, à travers un long tube, dans l'appareil enregistreur. Celui-ci se compose d'un tambour de métal dont la paroi supérieure est formée par une membrane de caoutchouc. Quand l'air pénètre dans le tambour, sa membrane se gonfle et soulève un levier enregistreur qui trace sur un cylindre tournant E une courbe dont les élévations et les abaissements correspondent aux élévations et aux abaissements de la température.)

En enlevant l'arc n° 4, on force le courant à traverser un appareil L, à pointes de charbon, dans lequel l'électricité donne naissance à cette vive lumière que tout le monde connaît.

Lorsqu'il passe par le voltamètre V, le courant produit la décomposition de l'eau. On mesure l'intensité du courant par la quantité de l'eau décomposée, c'est-à-dire par les volumes d'oxygène et d'hydrogène qui se dégagent.

On voit d'abord, au moyen de ces appareils, que l'électricité peut devenir tour à tour, travail mécanique dans le moteur M, chaleur dans la spirale du thermomètre T, lumière entre les pointes de charbon L, et action chimique dans le voltamètre V.

Mais on reconnaît aussi que l'électricité qui subit une de ces métamorphoses est enlevée au courant dont l'énergie se trouve ainsi diminuée. Si, par exemple, on fait travailler le moteur M, on voit que l'enregistreur accuse une diminution de chaleur dans le thermomètre. Qu'on arrête à la main le moteur électro-magnétique, aussitôt apparaît un accroissement dans la température; la courbe enregistrée s'élève.

Quand le moteur électro-magnétique travaille, on voit aussi diminuer l'intensité de la lumière, décroître la décomposition de l'eau dans le voltamètre. Tous ces phénomènes reprennent leur énergie première dès qu'on supprime la production de travail mécanique.

Pendant ce temps, toute la force dépensée dans ces appareils divers est dégagée de la pile sous l'influence d'une action chimique : la transformation d'une certaine quantité de zinc en sulfate de zinc. C'est ainsi que dans le foyer d'une machine à vapeur, la combustion du charbon, c'est-à-dire l'oxydation qui transforme du carbone en acide carbonique dégage de la chaleur que l'on convertit ensuite en travail.

Mais cette force dégagée des corps y était contenue quand le zinc était à l'état de métal et le carbone à l'état de houille; ces corps avaient employé pour se former la quantité de force qu'ils ont cédée en passant à un autre état. De sorte qu'il faudrait rendre au sulfate de zinc et à l'acide carbonique autant d'électricité ou de chaleur qu'ils en ont dégagé si l'on voulait reproduire le zinc métallique ou le carbone à l'état de pureté.

Dans la théorie moderne, cette force qui se manifeste à un instant donné n'est pas créée, mais seulement rendue sensible de latente qu'elle était.

On appelle force en *tension* celle qui, emmagasinée dans un corps, attend l'occasion de se manifester. C'est ainsi qu'un ressort *tendu* rendra au bout d'un temps indéfini la force qu'on avait employée à le tendre ; qu'un poids soulevé à une certaine hauteur restituera, à l'instant de sa chute, le travail qu'on avait employé à l'élever.

CHAPITRE II

TRANSFORMATIONS DES FORCES PHYSIQUES.

Pour prouver l'indestructibilité des forces il faut savoir les mesurer. — Unités de chaleur et de travail mécanique. — De la thermodynamique. — Mesure des forces chez les êtres vivants. — Phases successives de la transformation des corps, dégagements successifs de force sous cette influence. — La thermodynamique appliquée aux êtres vivants.

On vient de voir que la force, dans les états divers qu'elle présente, peut être tantôt latente, ou en tension, et tantôt en action sous forme de chaleur, d'électricité, de travail mécanique.

Pour suivre cette force à travers ses transformations diverses, pour constater qu'il ne s'en perd aucune partie, il faut avoir un moyen de la mesurer sous toutes ses formes. Le chimiste peut prouver l'indestructibilité de la matière en montrant, avec la balance, qu'un gramme de matière conservera son poids à travers tous les changements d'état qu'on pourra lui imposer. Qu'on pèse cette matière à l'état liquide, à l'état solide ou à l'état gazeux, on retrouvera toujours le poids d'un gramme, sous les volumes et les aspects les plus divers.

Une mesure est donc nécessaire pour les différentes manifestations de la force. Toute quantité de chaleur, d'électricité ou de travail mécanique doit se comparer à une unité particulière, comme tout poids doit se comparer à l'unité de poids.

Unité de chaleur. La sensation de chaud et de froid que nous éprouvons au contact des différents corps ne correspond nullement à la quantité de chaleur que ces corps renferment. Les appareils thermométriques ne sont pas davantage en état de nous donner la mesure des quantités de chaleur, puisque différents corps, présentant pour nos sens et pour le thermomètre la même température, peuvent céder des quantités de chaleur très-inégales. Mais, pour échauffer un même poids d'un corps, d'un même nombre de degrés, il faudra toujours la même quantité de chaleur. Or, d'après la convention établie en France et dans beaucoup d'autres pays, l'unité de chaleur ou *calorie* est la quantité de chaleur nécessaire pour porter un kilogramme d'eau de zéro à un degré centigrade.

Unité de travail. La force mécanique n'est bien définie que depuis qu'on a introduit dans la science la notion de *travail.* L'unité de travail mécanique admise en France est le *kilogrammètre*, c'est-à-dire la force nécessaire pour soulever l'unité de poids : le kilogramme, à l'unité de hauteur : le mètre.

La force électrique se mesure d'après l'un de ses effets, la décomposition de l'eau, car on démontre que, pour décomposer un même volume d'eau, il faudra toujours la même quantité d'électricité.

Ces mesures des forces en *action* fournissent, à leur tour, le moyen d'estimer la quantité de force en *tension* que renfermait un corps. Ainsi, on démontrera que dans un kilogramme de houille et dans la quantité d'oxygène nécessaire pour transformer cette houille en acide carbonique, on avait en tension 7,000 calories, lorsqu'en réunissant toute la chaleur dégagée par la combustion, on arrivera à échauffer d'un degré une masse d'eau de 7,000 kilogrammes.

Mais une substance qui brûle n'arrive pas toujours à son oxydation complète; dès lors, elle ne met pas en action la totalité de la force en tension qu'elle contenait. Un kilogramme de carbone, par exemple, peut ne subir qu'un premier degré d'oxydation, et devenant ainsi oxyde de carbone, il ne cède que 5,000 calories. Cet oxyde de carbone se brûlant à son tour et devenant acide carbonique, cédera alors seulement les 2,000 calories restantes.

La transformation des forces physiques se fait, avons-nous dit, sans qu'il se perde rien de la force transformée. Pour le démontrer, il faut prouver qu'un certain nombre de *calories* transformées en travail fourniront un nombre constant de *kilogrammètres*, et inversement, que ce travail, en redevenant chaleur, restituera le nombre primitif de calories.

On appelle *thermodynamique* la science qui s'occupe d'établir les relations entre la chaleur et le travail mécanique et de fixer la valeur de l *équivalent mécanique de la chaleur.* Cette conception qui est le complément de la théorie de la transformation des forces et qui prouve que dans leurs transformations elles ne perdent rien de leur valeur, est considérée à juste titre comme la plus belle conquête des temps modernes.

Entrevue par Sadi-Carnot, nettement formulée par R. Mayer, démontrée d'une manière éclatante par les expériences de Joule, la notion d'équivalence des forces est admise aujourd'hui par tous les physiciens. Chaque jour fournit à cette doctrine une confirmation nouvelle et amène une plus grande précision dans la détermination de l'équivalent mécanique de la chaleur. La valeur aujourd'hui généralement admise pour cet équivalent est 425, c'est-à-dire qu'il faut transformer un travail de 425 kilogrammètres en chaleur pour obtenir une calorie, et inversement que la chaleur capable d'échauffer d'un degré un kilogramme d'eau à zéro peut à son tour, si elle est transformée en travail, élever à un mètre un poids de 425 kilogrammes (1).

Mais dans les transformations thermodynamiques, il faut poser une restriction. Carnot avait soupçonné et Clausius a nettement établi que, dans les cas où la chaleur est employée à produire du travail, cette chaleur ne peut se transformer tout entière et que la plus grande partie reste à l'état de chaleur, tandis que dans l'opération inverse, on peut trans-

(1) Des expériences de Regnault sur la vitesse du son et sur la détente des gaz donnent aujourd'hui comme véritable valeur de l'équivalent le nombre 439.

former en chaleur la totalité du travail appliqué à cet effet. Cela n'exclut en rien la loi d'équivalence dont nous venons de parler; car s'il est vrai que dans une machine à vapeur, par exemple, on ne puisse retrouver sous forme de travail qu'une faible partie, 12 0/0 environ, de la chaleur produite par le foyer, il n'en est pas moins vrai que cette quantité de chaleur disparue fournit en travail précisément le nombre de kilogrammètres qui correspond à son équivalent mécanique.

A peine ces notions étaient-elles introduites dans la science que les physiologistes essayèrent de s'en servir pour éclairer la question si obscure de la chaleur et du travail produits par les animaux. L'assimilation des êtres vivants aux machines thermiques était déjà à l'état de conception vague. On va voir quelles clartés elle a reçues de la théorie nouvelle.

Les forces, avons-nous dit, se produisent au sein de l'organisme Tous les êtres vivants dégagent de la chaleur, tous produisent du travail. Le dégagement de ces forces se fait par la transformation chimique des aliments.

On peut, sur l'être vivant, mesurer approximativement les quantités de chaleur et de travail produites et même estimer la quantité de force contenue dans les aliments; il suffit, pour cela, d'appliquer les méthodes que les physiciens ont employées dans l'estimation des forces inorganiques.

Ainsi, un homme placé pendant quelque temps dans un bain cédera à l'eau une certaine quantité de calories qui se mesurera aisément. Appliquée à mouvoir une machine, la force d'un homme ou d'un animal produira un nombre de kilogrammètres non moins faciles à mesurer. Enfin, si l'on soumet les aliments aux expériences qui déterminent le pouvoir échauffant des différents combustibles, on trouvera que chacun d'eux contient une certaine quantité de force en tension. Favre et Silbermann ont fourni sur ce point de précieux renseignements laborieusement accumulés; Frankcland a continué ces recherches. Aujourd'hui, on connaît le pouvoir calorifique de presque toutes les substances alimentaires; il est donc possible d'évaluer ce que leur oxydation complète donnera de force libre, soit sous forme de chaleur, soit sous forme de travail.

Mais, ainsi qu'on l'a vu pour les combustibles que l'industrie emploie, l'oxydation n'est pas toujours complète. La houille, en partie consumée, donne des résidus solides ou gazeux, tels que le coke et l'oxyde de carbone, qui eux-mêmes, en s'oxydant d'une manière plus complète, fournissent une certaine quantité de chaleur. De même, les résidus de la digestion renferment encore en eux de la force non dégagée. L'estimation de toutes ces forces doit être faite, si l'on veut savoir ce que les matières alimentaires, en traversant l'organisme, ont perdu de leur force en tension, et ce que, par conséquent, on doit retrouver sous forme de force en action. La sécrétion urinaire élimine aussi des produits incomplétement transformés : l'urée et l'acide urique contiennent encore de la force en tension ; il faut en tenir compte dans les calculs.

Enfin, la vapeur d'eau qui sature l'air sortant des poumons enlève à l'organisme et emporte avec elle une certaine quantité de chaleur, comme cela se passe dans la chaudière d'une machine à vapeur ; il en est de même pour l'évaporation cutanée.

Cette complication dans la mesure de la force chez les êtres organisés montre quelles difficultés attendent ceux qui voudraient chercher à vérifier sur l'être vivant les principes de la thermo-dynamique ; et pourtant il serait illogique d'admettre sans preuve que, dans les êtres vivants, les forces physiques n'obéissent pas aux lois ordinaires. Fermement convaincus de la généralité des lois de la thermo-dynamique, plusieurs savants ont tenté de la démontrer sur l'organisme animal.

J. Béclard, le premier, essaya de prouver que, dans les muscles de l'homme, la chaleur peut se substituer au travail mécanique et réciproquement. A cet effet, il explorait la température thermométrique de deux muscles qui se contractaient tous deux, mais dont l'un faisait du travail, c'est-à-dire soulevait des poids, tandis que l'autre ne travaillait pas. On devait s'attendre à trouver moins de chaleur dans le premier muscle, car une partie de la chaleur produite pendant sa contraction avait dû se transformer en travail.

L'idée qui présidait aux expériences de Béclard était assurément très-juste, mais les moyens dont il disposait pour apprécier l'échauffement du muscle étaient tout à fait insuffisants. Un thermomètre appliqué sur la peau, au niveau du muscle exploré, devait donner la mesure de la chaleur produite. Aussi, les variations de température obtenues par Béclard, suivant que le muscle travaillait ou non, étaient-elles si peu sensibles qu'on ne saurait leur attacher une valeur réelle.

Heidenhein obtint des résultats plus nets en opérant sur des muscles de grenouille qu'il faisait contracter avec ou sans production de travail, en explorant leur température à l'aide d'appareils thermo-électriques.

Dans ses expériences, Hirn fut plus hardi, car il chercha à déterminer l'équivalent du travail mécanique dans les moteurs animés.

Pour faire comprendre l'expérience de Hirn, considérons le cas plus simple où un mécanicien voudrait établir l'équivalent thermique du travail d'une machine à vapeur, sachant combien de houille il a brûlé, quelle chaleur a été dégagée et quelle quantité de travail s'est produite.

Il estimera d'abord la chaleur qui correspondrait à la combustion du charbon qu'il a brûlé; il constatera que la chaleur qu'il a recueillie est moindre, ce qui accuse la disparition d'un certain nombre de calories; cette disparition, il l'attribuera à la transformation de chaleur en travail. Or comme il sait le nombre de kilogrammètres produits par la machine, il n'aura qu'à diviser ce nombre par celui des calories disparues pour trouver le nombre de kilogrammètres qui équivaut à chacune d'elles.

Hirn a cru pouvoir estimer à la fois les combustions effectuées, la chaleur dégagée et le travail mécanique produit par l'homme. Enfermant le sujet mis en expérience dans une chambre hermétiquement close, il le faisait agir sur une roue qui pouvait, à volonté, tourner sans produire de travail, ou en en produisant.

L'air de la chambre analysé, montrait quelle quantité d'acide carbonique avait été dégagée; de là se déduisait la combustion produite et le nombre de calories auxquelles cette combustion eût dû correspondre.

La chaleur dégagée dans la chambre s'appréciait par les procédés ordinaires de la calorimétrie; elle était, dans le cas de travail produit, sensiblement inférieure à celle qu'on eût dû trouver d'après la quantité d'acide carbonique exhalée.

Cette disparition d'un certain nombre de calories s'expliquait par leur transformation en travail mécanique.

De ces expériences Hirn tira une valeur de l'équivalent mécanique de la chaleur pour les moteurs animés; or le chiffre obtenu différait considérablement de celui que les physiciens ont établi. Ce désaccord n'a rien d'étonnant quand on songe à toutes les causes d'erreur qui se trouvent réunies dans une pareille expérience. Il pouvait y avoir erreur sur la quantité d'acide carbonique exhalée; erreur sur la nature des actions chimiques qui ont dégagé cet acide carbonique, et par conséquent sur la quantité de chaleur qui a dû accompagner ce dégagement; erreur dans l'évaluation de la chaleur répandue dans la chambre calorimétrique; enfin erreur sur la quantité de travail mécanique produit par le sujet. En effet, s'il est relativement facile d'estimer le travail de nos muscles employés à soulever un fardeau, il est d'autres actes musculaires qui constituent, eux aussi, une somme importante de travail, et qu'on ne sait pas encore évaluer avec précision : nous voulons parler des mouvements de la circulation, et surtout de ceux que produit l'appareil respiratoire.

A l'expérience de Hirn s'applique ce que nous avons dit de la plupart des expériences de physiologie dont on voudrait faire sortir une donnée numérique. Mais si elle est incapable de fournir une détermination exacte, cette expérience permet du moins de saisir le sens dans lequel varient les phénomènes; elle montre que toujours une certaine quantité de chaleur disparaît de l'organisme quand un travail extérieur se produit. On ne pourrait guère obtenir plus de précision dans la mesure des transformations thermo-dynamiques sur la plupart des machines à vapeur, et pourtant personne ne conteste que dans ces moteurs la chaleur et le travail se substituent l'un à l'autre suivant les rapports d'équivalence.

CHAPITRE III

DE LA CHALEUR ANIMALE.

Origines de la chaleur animale. — Théorie de Lavoisier. — Perfectionnements apportés à cette théorie. — Estimations des forces contenues dans les aliments et dans les produits secrétés. — Difficulté de ces estimations. — La force cédée par les substances alimentaires se transforme en partie en chaleur et en partie en travail. — Siége des combustions dans l'organisme. — Echauffement des glandes et des muscles pendant leur fonction. — Siége de la calorification. — Intervention des causes de refroidissement. — Température animale. — Régulateur automatique de la température animale.

Si l'on a attribué pendant si longtemps à la chaleur animale une nature toute particulière et si on s'est refusé à l'assimiler à celle qui se manifeste dans le règne inorganique, cela tient à certaines conditions dans lesquelles les tissus vivants s'échauffent ou se refroidissent, sans qu'on puisse facilement saisir comment apparaît cette chaleur, ni comment elle disparaît. Il était presque naturel d'admettre que la chaleur se lie à des influences d'origine nerveuse, en voyant certaines émotions violentes amener chez l'homme un froid glacial tandis que d'autres lui faisaient brusquement monter la chaleur au visage. Tous ces faits ont trouvé aujourd'hui leur explication dans laquelle rien ne vient plus enfreindre les lois ordinaires de la physique. Pour les bien faire saisir nous devrons passer en revue la production de la chaleur et sa répartition dans les différentes parties de l'organisme.

On a constaté depuis longtemps que les aliments sont indispensables chez les êtres vivants, à la production de la chaleur, aussi bien qu'à celle de la force musculaire. L'inanition, en même temps qu'elle abat les forces de l'animal, produit en lui un refroidissement profond.

C'est au génie de Lavoisier qu'on doit l'assimilation de l'organisme vivant à un foyer qui brûle ou *oxyde* sans cesse des substances prises au dehors, en empruntant à l'atmosphère l'oxygène nécessaire à ces transformations. Cette théorie est sortie triomphante de toutes les attaques dont elle a été l'objet et qui n'ont eu pour effet que de la perfectionner dans ses détails.

Réduisons à ses proportions réelles la comparaison de l'organisme avec un foyer en ignition. De part et d'autre une matière oxydable se trouve en rapport avec de l'oxygène; mais tandis que, dans un foyer, le gaz en nature arrive au contact du combustible préalablement porté à une température élevée, dans l'organisme, le gaz arrive dissous dans le sang au contact de matériaux dissous eux-mêmes dans ce liquide ou profondément engagés dans le tissu des organes. La circulation transporte ainsi, dans tous les points de l'organisme, les éléments nécessaires au dégagement de la force. Ces corps restent en présence, sans agir les uns sur les autres, jusqu'au moment où une action spéciale provoque leur combinaison. Au système nerveux appartient ce rôle analogue à celui de l'étincelle qui allume le foyer, ou de la capsule qui provoque la déflagration de la poudre à canon.

Quand l'oxydation est terminée et quand les forces nécessaires aux fonctions ont été mises en liberté, il reste dans les tissus des produits devenus inutiles et comparables aux cendres du foyer et aux gaz qui s'échappent par la cheminée. Ces produits devront être éliminés. C'est encore la circulation qui se charge de cet office; le sang dissout l'acide carbonique et les sels qui sont les produits ultimes des oxydations organiques, puis les porte dans son parcours perpétuel aux organes éliminateurs : au poumon et aux glandes.

Tant qu'on ne soupçonna pas la chaleur et le travail mécanique de pouvoir se substituer l'un à l'autre, on essaya de rendre compte de toutes les combustions qui se passent dans l'organisme en évaluant la quantité de chaleur qu'un animal dégage en un temps donné. Les physiciens et les physiologistes firent les plus grands efforts pour saisir cette égalité illusoire entre la chaleur théorique qui correspondrait aux combustions dont l'organisme est le siége et la quantité de chaleur que fournit l'animal mis en expérience.

De même qu'une machine, lorsqu'elle travaille, fournit moins de chaleur au calorimètre que n'en dégagerait un simple foyer consommant la même quantité de combustible, de même, l'être vivant dégage d'autant moins de chaleur qu'il exécute plus de travail mécanique. On a vu, à propos des expériences de Hirn, que c'est seulement d'après l'écart qui existe entre la chaleur expérimentalement obtenue et celle dont on avait fait l'estimation théorique que l'on essaie aujourd'hui de trouver la valeur de l'équivalent du travail mécanique chez les êtres vivants.

Quelles que soient les manifestations variées de la force dans l'organisme, toujours une certaine partie de cette force se traduit sous forme de chaleur et c'est là ce qui donne aux animaux une température supérieure à celle du milieu où ils vivent.

Peut-on, en explorant la température des différentes parties du corps de l'animal, saisir les points où la chaleur se forme et assigner le siége véritable des combustions dont nous ne constatons que les résultats lointains?

Il est aujourd'hui démontré que le poumon, par lequel l'oxygène de l'air pénètre dans l'organisme, n'est pas le siége des combustions, car le sang qui sort de cet organe est plus froid, en général, que celui qui y est entré. De sorte que si l'on introduit deux thermomètres ou deux aiguilles thermo-électriques dans le cœur d'un animal, afin d'explorer la température du sang qui revient par les veines de tout le corps dans les cavités droites, et celle du sang qui vient du poumon dans les cavités gauches, c'est le sang du cœur droit qui est le plus chaud; la chaleur s'est donc produite principalement sur le trajet de la grande circulation.

Veut-on localiser davantage les origines de la chaleur ? Il faut prendre un organe en particulier et explorer, d'une manière comparative, la température du sang qui lui arrive par les artères et du sang qui en sort par les veines. C'est ainsi qu'on a reconnu que les muscles en action et les glandes, pendant qu'elles sécrètent, sont des organes de production de chaleur ; c'est précisément dans ceux-là que se produisent les actions chimiques les plus énergiques.

Mais il ne faudrait pas s'attendre, en explorant tous les muscles ou toutes les glandes au moment de leur action, à constater toujours une élévation dans la température de leur sang veineux. En effet, un troisième élément intervient dans le problème : c'est la déperdition de chaleur qui a lieu pendant que le sang traverse l'organe. Or, toutes les parties du corps ne sont pas également soumises aux pertes de chaleur ; les plus superficielles y sont le plus exposées, tandis que les organes profonds sont abrités contre les causes de refroidissement. Lorsqu'on veut constater l'échauffement du sang dans les glandes, il faut choisir, pour cette exploration, le sang des veines du foie ou des reins, organes abrités contre le refroidissement. Dans ces conditions tout dégagement de chaleur dans la glande doit se traduire par une élévation de la température de son sang veineux. Si nous prenions au contraire la glande sublinguale et si, après l'avoir mise à nu, par un temps froid, nous explorions la température du sang des veines de cette glande, nous trouverions ce sang plus froid que celui qui y est entré par les artères. Faudrait-il en conclure qu'il ne s'est pas dégagé de chaleur dans cette glande ? Nullement. Il faudrait simplement admettre que la perte de chaleur a excédé la production.

En somme, la chaleur paraît se produire dans tous les organes, mais à des degrés divers, suivant l'intensité des actions chimiques qui s'y passent. La température d'un organe résulte nécessairement de la chaleur que le sang lui a apportée, de celle qui s'est produite à son intérieur et de celle qu'il a perdue. C'est pour cela que certaines veines, les veines des membres par exemple, ramènent du sang plus froid que celui des artères correspondantes, tandis que d'autres, comme les veines sushépatiques à la sortie du foie, ramènent du sang plus chaud que celui qui est entré dans la glande hépatique. En somme, tout compensé, le sang veineux réchauffé prédomine dans l'organisme sur celui qui s'est refroidi ; de sorte qu'il rentre au cœur de 1° 1/2 environ plus chaud qu'il n'en est sorti.

Ceci nous conduit à étudier la question de la *température des animaux.*

Parmi les différentes espèces animales, quelques-unes, tout en produisant de la chaleur, subissent cependant les variations de la température ambiante, de telle sorte qu'on a pu les appeler animaux *à sang froid.* On les nomme aujourd'hui animaux à température variable, ce qui est plus exact. Quant aux animaux dits *à sang chaud,* ils présentent cette propriété singulière d'avoir, dans les régions profondes de leur corps, le sang à une température à peu près constante, malgré les variations de la température extérieure. Ainsi chez l'homme qui, naviguant des régions polaires à l'équateur, peut subir, en quelques semaines, des écarts de 30 degrés dans la température ambiante, le sang reste à une température voisine de 38°.

On conçoit qu'au milieu de variations incessantes de la production de la chaleur au sein de l'organisme, et de variations non moins grandes dans les causes de sa déperdition, une pareille fixité ne puisse être obtenue qu'au moyen d'un *régulateur* de la température. Nous allons entrer dans quelques développements sur le merveilleux fonctionnement du régulateur de la température animale.

L'industrie humaine s'est trouvée bien souvent aux prises avec la nécessité de produire des températures fixes ou tout au moins de combattre des causes de refroidissement ou d'échauffement exagérés. Dans une étuve, il ne faut ni dépasser une certaine température ni tomber sensiblement au-dessous. Mais ce problème est relativement simple. En effet, l'étuve est toujours plus chaude que l'air extérieur, elle ne peut être soumise qu'à des causes plus ou moins intenses de refroidissement que l'on compense en faisant varier convenablement la production de chaleur. Le régulateur de Bunsen résout fort bien ce problème, en réglant l'arrivée du gaz qui sert de combustible, l'augmentant si l'enceinte tend à se refroidir, la diminuant dans le cas contraire.

Dans l'économie animale, deux ordres d'influences tendent sans cesse à faire varier la température dans sa production et dans sa dépense. Les causes de déperdition de chaleur existent, comme dans l'étuve que nous venons de prendre pour exemple. La température de l'air ambiant, contre laquelle les vêtements nous abritent d'une manière plus ou moins efficace; d'autre part, l'évaporation plus ou moins facile de la transpiration cutanée suivant l'état hygrométrique de l'atmosphère; l'action du vent ou des courants d'air; la température des bains dans lesquels nous nous plongeons, ces différentes causes tendent à accroître ou à diminuer la déperdition de chaleur que subit le corps. A ces influences s'ajoutent celle des aliments chauds ou froids que nous prenons, de l'air chaud ou froid que la respiration introduit dans nos poumons, etc. Tout cela constitue en général des causes de déperdition de chaleur.

Un autre élément variable dans l'établissement de la température animale, c'est la production de chaleur qui se fait au sein de l'organisme et qui varie, aussi bien que la perte, sous des influences nombreuses. Les aliments que nous prenons agissent par leur quantité et par leur nature sur cette production de chaleur intérieure; l'activité des glandes s'allie à un dégagement de calorique; il en est de même de l'action musculaire qui ne peut se produire sans échauffement du muscle.

Il est vrai que, dans certaines limites, nos sens nous avertissent de restreindre la production de chaleur ou de l'activer, suivant que les influences extérieures diminuent ou augmentent la déperdition. Ainsi, l'alimentation varie avec les climats, de façon que la sobriété forcée de l'habitant des pays chauds n'a plus de raison d'être dans les climats froids. L'oisiveté obligatoire pendant les chaleurs du jour sous un ciel brûlant est une manière de diminuer la production de chaleur ; l'homme du Nord au contraire cherche dans l'activité musculaire un moyen de compenser les causes de refroidissement qu'il subit.

Mais là n'est pas le vrai régulateur de la température animale. La volonté commande tous ces actes dont l'influence peut bien être favorable à la régularisation de notre température ; mais, en général, la nature, pour assurer les fonctions indispensables à la vie, les soustrait à notre volonté. C'est dans un appareil *automatique* que nous trouverons le régulateur véritable de la température.

Cet appareil doit donc obéir à la fois à des influences extérieures et à des influences du dedans ; il doit retenir la chaleur quand elle tend à se perdre en trop grande quantité ; il doit, d'autre part, en favoriser la déperdition dans les cas où elle se produit en trop grande abondance au sein de l'organisme.

Ce double but est atteint par une propriété de l'appareil circulatoire : les vaisseaux sanguins, animés par des nerfs dont M. Cl. Bernard a révélé l'action, se resserrent sous l'influence du froid et s'ouvrent au contraire par l'effet de la chaleur. Cette propriété règle, à la fois, le cours du sang dans chacun des organes et la température dans l'économie tout entière.

Prenons un animal qui vient d'être tué ; chez lui, la circulation du sang est arrêtée, et avec elle toutes les fonctions sont supprimées. Cet animal, placé dans un milieu à basse température, va se refroidir. Suivant les lois physiques, c'est d'abord les extrémités des membres et la surface du corps qui perdront leur chaleur, tandis que les parties centrales resteront encore très-chaudes, abritées qu'elles sont, par les couches plus superficielles, contre les causes de déperdition de chaleur. Ce cadavre se comportera comme un corps inerte qui a été chauffé et qui se refroidit. La circulation du sang s'oppose, pendant la vie, à cette inégale répartition de la chaleur dans les différents points de l'organisme. Amenant, aux parties superficielles, du sang artériel dont la température est voisine de 38° centigrades, elle les réchauffe lorsque la température extérieure tend à les refroidir. D'autre part, si, chez l'animal vivant, la production de chaleur vient à augmenter, la circulation s'oppose à l'échauffement indéfini des régions centrales du corps : elle emmène cette chaleur à la surface où elle se perd au contact du milieu extérieur plus froid.

La circulation du sang a donc pour effet d'uniformiser la température dans l'organisme. Mais ce nivellement n'est jamais complet ; en effet, sauf le cas où l'animal serait dans une étuve à 38°, et ne perdrait rien de sa chaleur, la surface du corps est toujours plus froide que les régions profondes. Ce refroidissement, du reste, est sans inconvénient puisqu'il ne porte pas sur les organes essentiels.

Si la circulation du sang avait toujours et partout la même vitesse, cette uniformisation n'aurait pas pour résultat de conserver aux régions profondes la température constante qui leur est nécessaire ; on verrait seulement le corps subir d'une manière plus générale des élévations ou des abaissements de température, suivant que les causes de production de chaleur ou celles de déperdition viendraient à prédominer. Pour produire la fixité de la chaleur centrale, il faut, de toute nécessité, qu'une influence quelconque vienne augmenter la rapidité de la circulation, toutes les fois que l'organisme produit plus de chaleur, ou que l'élévation de la température ambiante diminue les causes de refroidissement. La circulation des régions superficielles du corps possède précisément une très-grande variabilité, ainsi qu'on le peut voir d'après les changements d'aspect de ces régions qui sont tantôt rouges, chaudes et gonflées, tantôt pâles, froides et diminuées de volume, suivant la plus ou moins grande abondance de sang qui y circule. Cette variabilité tient à la contraction ou au relâchement des artérioles dont les tuniques musculeuses obéissent à des nerfs spéciaux. Lorsque, sous l'influence de ces nerfs nommés *vaso-moteurs*, les vaisseaux d'une région se contractent, la circulation s'y ralentit, tandis que par une action contraire, le relâchement des vaisseaux accélère le cours du sang.

Or, c'est la température elle-même qui agit, le plus ordinairement, pour règler cet état de contraction ou de relâchement des vaisseaux, de sorte que la température animale possède véritablement un *régulateur automatique*.

Tout le monde a remarqué l'influence du chaud et du froid sur l'état de la circulation de la peau. Qu'on trempe une main dans l'eau chaude et l'autre dans l'eau froide, la première rougira et la seconde pâlira; la chaleur a donc pour effet de relâcher les vaisseaux, le froid de les resserrer. En d'autres termes, d'après ce que nous avons vu plus haut, la chaleur, par l'action qu'elle exerce sur la circulation, favorise la perte de chaleur, le froid agissant en sens inverse tend à diminuer l'intensité du refroidissement. Et ce n'est pas seulement sous l'influence des variations de la température extérieure que ces effets se produisent; on les observe également quand la chaleur animale varie dans sa production. L'échauffement de l'organisme qui accompagne l'activité musculaire, ou qui résulte de l'ingestion de boissons très-chaudes, provoque l'accélération de la circulation superficielle qui va rejeter au dehors cette chaleur en excès; l'inanition, le repos musculaire, l'ingestion d'eau glacée, etc., ralentissent la circulation périphérique et enrayent son influence refroidissante.

Telles sont, autant que nous avons pu l'exposer dans un chapitre aussi court, l'origine et la répartition de la chaleur dans l'organisme animal. Le rôle de la circulation du sang sur la répartition de la chaleur eût peut-être réclamé plus de détails; nous l'avons traité plus complétement ailleurs (1). Ici la chaleur n'est étudiée que comme manifestation de la force, et nous avons seulement voulu faire voir que malgré les apparences, la chaleur est de même nature dans le monde inorganique et chez les êtres organisés.

1. *Physiologie médicale de la circulation du sang*, Paris, 1863, et *Théorie physiologique du choléra*, Gazette hebdomadaire de méd. et de chir., 1867.

CHAPITRE IV

DU MOUVEMENT CHEZ LES ANIMAUX

Le mouvement est le caractère le plus apparent de la vie ; il agit sur des solides, des liquides et des gaz. — Distinction des mouvements de la vie organique et de la vie animale. — La vie animale nous occupera seule. — Structure des muscles. — Aspect onduleux de la fibre encore vivante. — Onde musculaire. — Secousse et myographie. — Multiplicité des actes de la contraction. — Intensité de la contraction, dans ses rapports avec la fréquence des secousses musculaires. — Caractères de la fibre aux différents points du corps.

Le mouvement est le plus apparent des caractères de la vie; il se manifeste dans toutes les fonctions ; il est l'essence même de plusieurs d'entre elles. Il faudrait de longs développements pour exposer par quel mécanisme le sang circule dans les vaisseaux, comment l'air pénètre dans les poumons et s'en échappe tour à tour, comment l'intestin et les glandes sont perpétuellement animés de contractions lentes et prolongées. Tous ces mouvements s'accomplissent au sein des organes sans que la volonté les commande, souvent même sans que l'individu chez qui ils se passent en ait conscience : ce sont des actes de la *vie organique*.

D'autres mouvements sont soumis à notre volonté qui en règle la vitesse, l'énergie, la durée; ce sont toutes les actions musculaires de la locomotion et les différents actes de *la vie de relation.* Nous nous occuperons spécialement de cet ordre de phénomènes plus faciles à observer et à analyser. Disons seulement que cette division si tranchée entre les actes de la vie organique et ceux de la vie de relation ne doit pas être acceptée sans réserves. Bichat qui l'avait établie se basait sur des différences anatomiques et fonctionnelles dont l'importance paraît aujourd'hui moins grande que de son temps. L'élément musculaire de la vie organique est une fibre lisse obéissant à des nerfs d'un système particulier qu'on nomme *grand sympathique* sur lesquels la volonté n'a pas d'action; les mouvements produits par ce genre de fibre apparaissent assez longtemps après l'excitation du nerf ou du muscle, ils persistent pendant un temps assez long. Enfin la destination même de ces actes qui ont tous pour but l'entretien de la vie de l'individu leur imprime un caractère spécial. — L'élément musculaire de la vie de relation consiste en une fibre d'apparence striée dont l'action, commandée par la volonté, est sous la dépendance de nerfs émanant directement du cerveau ou de la moëlle épinière. Ces mouvements apparaissent brusquement dès qu'une excitation les provoque; ils ont peu de durée et, d'ordinaire, ne sont pas indispensables à l'entretien de la vie de l'animal.

Bien que cette distinction soit exacte d'une façon générale, on entrevoit déjà ce qu'elle a de trop absolu et l'on pourrait citer de nombreuses exceptions aux lois anatomiques et physiologiques qu'elle tend à établir. Ainsi le cœur, organe immédiatement indispensable à la vie organique et soustrait à l'empire de la volonté, présente une structure qui le rapproche beaucoup des muscles volontaires. Certains poissons du genre *tinca* présentent des muscles striés dans leur gros intestin, comme Ed. Weber l'a signalé. Bien souvent, d'autre part, la volonté est sans empire sur certains muscles qui, par leur structure, et par la nature des nerfs qui les animent, se rattachent au système de la vie de relation.

Du reste l'habitude, par l'exercice répété, paraît étendre presque indéfiniment l'action de la volonté sur les muscles.

Le jeune animal témoigne, par la maladresse de ses mouvements, qu'il n'a pas encore pris possession de sa fonction musculaire ; il semble étudier les actes les plus simples, et les accomplit mal, tandis que le gymnaste, le pianiste exercé, exécutent des prodiges d'agilité, de force ou de précision, sans que l'effort de volonté qu'ils déploient semble être en rapport avec le résultat obtenu. Plusieurs physiologistes pensent, et nous croyons avec eux, qu'il existe dans le cerveau et dans la moëlle des centres d'action nerveuse qui prennent, par suite de l'habitude, certaines attributions. Ils arrivent à commander et à coordonner certains groupes de mouvement, sans participation complète de la partie du cerveau qui préside au raisonnement et à la conscience de nos actes.

Laissons de côté ces questions encore à l'étude et cherchons comment se produit le mouvement dans un muscle volontaire.

L'organe générateur du mouvement se compose d'éléments multiples. Si réduit qu'on le suppose, il exige l'intervention de la fibre musculaire, des vaisseaux sanguins qui lui apportent sans cesse les éléments chimiques aux dépens desquels le mouvement sera produit, enfin, du nerf qui provoque dans la fibre l'apparition de ce mouvement.

Lorsque le physiologiste veut analyser les actions qui se passent dans les muscles, il ne s'adresse pas tout d'abord aux mouvements volontaires, ceux-ci offrent une trop grande complexité. L'expérimentateur isole un muscle et provoque en lui des mouvements, en faisant agir sur son nerf des excitations artificielles qu'il gradue à volonté.

Pour donner une idée du rôle de chacun des éléments de l'appareil moteur dans la production du mouvement, il suffit d'opérer sur le mollet de la grenouille. On met facilement à nu le nerf sciatique et en le coupant, on supprime toute influence de la volonté sur le muscle. Celui-ci n'exécutera plus que les mouvements commandés par les excitations, électriques ou autres, qui agiront sur la partie du nerf restée en communication avec lui. Sur les côtés du nerf sciatique se trouvent une artère et une veine. La compression de l'artère supprimera l'arrivée du sang dans le muscle ; celle de la veine y produira la stagnation sanguine. On pourra donc observer les influences que divers états de la circulation produisent sur la fonction musculaire. Enfin, en fendant la peau de la patte, on mettra le muscle à nu et l'on pourra faire agir sur lui directement, le froid, la chaleur, ou les différentes substances toxiques par lesquelles son action est modifiée.

Lorsqu'on excite par une décharge électrique le nerf d'une grenouille ainsi préparée, on provoque dans le muscle un mouvement convulsif d'une grande brièveté que les physiologistes allemands ont appelé *Zuckung* et que nous avons proposé de nommer *secousse* pour le distinguer de la contraction véritable. Ce mouvement est trop rapide pour que l'œil en puisse saisir les phases ; aussi faut-il, pour en apprécier les véritables caractères, recourir à des instruments spéciaux. Les appareils enregistreurs répondent seuls à ce besoin, car ils traduisent fidèlement toutes les phases du mouvement qui leur est communiqué. On connaît généralement la disposition de ces appareils dont la météorologie fait depuis longtemps un usage presque exclusif. Les indications du baromètre, du thermomètre, de la force ou de la direction du vent, de la quantité de pluie tombée, etc., s'enregistrent sous forme d'une courbe qui, selon qu'elle s'élève ou qu'elle s'abaisse, exprime les accroissements ou les diminutions d'intensité du phénomène enregistré. Le temps pendant lequel ces variations s'accomplissent peut s'estimer d'après la longueur que la courbe occupe sur le papier qui chemine, au devant de la plume écrivante, avec une vitesse connue et parfaitement régulière.

En physiologie, l'application d'instruments du même genre a été introduite par Volkmann, Ludwig, Helmholtz. Nous avons essayé d'étendre leur emploi à un grand nombre de phénomènes et construit un grand nombre d'instruments dont la description détaillée ne saurait trouver ici sa place. L'enregistreur qui s'applique à l'étude des mouvements musculaires porte le nom de *Myographe ;* il traduit la secousse du muscle par une courbe qui permet d'en saisir facilement les phases. Nous avons longuement exposé ailleurs (1) la disposition de cet instrument, les expériences auxquelles il se prête et les résultats qu'il fournit. Aussi nous bornerons-nous ici à une description sommaire des principaux résultats de la Myographie.

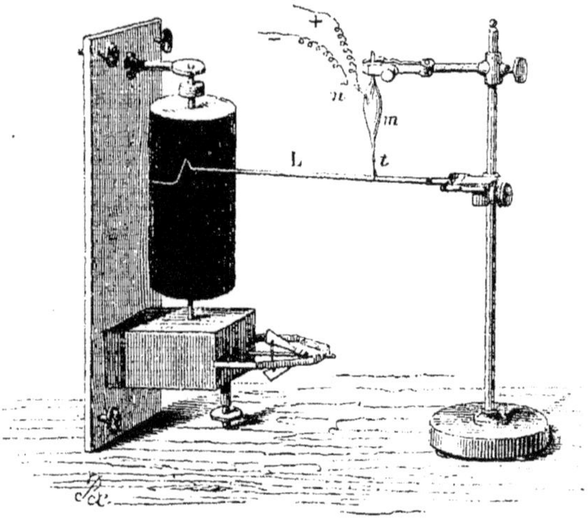

Fig. 2. — Description théorique du myographe.

Pour bien faire comprendre la fonction de l'appareil, réduisons-le d'abord à ses éléments essentiels. La fig. 2 montre un muscle du mollet de la grenouille *m* suspendu par une pince, au moyen de l'os de la jambe auquel adhère son attache supérieure. Le tendon *t* du muscle a été coupé puis lié par un fil au levier L qui peut s'élever ou s'abaisser en tournant autour d'un axe ; le nerf *n* peut recevoir des excitations électriques qui provoquent dans le muscle des raccourcissements subits suivis de relâchement, c'est-à-dire des *secousses*. Chacun de ces mouvements du muscle est communiqué au levier ; celui-ci s'élève et s'abaisse en amplifiant, à son extrémité, les mouvements qu'il a reçus. Ce levier, terminé par une pointe, trace sur un cylindre tournant des courbes qui, lorsqu'elles s'élèvent, expriment

1. *Du mouvement dans les fonctions de la vie* (Paris, 1867, G. Baillère).

le raccourcissement du muscle, et lorsqu'elles s'abaissent, indiquent le retour du muscle à sa longueur primitive.

Avec la disposition réelle que nous avons donnée au Myographe on peut opérer sur un muscle sans le détacher de l'animal, ce qui permet de laisser l'organe dans les conditions normales de sa fonction.

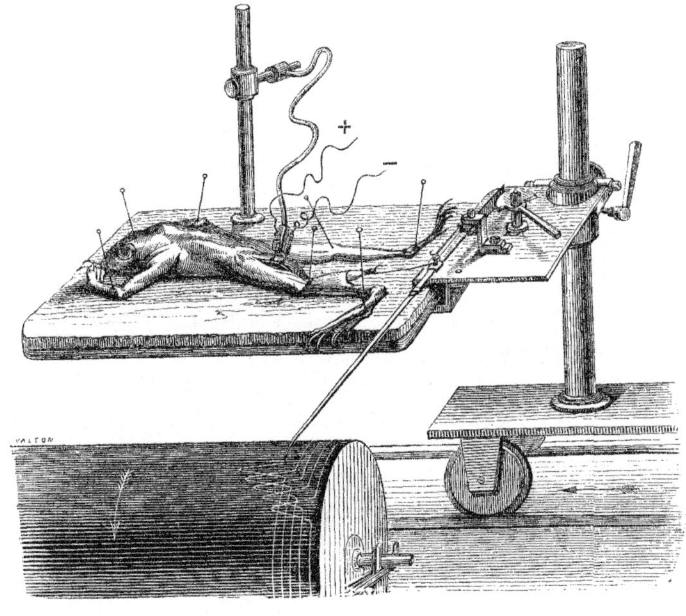

Fig. 3. — Myographe de Marey.

On a représenté fig. 3 la grenouille en expérience fixée sur une planchette de liége au moyen d'épingles.

On lui a préalablement détruit le cerveau et la moelle épinière, afin d'éteindre en elle tout mouvement volontaire et toute sensibilité. Bien que mort en apparence, l'animal n'en conservera pas moins, pour plusieurs heures, la circution du sang, et la faculté de réagir, par des mouvements, aux décharges électriques. Un excitateur électrique porte au nerf de la grenouille les décharges d'une bobine d'induction.

Pour enregistrer ces mouvements et les traduire par des courbes qui en expriment les différentes phases, on les transmet au myographe de la manière indiquée plus haut. Le tendon du muscle est coupé et lié par un fil de métal qui va s'attacher, d'autre part, au levier de l'appareil enregistreur. Celui-ci se meut dans un plan horizontal quand le muscle exerce une traction sur lui. Dès que le muscle cesse d'agir, le levier revient, sous l'action d'un ressort, à sa position primitive. A l'extrémité libre du levier est une pointe qui trace, sur un cylindre tournant recouvert d'un papier noirci par la fumée, les mouvements de va-et-vient que produisent les alternatives de raccourcissement et de relâchement du muscle.

Quand le cylindre est immobile, le levier trace, pour chaque secousse musculaire, une ligne sensiblement droite qui exprime, en l'amplifiant dans un rapport connu, l'étendue du raccourcissement du muscle. Plusieurs auteurs se bornent à ce genre de myographie par lequel ils constatent les variations que diverses influences produisent dans l'intensité de l'action musculaire. En animant le cylindre d'un rapide mouvement de rotation, on obtient une courbe qui, par sa hauteur, exprime l'étendue du raccourcissement et qui de plus indique, par son inclinaison variable à chaque instant, la vitesse avec laquelle le muscle accomplit les différentes phases de sa secousse. Enfin pour obtenir, sans les confondre, une grande quantité de tracés successifs, on place le pied du myographe sur un petit chemin de fer qui marche parallèlement à l'axe de cylindre. La pointe écrivante trace alors une spirale indéfinie tout autour du cylindre, et sur cette spirale viennent, pour une série d'excitations électriques produites à intervalles égaux, se tracer une série de courbes régulièrement échelonnées (Voy. fig. 5) dont chacune correspond à l'une des secousses provoquées par l'électricité.

Si la vitesse avec laquelle le cylindre tourne augmente ou diminue, il s'en suit un changement dans l'apparence des courbes qui, nécessairement, occupent un plus ou moins grand espace sur le papier; mais si l'on adopte une vitesse constante pour la rotation du cylindre, les courbes conservent la même forme tant que le muscle donne les mêmes mouvements.

Non seulement on provoque des secousses dans le muscle en excitant électriquement son nerf, mais aussi, en appliquant au muscle lui-même l'excitation électrique. Le pincement, la percussion, la cautérisation du nerf sont encore des excitants qui provoquent des secousses dans le muscle.

Le caractère de ces mouvements s'altère sous certaines influences. La fatigue du muscle, le refroidissement de cet organe, l'arrêt de la circulation à son intérieur, modifient la forme de la secousse, diminuent son énergie et augmentent sa durée. Sous ces influences la courbe myographique passe par différentes formes telles que 1, 2, 3, fig. 4.

Chez les différentes espèces animales, la secousse présente

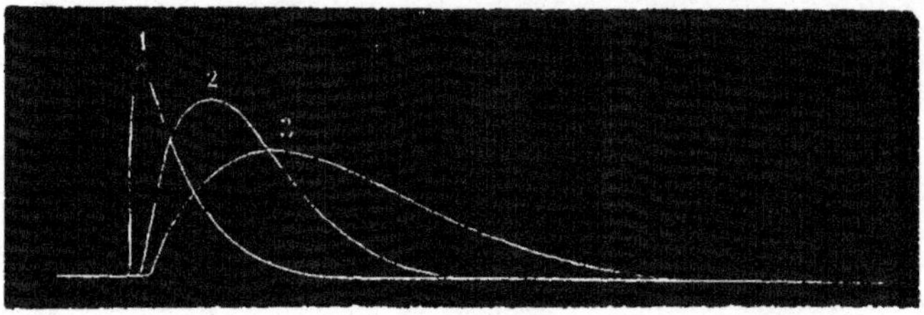

Fig. 4. — Caractère de la secousse suivant le degré de fatigue du muscle. 1, muscle frais; 2, muscle un peu fatigué; 3, muscle plus fatigué encore.

des durées très-différentes : très-brève chez l'oiseau (2 à 3 centièmes de seconde) elle est plus longue chez l'homme; plus longue encore chez la tortue et les animaux hibernants. Enfin, certains poisons modifient les caractères de ce mouvement d'une manière tellement particulière, qu'on pourrait décéler, d'après la forme qu'ils donnent au tracé, les moindres traces de ces poisons introduites dans la circulation de l'animal.

On peut juger par la figure 5, des formes que prend successivement la secousse d'un muscle de grenouille par l'effet de l'absorption graduelle de la vératrine.

Ces expériences ne révèlent encore qu'un fait : c'est que le muscle se raccourcit ou s'allonge, par un mouvement dont les phases varient sous les influences diverses que nous venons de signaler.

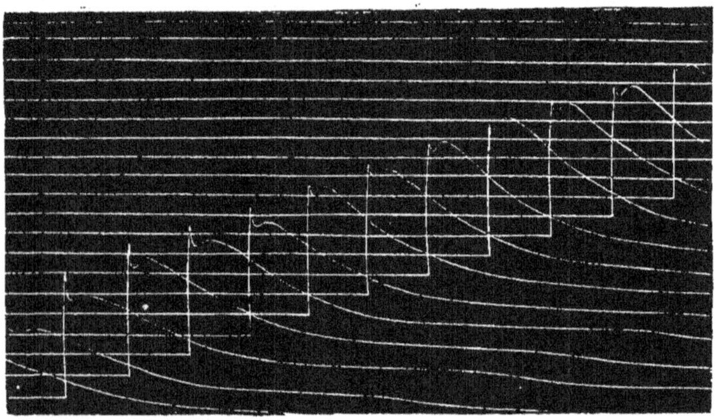

Fig. 5. — Transformations successives de la secousse d'un muscle qui s'empoisonne graduellement par la vératrine. En bas et à gauche de la figure se voient les premiers effets de l'empoisonnement.

Si l'on cherche à pousser plus loin l'étude de ce phénomène de raccourcissement du muscle, on voit que ce n'est qu'un changement dans la forme de cet organe et que la diminution de longueur s'accompagne d'un gonflement correspondant; on pouvait s'y attendre de la part d'un tissu sensiblement incompressible. Mais ce qui est plus curieux, c'est la manière dont le gonflement se produit.

Il a été observé depuis longtemps, sur des muscles encore vivants, qu'il se forme aux points que l'on excite des saillies ou nodosités qui courent ensuite d'un mouvement plus ou moins rapide tout le long du muscle, comme une onde à la surface de l'eau. Aeby (1) a montré que c'est là un

1. Untersuchungen uber die Fortpflanzungsgeschwindigkeit der Reizungs in der querzgestreiften Muskelfasern. Braunschweig. 1862.

phénomène normal et sous le nom d'*onde musculaire*, il a décrit ce mouvement qui, du point excité, se transporte aux deux extrémités du muscle avec une vitesse d'environ un mètre par seconde. Au moyen d'appareils que nous avons nommés *pinces myographiques*, on peut vérifier, sur l'animal vivant, la réalité de ce transport des ondes.

Quand l'onde apparaît dans le muscle, elle constitue une cause de raccourcissement. Pendant toute la durée du transport, le raccourcissement persiste et quand, arrivant au bout de la fibre musculaire, l'onde s'évanouit, le raccourcissement disparaît avec elle.

Ces faits se rapprochent de ceux que le microscope révèle dans une fibre musculaire qu'on examine pendant qu'elle est encore vivante. Sur un insecte, qu'on prenne un faisceau de fibres musculaires (les pattes de coléoptères se prêtent très-bien à ce genre d'étude) et qu'on le place sous l'objectif du microscope; on constate d'abord la belle striation transversale de ces fibres, et l'on aperçoit sur leur surface, un mouvement ondulatoire, souvent alternatif, qui rappelle le mouvement des vagues à la surface de l'eau. En examinant de plus près ce phénomène, on voit que les stries transversales de la fibre sont, en certains points, très-rapprochées les unes des autres, ce qui, dans la silhouette, se traduit par un gonflement de la fibre. C'est l'onde vue au microscope; la condensation longitudinale dont le muscle est le siège en ce point lui donne une opacité plus grande que dans les autres régions (fig. 6). Cette

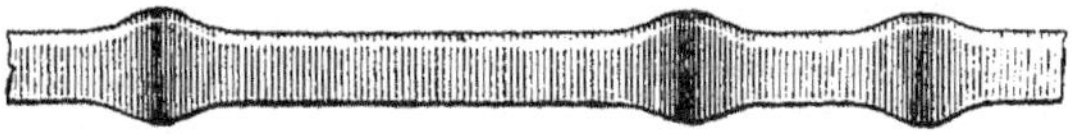

Fig. 6. — Aspect que présentent des ondes multiples sur une fibre musculaire.

onde opaque chemine le long de la fibre. En d'autres termes les points où la striation est serrée ne sont pas toujours les mêmes, la condensation longitudinale disparaît en un endroit, tandis qu'elle se produit dans les parties contiguës.

Puisque le raccourcissement du muscle s'accompagne de son gonflement dans le sens transversal, on peut étudier d'après ce gonflement les caractères du mouvement qui se produit dans un muscle. Nous avons réussi à enregistrer ces changements de volume du muscle comme on avait enregistré les changements de longueur. Dans ces conditions, on pourrait étudier l'action musculaire sur l'homme lui-même, car il n'est plus besoin de mutilation.

Qu'on suppose un muscle serré entre les mors aplatis d'une pince; à chacun de ses gonflements, le muscle écartera les mors de la pince, et ce mouvement pourra être enregistré.

Cette méthode permet d'étudier le phénomène de l'onde musculaire et la vitesse avec laquelle se fait son transport sur toute la longueur du muscle.

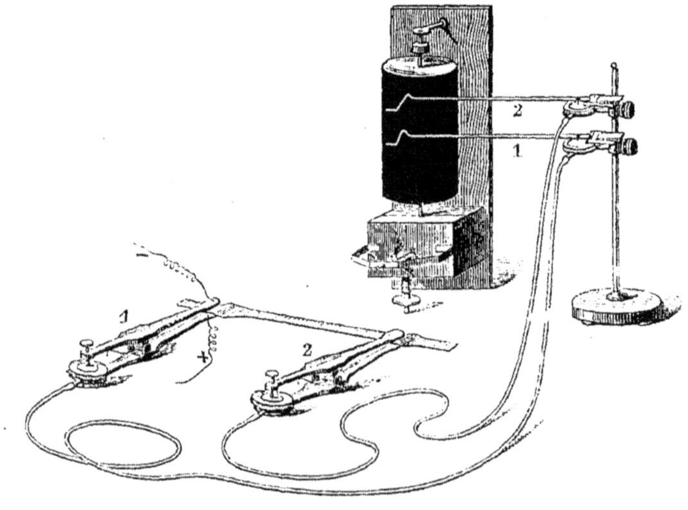

Fig. 7. — Disposition d'un faisceau musculaire entre deux pinces myographiques. La pince nº 1 porte les excitateurs électriques du muscle. — Une onde est représentée au moment où elle vient de traverser chacune des pinces.

La fig. 7 montre un faisceau musculaire saisi, en deux points de sa longueur, entre les mors des *pinces myographiques* 1 et 2. Ces instruments sont faits de telle sorte que si leurs mors sont écartés par le gonflement du muscle, ce mouvement comprime une sorte de petit tambour qui, par un tube de caoutchouc, envoie une partie de l'air qu'il renfermait dans un autre petit tambour semblable. La figure 7 montre deux de ces instruments montés sur un pied. Le gonflement de la membrane soulève un levier enregistreur et donne ainsi le signal du gonflement du muscle au point où il est comprimé par la pince n° 1. Le mouvement se traduit sur le tracé par une courbe analogue à celles que nous avons déjà vues précédemment.

Supposons qu'on excite électriquement le muscle au niveau de la première pince, on a le signal de la formation de l'onde à cet endroit du muscle mais la pince n° 2 ne donne pas encore son signal. Pour qu'elle fonctionne il faut que l'onde, dans son transport le long du muscle, soit arrivée jusqu'à elle. A ce moment elle donne à son tour son signal et l'on voit, sur le tracé, que ce deuxième mouvement retarde sur le premier d'un certain espace que l'on peut évaluer en temps, d'après la vitesse connue de la rotation du cylindre.

Les influences qui modifient l'intensité et la durée de la secousse musculaire nous ont paru modifier l'intensité et la vitesse de propagation de l'onde. Ainsi les deux courbes inférieures représentées sur la figure 8 montrent que le transport de l'onde est ralenti par le froid.

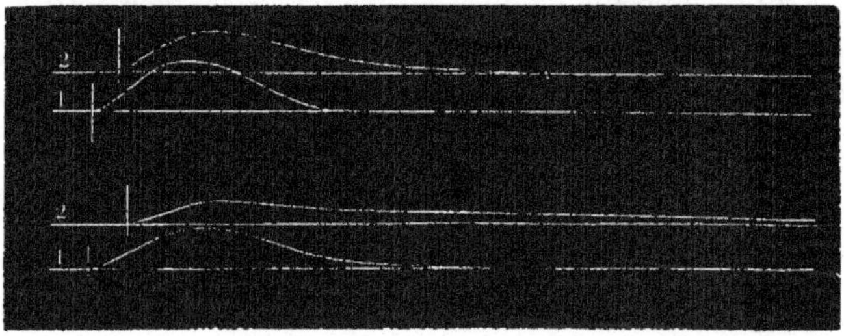

Fig. 8. — Deux déterminations de la vitesse de l'onde musculaire.

L'expérience a été faite sur les muscles de la cuisse d'un lapin. Les pinces étaient placées aussi loin que possible l'une de l'autre : à 7 centimètres environ, l'excitation électrique est appliquée *à l'extrémité inférieure du muscle*, on obtint les deux courbes supérieures de la figure 8. L'intervalle qui sépare ces courbes mesure la durée du transport de l'onde musculaire. Après avoir refroidi le muscle avec de la glace on obtint les courbes placées au bas de la figure. On voit que le transport de l'onde est ralenti, car il y a plus d'intervalle entre ces courbes qu'entre les premières.

Production de la force mécanique dans le muscle. — On a vu que les actions chimiques sont la source de la force musculaire; par quels intermédiaires passe cette force avant de devenir travail mécanique?

Dans les machines à vapeur; la chaleur est l'intermédiaire obligé entre l'oxydation de la houille et le travail mécanique développé. Il est très-probable que dans le muscle les choses se passent de la même manière. L'action chimique provoquée par le nerf au sein de la fibre du muscle y dégage de la chaleur; cette chaleur à son tour se transforme partiellement en travail. Nous disons partiellement, puisque, d'après le second principe de la thermodynamique, la chaleur ne peut se transformer tout entière en travail mécanique.

Certains faits semblent justifier ces vues ; ainsi, en échauffant un muscle, on en change la forme et on le voit se raccourcir en se gonflant. Ces effets disparaissent lorsque le muscle est refroidi.

La fibre musculaire n'est pas seule à posséder cette propriété de transformer la chaleur en travail. Le caoutchouc, par exemple, se comporte d'une manière analogue; on peut même, avec cette substance, imiter jusqu'à un certain point les phénomènes musculaires.

Si l'on prend un morceau de fil de caoutchouc non vulcanisé et si, en l'étirant entre les doigts, on arrive à lui donner 10 ou 15 fois sa longueur primitive, on voit changer l'apparence de ce fil qui devient blanc et nacré. En même temps le fil s'échauffe d'une manière sensible et tend énergiquement à revenir sur lui-même, de sorte que si on lâche une de ses extrémités, il reprend instantanément sa longueur première et retombe à sa température initiale. D'après nous, c'est la chaleur sensible qui a disparu pour devenir travail mécanique. En effet si l'on plonge dans l'eau le fil ainsi étiré, de manière à lui enlever sa chaleur, il reste pour ainsi dire figé dans l'allongement et ne développe aucun travail mécanique.

Mais si l'on prend le fil ainsi allongé et qu'on lui rende de la chaleur on le voit revenir sur lui-même, avec une force considérable.

La figure 9 montre un fil de caoutchouc ainsi étiré puis refroidi; on l'a chargé d'un poids qu'il ne tend pas à soulever. Mais, si l'on saisit le fil entre les doigts, on le sent se gonfler et se raccourcir en soulevant le poids; il y a production du travail mécanique.

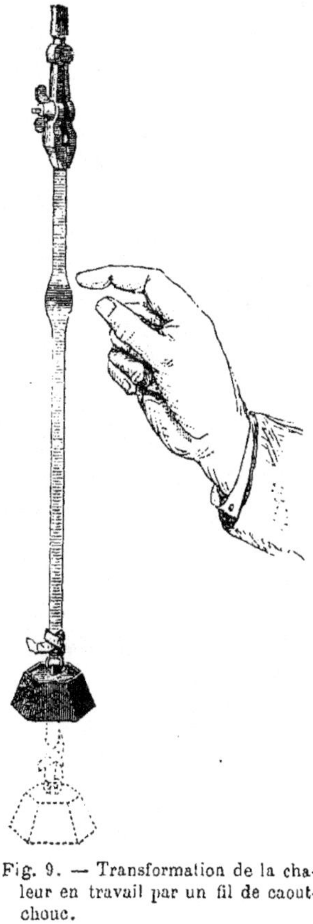

Fig. 9. — Transformation de la chaleur en travail par un fil de caoutchouc.

Si l'on échauffe ainsi le fil en divers points, on crée une série de gonflements dont chacun soulève le poids d'une certaine quantité. Enfin, si on le chauffe dans toute son étendue, le fil revient à ses dimensions primitives, sauf le léger allongement que produit le poids suspendu.

De profondes analogies rapprochent ces phénomènes de ceux qui se passent dans le tissu musculaire. L'identité serait parfaite, s'il y avait transport de l'onde que la chaleur produit sur le fil de caoutchouc. Ce transport implique, dans la fibre musculaire, la propagation successive de l'action chimique qui dégage de la chaleur. C'est ainsi que si l'on allume une traînée de poudre en un de ses points, l'incandescence se propage sur toute sa longueur.

Ces analogies nous ont paru remarquables; il semble qu'elles ouvrent des aperçus nouveaux sur les origines du travail musculaire.

CHAPITRE V

CONTRACTION ET TRAVAIL DES MUSCLES.

Fonction du nerf. — Vitesse de l'agent nerveux. — Des mesures du temps en physiologie. — Tétanos et contraction musculaire. — Théorie de la contraction. — Travail des muscles.

Les expériences exposées au précédent chapitre nous montrent le muscle placé dans des conditions artificielles ; cela peut rendre suspects les résultats qu'elles fournissent. Cet agent électrique dont on se sert pour exciter le mouvement peut-il être assimilé à l'agent inconnu que la volonté envoie, à travers les nerfs, pour commander aux muscles les actes qu'ils exécutent? Et ces mouvements artificiellement provoqués, ces secousses si brèves, toujours semblables entre elles si les conditions du muscle ne changent pas, en quoi cela ressemble-t-il aux mouvements si variés dans leur forme et leur durée que la volonté commande? Ces objections demandent à être au moins brièvement discutées.

Fonction du nerf. Lorsqu'on excite un nerf par une décharge électrique, ce n'est pas l'électricité employée qui chemine jusqu'au muscle qui réagit. La secousse se produit également bien lorsqu'on se met à l'abri de toute propagation de l'électricité le long du nerf; elle se montre également quand on emploie des excitants d'une tout autre nature : le pincement ou la percussion par exemple.

Ainsi, l'excitant employé ne fait que provoquer dans le nerf le transport de l'agent qui est propre à cet organe. Cet agent nerveux n'est-il lui-même que de l'électricité? Malgré les beaux travaux des physiologistes allemands et en particulier de M. Du Bois Reymond la science n'est pas encore fixée sur ce sujet. Toujours est-il que des phénomènes électriques se produisent dans le nerf lorsqu'il a été excité d'une façon quelconque, et que leur propagation dans le cordon nerveux paraît avoir précisément pour vitesse celle du transport de l'agent nerveux lui-même. Comment a-t-on pu mesurer cette vitesse?

Helmholtz a eu l'audace d'entreprendre cette mesure, et en déterminant la vitesse de l'agent nerveux, il a fourni aux physiologistes une méthode qui leur permet de mesurer la durée d'autres phénomènes liés à la fonction nerveuse ou musculaire. Ainsi, l'expérience ci-dessus relatée, dans laquelle nous avons mesuré la vitesse du transport de l'onde dans un muscle, n'est qu'une application de la méthode de Helmholtz.

Pour bien faire comprendre les conditions de cette expérience, nous nous servirons d'une comparaison. Supposons qu'une lettre parte de Paris pour aller à Marseille et que résidant dans cette dernière ville, nous soyons averti de l'instant précis où le train-poste quitte Paris, tandis que nous n'avons pour nous prévenir de son arrivée que la connaissance de l'instant où la lettre est distribuée à Marseille. Comment pourrons-nous, avec ces données, apprécier la vitesse de la marche du train ? Il est clair que l'instant où la lettre nous est remise n'indique pas celui de l'arrivée du train, car entre cette arrivée et la distribution, il se passe des actes préparatoires : classement des lettres, transports, etc., qui demandent un certain temps que nous ne connaissons pas. Pour avoir une idée plus exacte de la vitesse du train qui porte le courrier, il faut se faire envoyer le signal du passage de ce train à une station intermédiaire entre Paris et Marseille : à Dijon par exemple ; on voit alors que la distribution des lettres arrive six heures plus vite après le départ de Dijon qu'après le départ de Paris. Connaissant la distance kilométrique qui sépare ces deux stations, nous déduirons, du temps employé à la franchir, la vitesse de marche du train. En supposant cette vitesse uniforme, nous saurons l'heure à laquelle le train sera arrivé à Marseille, ce qui nous donnera enfin la connaissance du temps employé au classement des lettres et à leur distribution.

Helmholtz, en expérimentant sur l'agent nerveux moteur, excita d'abord le nerf dans un point très-éloigné du muscle et nota le temps qui s'écoulait entre cette excitation qui provoquait le départ du message porté par le nerf, et l'apparition du mouvement dans le muscle. S'adressant ensuite à un point du nerf très-rapproché du muscle, il constata que, dans ces conditions nouvelles, le mouvement suivait de plus près l'excitation. La différence de temps observée dans ces deux expériences consécutives mesurait la durée du transport de l'agent nerveux sur une longueur connue de nerf et par conséquent en exprimait la vitesse. Celle-ci varie de 15 à 30 mètres par seconde ; elle est plus faible chez la grenouille que chez les animaux à sang chaud.

Or, il résulte des expériences de Helmholtz que tout le temps qui s'écoule entre l'excitation et le mouvement n'est pas occupé par le transport de l'agent nerveux ; mais que le muscle, quand il a reçu l'ordre apporté par le nerf, reste un instant avant d'agir. C'est ce que Helmholtz appelle *temps perdu*. Ce temps correspondrait, dans la comparaison que nous avons employée tout à l'heure, à la durée du travail préparatoire qui se faisait entre l'arrivée des lettres et leur distribution.

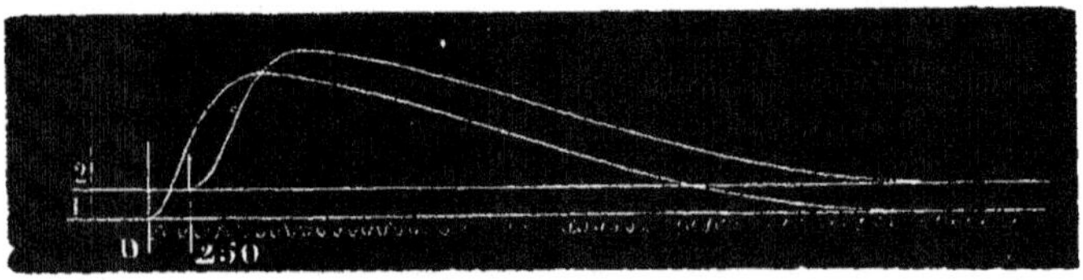

Fig. 10. — Détermination de la vitesse de l'agent nerveux sur l'homme. — 1. Secousse produite quand le nerf a été excité très-près du muscle. — 2. Secousse produite par l'excitation du nerf à 30 centimètres plus loin. — D. Vibration d'un diapason de 250, servant à mesurer le temps qui correspond à l'intervalle des secousses.

Les physiologistes ont répété avec quelques perfectionnements l'expérience de Helmholtz. On voit, fig. 10, des tracés que nous avons recueillis en mesurant sur nous-même la vitesse de l'agent nerveux.

On enregistre successivement deux secousses musculaires sur un même cylindre, en ayant soin que le nerf soit excité, dans les deux expériences, en des points différents mais toujours au même instant par rapport à la rotation du cylindre, par exemple au moment précis où la pointe du *myographe* passe sur la verticale qui correspond à l'origine des lignes 1 et 2.

Dans l'expérience qui a donné la secousse de la ligne 1, le nerf était excité très-près du muscle. Dans celle qui a tracé la secousse de la ligne 2, le nerf était excité 30 centimètres plus loin. Comme le cylindre tourne d'un mouvement uniforme, on peut estimer à quel temps correspond la distance qui sépare les deux secousses. Pour faciliter la mesure de cet intervalle, des lignes verticales signalent les débuts de ces secousses; dans la fig. 10, l'intervalle qui les sépare correspond à un centième de seconde, pendant lequel l'agent nerveux a parcouru 30 centimètres de nerf, ce qui correspond à une vitesse de 30 mètres par seconde.

Pour mesurer ce temps avec une rigueur très-grande nous nous servons d'une méthode imaginée par Duhamel. Elle consiste à faire tracer sur le cylindre les vibrations d'un diapason muni à cet effet d'un style très-fin qui frotte sur le papier sensible.

C'est à cette méthode que nous recourons toujours dans nos expériences.

Reportons-nous à la fig. 10. Si l'intervalle qui sépare le début des deux secousses correspond au temps que l'agent nerveux a mis à parcourir 30 centimètres de nerfs, il y a un temps bien plus considérable qui, pour chacune des lignes 1 et 2, se mesure entre le signal de l'excitation marqué par la première des 3 verticales, et la première secousse. C'est le *temps perdu* de Helmholtz; il représente plus d'un centième de seconde dans cette expérience.

La plupart des auteurs pensent que la vitesse de l'agent nerveux varie sous certaines influences : que la chaleur l'augmente tandis que le froid et la fatigue la diminuent.

Il nous semble au contraire que la variabilité de durée appartient presque exclusivement à ces phénomènes encore inconnus qui se produisent dans le muscle pendant le *temps perdu* de Helmholtz.

De même que des employés de la poste, fatigués ou engourdis par le froid, causent un retard dans la distribution des dépêches, sans que pour cela il y ait un changement dans la vitesse du train qui les a portées, de même aussi le muscle, selon qu'il est reposé ou fatigué, échauffé ou refroidi, exécutera plus ou moins vite le mouvement commandé par le nerf.

Du reste toutes les influences qui font varier le moment d'apparition de la secousse du muscle font varier la vitesse de la propagation de l'onde à son intérieur, ce qui prouve qu'il ne s'agit là que de conditions qui accélèrent ou ralentissent les actions chimiques, cause première de tous ces phénomènes.

De la contraction du muscle. — Jusqu'ici, nous avons appliqué au nerf une excitation unique à laquelle répondait un mouvement unique : *la secousse* musculaire. Malgré sa brièveté, cette secousse a une durée appréciable, il faut chez l'homme 8 ou 10 centièmes de seconde pour que le muscle ait fini son raccourcissement; puis il faut un temps plus long pour qu'il soit revenu à sa longueur normale, après quoi, s'il reçoit d'un nerf un ordre nouveau, il donne une secousse nouvelle. Mais si les excitations du nerf se suivent à de si courts intervalles, que le muscle n'ait pas eu le temps d'accomplir la première secousse lorsqu'il en doit donner une seconde, on voit se produire un phénomène particulier : ces mouvements se confondent et s'absorbent dans un état de raccourcissement permanent qui se prolonge aussi longtemps que les excitations se succèdent à de courts intervalles.

Ainsi la secousse n'est que l'acte élémentaire dans la fonction du muscle ; elle y joue, en quelque sorte, le même rôle qu'une vibration sonore dans le phénomène complexe qui constitue le son. Lorsque la volonté commande une contraction musculaire, le nerf provoque dans le muscle une série de secousses assez rapprochées les unes des autres pour que la première n'ait pas le temps de s'accomplir avant qu'une autre ne commence. De sorte que ces mouvements élémentaires s'ajoutent et se fusionnent pour produire la contraction.

Déjà Volta, dans une lettre à Aldini, signale ce fait singulier qu'une grenouille qui reçoit coup sur coup une série d'excitations, par les contacts répétés de deux métaux hétérogènes appliqués à son nerf, ne réagit pas à chacun de ces contacts, mais subit une sorte de contraction permanente. Ed. Weber a montré que l'action de courants induits successifs agit de la même façon et a donné le nom de *tétanos* à l'état du muscle ainsi excité. Helmholtz a vu que dans ces conditions de raccourcissement permanent le muscle vibre encore dans l'intimité de son tissu, car l'oreille appliquée sur ce muscle entend un son dont l'acuité est exactement déterminée par le nombre des excitations électriques envoyées au muscle en une seconde.

Nous avons pu, au moyen d'un myographe très-sensible, rendre visibles ces vibrations dans les muscles soumis aux excitations électriques tétanisantes.

La fig. 11 montre comment cette fusion des secousses se

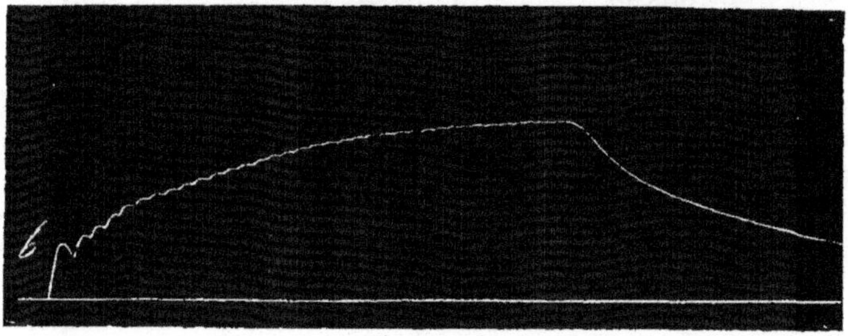

Fig. 11. — Fusion graduelle des secousses provoquées par des excitations électriques de fréquence croissante.

traduit par un raccourcissement du muscle, permanent en apparence, mais dans lequel le tracé révèle encore des vestiges de vibrations. On peut retrouver des vibrations dans le tétanos que la strychnine produit dans les muscles d'un animal, dans celui que provoque l'irritation d'un nerf par la chaleur et les agents chimiques.

Enfin, les contractions volontaires semblent n'être pas

autre chose qu'une série de secousses fusionnées par la rapidité même de leur succession.

En effet, on sait depuis longtemps qu'en appliquant l'oreille sur un muscle en contraction volontaire, on entend un son grave dont plusieurs auteurs ont cherché à déterminer la tonalité. Wollaston, Haughton et le docteur Collongue sont à peu près d'accord sur cette tonalité, qui correspondrait à une fréquence de 32 à 35 vibrations par seconde. Helmholtz croit que ce chiffre de 32 vibrations par seconde est le son normal rendu par le muscle en contraction, et d'après ses expériences sur la tétanisation électrique, il considère ce nombre comme le minimum nécessaire pour produire l'état d'immobilité apparente du muscle électriquement tétanisé.

Si la contraction volontaire étudiée à l'aide du myographe ne fournit aucune trace de vibrations, il ne faut pas s'en étonner, puisque le caractère essentiel de cet acte consiste dans la fusion des secousses. Mais l'existence du son qui accompagne la contraction du muscle prouve suffisamment la complexité de ce phénomène. Ajoutons encore une preuve en faveur de cette théorie. Lorsqu'un muscle reçoit des excitations d'égales intensités, le raccourcissement qui en résulte est d'autant plus fort que la fréquence des contractions est plus grande. Or en contractant les muscles des mâchoires avec une force plus ou moins grande, nous avons pu nous convaincre que l'acuité du son musculaire augmentait avec l'énergie de l'effort. On peut ainsi obtenir des variations d'une *quinte* dans la tonalité du son musculaire.

On verra plus loin comment l'état électrique des muscles en contraction vient prouver encore la complexité de ce phénomène.

En résumé, pendant la contraction volontaire, les nerfs moteurs sont le siége d'actes successifs dont chacun produit une excitation du muscle. Celui-ci, à son tour, effectue une série d'actes dont chacun donne naissance à une onde musculaire produisant une secousse. C'est dans l'*élasticité* du muscle qu'il faut chercher la cause de la fusion de ces secousses multiples : elles s'éteignent, comme les saccades des coups de piston d'une pompe à incendie disparaissent par l'élasticité de son réservoir d'air.

Du travail des muscles. — Après avoir vu comment la force mécanique se produit, essayons de la mesurer, c'est-à-dire de la comparer au kilogrammètre, l'unité de mesure du travail. Si l'on suspend un poids au tendon d'un muscle qu'on fait contracter, on obtient facilement la mesure du travail, en multipliant ce poids par la hauteur à laquelle le muscle le soulève.

Dans les moteurs animés, la mesure du travail est moins facile à obtenir. Quelquefois, il est vrai, on utilise la force d'un animal au soulèvement d'un poids, mais la plupart des actes auxquels on utilise la force des animaux ne peuvent être estimés que si l'on élargit la définition du travail mécanique. Ainsi, un cheval qui remorque un bateau, un homme qui rabotte une planche, un oiseau qui frappe l'air de son aile font du travail mécanique et pourtant ils ne soulèvent pas de poids. Pour faire rentrer les cas de ce genre dans une définition générale, il faut admettre comme expression du travail : l'*effort multiplié par l'espace parcouru.* Cet effort, du reste, peut toujours être comparé au poids dont le soulèvement nécessiterait un effort égal; de sorte que l'on dit d'une traction ou d'une poussée, qu'elle correspond à 10, à 20 kilogrammes. Lorsqu'un ouvrier rabotte ou tourne une pièce de métal, si l'outil qu'il enfonce dans cette pièce ne pénètre qu'à la condition de recevoir une poussée d'un kilogramme, l'ouvrier, pour avoir effectué un kilogrammètre de travail, devra avoir détaché de la pièce un copeau d'un mètre de longueur. Un cheval qui tire un bateau avec une force de 20 kilogrammes, lorsqu'il aura parcouru mille mètres, aura effectué 20,000 kilogrammètres.

Mais cela n'est pas encore suffisant pour s'appliquer à toutes les formes du travail mécanique. Si, par exemple, la force est employée à déplacer une masse, l'effort nécessaire à imprimer le mouvement variera avec la vitesse qu'on donnera à cette masse. Qu'on imagine un bloc de pierre librement suspendu à l'extrémité d'une très-longue corde; la plus légère pression appliquée contre ce bloc, pendant quelques instants, lui imprimera un mouvement, tandis que le plus vigoureux coup de poing ne le déplacera pas sensiblement. C'est que le travail nécessaire pour déplacer les masses croît en raison du carré de la vitesse qu'on leur imprime (1).

Une force de très-courte durée appliquée à une masse, ne produit qu'un choc incapable de la déplacer. Mais ce même choc, s'il s'exerce au moyen d'un intermédiaire élastique, se transforme en un acte de plus longue durée et, sans qu'il ait été ajouté rien à la quantité de mouvement, devient capable de produire du travail.

Ce rôle de l'élasticité intervient dans l'économie animale pour permettre l'utilisation de l'acte si bref qui constitue la formation de l'onde musculaire. La formation de l'onde, qui dure à peine quelques centièmes de seconde, représente le temps d'application de chaque élément de la force du muscle. Il se produirait, à chaque onde nouvelle, un véritable *choc* si l'élasticité de la fibre n'éteignait cette brusquerie et ne transformait ces petits raccourcissements saccadés en un accroissement graduel de la tension qui constitue l'effort prolongé du muscle.

Un moteur ne travaille qu'à la double condition de développer un effort et d'accomplir un mouvement. Ainsi un muscle qui se contracte n'effectue du travail extérieur que pendant qu'il se raccourcit; dès qu'il est arrivé à la limite de son raccourcissement, il cesse de travailler, quelque soit l'effort qu'il développe. Lorsqu'on soutient un poids après l'avoir soulevé, l'acte de soutènement ne constitue pas un travail.

Mais dans ces conditions, pour maintenir la force élastique du muscle, il se produit à son intérieur les mêmes actes que pendant le travail : les ondes musculaires se suivent à de courts intervalles, et les actions chimiques dégagent de la chaleur. Or cette chaleur, ne pouvant se transformer en travail, doit rester dans le muscle et l'échauffer fortement. C'est

1. Ce travail a pour expression $\frac{m v^2}{2}$.

précisément ce que l'on observe ; de sorte que dans la maladie qu'on nomme tétanos et qui consiste en une tension permanente des muscles, on a constaté que la chaleur se produit avec une intensité exagérée : la température du corps entier s'élève de plusieurs degrés.

CHAPITRE VI

DE L'ÉLECTRICITÉ CHEZ LES ANIMAUX.

L'électricité se produit dans presque tous les tissus organisés. — Courants électriques des muscles et des nerfs. — Décharge des poissons électriques ; théories anciennes ; démonstration de la nature électrique de ce phénomène. — Analogies entre la décharge de l'appareil électrique et la secousse d'un muscle. — Tétanos électrique. — Vitesse de l'agent nerveux dans les nerfs électriques de la torpille ; durée de la décharge.

La plupart des tissus animaux ou végétaux sont le siége d'actions chimiques d'où résulte un dégagement incessant d'électricité. A ce titre, les nerfs et les muscles d'un animal fournissent des manifestations d'électricité dynamique. Matteucci a découvert le sens dans lequel se produit normalement le courant musculaire. Du Bois Reymond a poussé très-loin la connaissance de ce courant, de son intensité et de sa direction pour tous les points d'un muscle. Les traités de physiologie exposent avec de longs détails les expériences ralatives à ces courants électriques nerveux et musculaires; les développements donnés à leur étude ont été d'autant plus grands qu'on pouvait s'attendre à trouver dans ces phénomènes électriques la cause prochaine de la fonction des nerfs et des muscles.

L'intérêt principal de l'électricité musculaire, au point de vue de la transformation de la force, nous paraît résider dans la disparition de l'état électrique d'un muscle au moment où celui ci effectue sa contraction, ou lorsqu'on le tétanise. Il semble qu'alors, les actions chimiques dont le muscle est le siége s'emploient entièrement à la production de chaleur et de mouvement.

Pour observer ces phénomènes, il faut se servir d'un galvanomètre très-sensible. Supposons qu'un muscle soit mis en rapport avec un de ces instruments; il donne son courant et dévie l'aiguille aimantée d'un certain nombre de degrés. Quand cette déviation est produite et quand l'aiguille est stationnaire dans sa position nouvelle, il suffit de provoquer le tétanos dans le muscle pour voir l'aiguille rétrograder du côté du zéro. C'est là ce que du Bois Reymond appelle la *variation négative* du courant musculaire. On observe le même phénomène dans la contraction volontaire des muscles.

L'interprétation de la variation négative est très-importante. Du Bois Reymond ayant remarqué que pour une seule secousse musculaire, on n'obtient aucune déviation de l'aiguille du côté du zéro, en conclut que cela tient à la trop courte durée de la perturbation électrique dont une secousse est accompagnée. Dans le tétanos, au contraire, à la série de secousses qui se produisent correspond une série de modifications dans l'état électrique du muscle; leurs influences s'ajoutent pour dévier l'aiguille aimantée. Ce phénomène est bien connu des physiciens. On sait que l'aiguille d'un galvanomètre soumis à un courant fréquemment interrompu, prend une position fixe intermédiaire au zéro et à la position extrême qu'elle occuperait si le courant était continu.

Dans les muscles dont la secousse est longue, comme dans ceux de la tortue, il se produit un changement très-prolongé de l'état électrique, aussi ces muscles peuvent-ils, à chacune de leurs secousses, produire une déviation de l'aiguille aimantée. Il en est de même pour les mouvements du cœur; chacun d'eux paraît n'être qu'une *secousse* du muscle cardiaque et pourtant il dévie l'aiguille aimantée comme le ferait le tétanos d'un muscle ordinaire. Ce fait qu'une variation négative s'observe également sur un muscle volontairement contracté présente une importance capitale. Il vient en effet confirmer la théorie qui assimile la contraction à un tétanos, c'est-à-dire à un acte discontinu ou vibratoire.

Un point qui est resté longtemps litigieux relativement à ces manifestations de l'électricité musculaire, c'est la question de savoir si la variation négative est produite par un changement de sens du courant musculaire, ou par une suppression passagère de ce courant. Cette dernière hypothèse est rendue extrêmement vraisemblable par les expériences nombreuses dans lesquelles on n'a jamais vu l'aiguille du galvanomètre rétrograder de l'autre côté du zéro. Ainsi le phénomène de la variation négative semble prouver ce que nous signalions au commencement de cet article, à savoir : que la force se manifeste dans les muscles de façons différentes pendant l'activité et le repos, et que la manifestation sous forme de travail mécanique se substitue à la manifestation sous forme d'électricité.

Poissons électriques. L'électricité animale apparaît sous une forme beaucoup plus saisissante dans les décharges que fournissent certains poissons. Ici, des organes spéciaux sont affectés à la production de l'électricité ; toutefois, par leur structure, leur composition chimique, leur dépendance du système nerveux, ces organes rappellent les conditions de l'appareil musculaire.

Le nombre des espèces pourvues d'appareils électriques, restreint naguère encore à cinq seulement (1), s'est notablement accru depuis que Ch. Robin a montré que toutes les espèces du genre Raie possédaient, à un état plus ou moins rudimentaire, l'appareil et la fonction électriques. D'autre part, l'analyse de cet acte singulier qu'on appelle *décharge électrique*, a été de mieux en mieux étudiée à mesure que les physiciens ont mieux connu eux-mêmes les différentes propriétés de l'agent électrique.

Au XVIIIe siècle on écrivait, en parlant de la torpille, que « ce poisson, lorsqu'on le touche, lance un venin qui para-

1. Les cinq espèces anciennement connues étaient la *Raya torpedo*, le *Gymnotus electricus*, le *Silurus electricus*, le *Tétraodon electricus* et le *Trichiurus electricus*.

lyse et endort la main du pêcheur ». Muschenbroeck, au siècle dernier, reconnut la nature électrique de la décharge de la torpille. Walsh, en 1778, vit également que l'engourdissement produit par cet animal ne diffère en rien de celui que provoque la décharge d'une machine électrique. Il prouva, par un grand nombre d'expériences, que c'est bien de l'électricité qui est produite par ce poisson. Il en soumit la décharge à une série d'épreuves dans lesquelles elle se comporta comme l'électricité des machines. Ainsi, il reconnut qu'on peut impunément toucher l'animal en prenant pour intermédiaires des corps non conducteurs de l'électricité. De plus, il fit circuler la décharge à travers une chaîne d'individus qui se tenaient par la main, et tous ressentaient cette commotion singulière qu'on produit de la même manière avec la bouteille de Leyde.

Plus tard Davy obtint, avec le courant de la torpille, la déviation du galvanomètre, l'aimantation d'aiguilles d'acier placées dans une spirale de laiton traversée par la décharge, et la décomposition de l'eau salée. Becquerel et Breschet vérifièrent les mêmes faits et virent que, dans le fil du galvanomètre, le courant circule du dos au ventre de l'animal.

La démonstration de l'étincelle vint plus tard encore : le P. Linari et Matteucci ont obtenu cette étincelle en rompant de différentes manières un circuit métallique à travers lequel passait le courant de la torpille. Le procédé le plus ingénieux est celui de Matteucci qui se servit d'une lime dans les conditions suivantes.

Une plaque métallique adhérant à un fil de laiton est placée sous le ventre de la torpille; sur son dos on pose une lime sur laquelle on frotte l'extrémité du fil métallique. On irrite l'animal pendant ce temps, et l'on voit, si l'on est placé dans l'obscurité, une ou plusieurs étincelles jaillir entre la lime et le fil de laiton. La production de l'étincelle arrive probablement si la rupture du circuit se fait au moment précis du passage du courant de la torpille. On conçoit dès lors le rôle de la lime, qui, produisant sous la friction du laiton une série de clôtures et de ruptures du circuit à de très-courts intervalles, doit nécessairement donner une de ces ruptures coïncidant avec la décharge, pour peu que celle-ci ait de durée. Notons en passant que la production de deux étincelles pendant la décharge de la Torpille, montre bien clairement que cette décharge a une durée appréciable, mesurée, au moins, par le temps qui s'est écoulé pendant le passage du laiton sur deux dents successives de la lime. A. Moreau réussit à recueillir cette électricité sur un condensateur, ce qui lui permit de mesurer les variations d'intensité de la décharge, d'après les indications d'un électroscope à feuilles d'or.

On voit par quels degrés successifs a passé la connaissance du phénomène électrique de la torpille. Sur ce point, les progrès de la physique se sont transportés un à un dans le domaine de la physiologie.

Toutefois, la décharge de la torpille, telle que nous la montrent les expériences mentionnées ci-dessus, apparaît comme un phénomène hybride où les effets des machines de tension semblent se confondre avec ceux des piles. Il faut, par de nouvelles recherches, tenter d'assigner la place que la décharge des poissons électriques doit occuper dans la série des manifestations connues de l'électricité.

Considéré au point de vue physiologique, ce phénomène prend une autre sorte d'intérêt : les découvertes les plus récentes tendent à rapprocher la fonction de l'appareil électrique de celle d'un muscle. Si, par exemple, on compare l'action du système nerveux sur l'appareil électrique de certains poissons à celle que le nerf exerce sur le muscle, on doit être frappé des analogies suivantes.

Les décharges électriques, comme les secousses musculaires, peuvent se produire sous l'influence de la volonté de l'animal; elles peuvent également se montrer à titre de phénomènes réflexes ; l'excitation du nerf électrique provoque la *décharge*, comme celle du nerf moteur produit la *secousse* du muscle; une véritable paralysie de l'appareil électrique a lieu lorsqu'on a coupé son nerf ainsi que cela se passe pour un muscle dont le nerf est coupé. Cette paralysie peut aussi avoir lieu par l'effet du *curare*, bien que l'action de ce poison paraisse plus lente sur les nerfs électriques que sur la plupart des nerfs de mouvement. Enfin, le *tétanos électrique*, pour employer l'heureuse expression de A. Moreau, se manifeste non-seulement quand on soumet le nerf de la torpille à des excitations successives très-rapprochées les unes des autres, mais aussi quand on empoisonne l'animal avec la strychnine ou toute autre substance tétanisante.

Il était assez naturel d'assimiler à des éléments de pile les différentes cellules ou lamelles de l'appareil des poissons électriques, et de chercher, en vertu de cette idée, quel était le pouvoir électromoteur de chacun de ces petits éléments, et quels sont les effets de tension qui résultent de l'association de ces couples. Voici ce que l'expérience a démontré à Matteucci.

Une particule de l'appareil électrique d'une torpille, mise en rapport avec les coussinets d'un galvanomètre, donne naissance à un courant dont le sens est le même que dans l'appareil dont elle a fait partie. Plus on augmente la longueur du prisme ainsi détaché, plus, par conséquent, sont nombreux les éléments de cette sorte de pile animale, plus aussi est grande la déviation du galvanomètre au moment de la décharge ; on provoque celle-ci en excitant le filet nerveux qui correspond au petit fragment d'appareil électrique placé sur les coussinets du galvanomètre. Jusqu'ici, l'analogie de l'appareil électrique avec la pile est parfaite, au point de vue des effets de tension qui croissent avec le nombre des éléments dont on fait usage. Cette analogie se vérifie sur tous les poissons électriques, lorsqu'on cherche à comparer l'intensité des courants obtenus en différents points de l'appareil. Sur la torpille, on trouve que les décharges sont à leur maximum quand on touche les deux faces de son appareil à sa partie interne, c'est-à-dire au point où il a le plus d'épaisseur et contient, par conséquent, le plus grand nombre de disques superposés. Sur le gymnote dont les prismes électriques ont une si grande longueur, à cause du volume plus grand des éléments et de leur plus grand nombre, la décharge est plus forte encore ; elle est proportionnée à l'étendue de l'espace compris entre les deux points qui reçoivent cette commotion. Chez le silure, il en est de même ; on reçoit une impression d'autant plus vive qu'on touche des points de l'animal plus éloignés l'un de l'autre.

Enfin, sur une même face de l'appareil électrique de la torpille, on peut encore recevoir une décharge en touchant des points dissymétriques, c'est-à-dire des points où le nombre des éléments de pile n'est pas le même, à cause des différences de longueur des prismes qui le constituent. Ainsi, bien que la polarité soit la même sur une même face de l'appareil, le seul fait de l'inégalité de la tension électrique sur les différents points de cette face suffit pour créer la possibilité d'un courant et pour en déterminer la direction.

Quant à l'origine de la force électrique, nous ne croyons pas que personne, aujourd'hui, puisse y voir autre chose que le résultat d'actions chimiques produites au sein de l'appareil.

Mais avant d'arriver à cette opinion, les physiologistes émirent sur la source de l'électricité animale des hypothèses nombreuses. Ainsi lorsque du Bois Reymond eut montré que le tissu nerveux possède une force électromotrice assez grande et qu'il existe dans les nerfs vivants un courant de direction constante, on pensa que les nerfs volumineux qui se rendent à l'appareil électrique des poissons y portaient l'électricité comme les vaisseaux portent le sang aux organes. Matteucci a montré qu'un lobe volumineux du cerveau de la torpille est le point d'émergence des nerfs de son appareil électrique. Il a vu qu'on pouvait enlever le reste du cerveau sans empêcher l'animal de fournir des décharges volontaires ou réflexes, mais qu'il n'en est plus ainsi quand on détruit ce lobe, qu'il a appelé pour cette raison lobe électrique de la torpille.

Sur un animal mourant qui ne donnait plus de décharges spontanées, il suffisait, dit Matteucci, de toucher le lobe électrique pour obtenir des décharges plus violentes que celles que l'animal donnait volontairement pendant son état d'activité parfaite.

Toutefois, on a exagéré la pensée de Matteucci quand on lui a attribué cette idée : que l'électricité se forme dans le cerveau de la torpille et chemine par ses nerfs. C'est comme si l'on disait que la force motrice se crée dans le cerveau et se rend aux muscles par les nerfs de mouvement. L'électricité de la torpille s'engendre dans l'appareil spécial de ce poisson, comme le travail mécanique s'engendre dans un muscle. Quand nous voyons se produire les phénomènes d'électricité ou de mouvement, les nerfs moteurs ou électriques ne sont chargés que de transmettre l'ordre émané du cerveau; mais l'électricité qui circule dans ces nerfs n'est pas celle qui se manifeste si énergiquement dans la décharge de l'appareil. C'est, dit Matteucci lui-même, comme si l'on confondait l'effet de la poudre à canon avec celui de l'amorce qui n'a servi qu'à provoquer l'explosion de la poudre.

Ainsi, la théorie la plus probable est celle qui assimile les nerfs électriques aux nerfs moteurs, la décharge à une secousse musculaire, les séries de décharges successives à un tétanos.

Pour vérifier l'exactitude de cette théorie, nous avons cherché (1) si les nerfs de la torpille transportent l'ordre de la volonté avec la même vitesse que les nerfs moteurs; si, quand l'appareil électrique a reçu l'ordre transmis par le nerf, il reste comme le muscle, un instant avant de réagir (*temps perdu*); enfin, si la décharge de la torpille, contrairement à celle des appareils électriques de tension, possède une certaine durée comparable à celle de la secousse du muscle.

On a vu que la chaleur, le froid, la ligature des artères, l'action de certains poisons modifient notablement la forme et la durée de la secousse musculaire. Si l'expérience montrait qu'au point de vue de son retard, de sa durée et de ses phases, la décharge de la torpille se comporte comme la secousse d'un muscle; si elle faisait voir que de part et d'autre, les mêmes agents produisent les mêmes effets, on serait en droit d'assimiler plus complétement encore

1. Voir, pour le détail des expériences, *Journal de l'anatomie et de la physiol.* 1872.

les phénomènes électriques à ceux de mouvement: la physiologie des uns éclairerait, sur bien des points, celle des autres.

Un séjour de quelques semaines à Naples nous a permis d'ébaucher ce genre d'études et nous a fourni des résultats encore incomplets, mais qui tous tendent à rapprocher l'acte électrique de l'acte musculaire. Ces résultats sont les suivants.

1° La vitesse de l'agent nerveux dans les nerfs électriques de la torpille semble sensiblement la même que celle de l'agent nerveux moteur de la grenouille.

2° Le phénomène que Helmholtz a nommé *temps perdu* existe aussi dans l'appareil électrique de la torpille, et dure le même temps environ que dans le muscle.

3° La décharge de la torpille n'est point instantanée comme celle de certains appareils électriques de tension, mais elle se prolonge pendant environ 14 centièmes de seconde : ce qui est très-sensiblement égal à la durée de la secousse dans un muscle de grenouille.

Nous ne saurions entrer ici dans les détails des expériences qui ont fourni ces résultats, mais nous essaierons, en quelques lignes, d'expliquer la méthode à laquelle nous avons recouru.

Les appareils enregistreurs donnent la mesure des plus faibles intervalles de temps ; on l'a vu à propos des estimations de la vitesse de l'agent nerveux. Mais, pour employer la méthode graphique, il faut qu'un mouvement se produise à titre de signal. Ainsi, dans l'expérience de Helmholtz, la secousse musculaire elle-même venait annoncer que l'ordre du mouvement apporté par le nerf était arrivé à sa destination.

Pour obtenir le signal de la décharge électrique, nous l'avons employée à exciter un muscle de grenouille qui inscrivait sa secousse sur le cylindre de l'enregistreur. Le tracé fourni par la *grenouille-signal* retarde, il est vrai, sur le moment où l'excitation a été produite; mais ce retard est une quantité connue, il est donc facile d'en tenir compte.

Voici comment on procèderait pour mesurer, avec le myographe ordinaire, la durée des différents actes qui précèdent la décharge de la torpille.

Dans une première expérience (fig. 12), on exciterait directement le nerf de la grenouille et l'on aurait la mesure

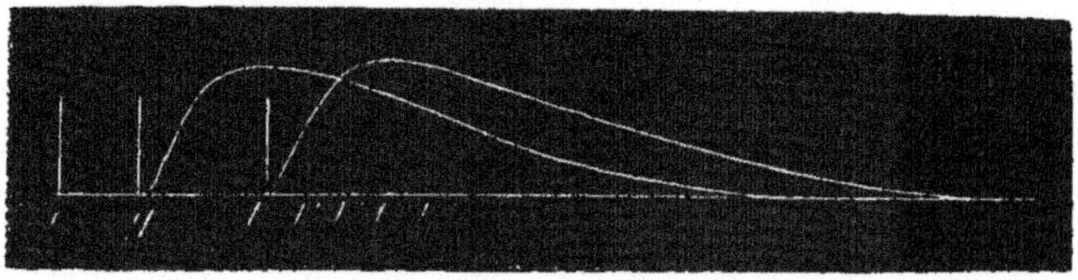

Fig. 12. Mesure du temps qui s'écoule entre l'excitation du nerf électrique et la décharge de la torpille.

du temps *e g* qui s'écoule entre l'instant *e* de l'excitation et le signal *g* donné par la grenouille.

Dans une seconde expérience, on exciterait la torpille (toujours à l'instant *e*), et on recueillerait l'électricité de sa décharge au moyen de fils conducteurs qui l'enverraient au nerf de la *grenouille-signal*. Celle-ci donnerait sa secousse au point *t*.

La différence *g t* exprimerait le temps consommé par la torpille entre l'excitation de son nerf et la décharge. En variant l'expérience comme on l'a fait pour les nerfs moteurs (page 42), on obtiendrait la mesure de la vitesse de l'agent nerveux électrique et celle du *temps perdu* dans l'appareil de la torpille (1).

Enfin, pour mesurer la durée de l'acte électrique, nous avons recouru à une méthode qui consiste à recueillir cette décharge pendant un temps très-court (1/100 de seconde) pour l'envoyer à la grenouille-signal, et à faire varier graduellement l'instant où l'on recueille l'électricité de la torpille. On s'aperçoit ainsi, qu'à partir du point *t*, on peut,

1. Dépourvu d'appareils appropriés, nous avons dû construire nous-même une sorte d'enregistreur qui mesurât les courts intervalles de temps avec une assez grande précision. Nous renvoyons le lecteur, pour la disposition réelle des expériences, au *Journal de l'anatomie et de la physiologie*, loc. cit. — La figure 12 représente les tracés qu'on obtiendrait avec les enregistreurs déjà connus

pendant 14 centièmes de seconde, obtenir une série de signaux de la grenouille, t' t'' t''' t'''' mais, qu'au delà de ce temps, la grenouille ne donne plus de mouvements, ce qui prouve que la décharge est terminée.

Nous n'avons pû suivre plus loin la comparaison de l'acte électrique avec l'acte musculaire; mais, d'après les résultats déjà fournis par l'expérience, on peut prévoir que de nouvelles analogies se montreront encore entre ces deux manifestations de la force chez les êtres vivants : le travail mécanique et l'électricité.

CHAPITRE VII

DE LA MACHINE ANIMALE.

Des formes sous lesquelles se présente le travail mécanique. — Toute machine doit être construite en vue de la forme du travail qu'elle exécutera. — Rapports de la forme du muscle avec celle du travail qu'il accomplit. — Théorie de Borelli. — Force spécifique des muscles. — Des mécanismes ; ils ne font que changer la forme du travail mais n'en augmentent pas la quantité. — Nécessité des mouvements alternatifs dans les moteurs vivants. — Rendement des moteurs animés.

Si nous nous sommes longuement étendu sur l'origine de la chaleur, du travail mécanique et de l'électricité dans le règne animal, c'était pour qu'il fût bien établi que ces forces sont les mêmes que celles qui se manifestent dans le monde inorganique. Certaines différences apparentes ont dû frapper vivement les premiers observateurs, mais les progrès de la science ont montré, toujours plus clairement, cette identité qui n'est plus méconnue que par ceux dont l'esprit subit encore l'influence de théories surannées.

La force mécanique, dont nous aurons exclusivement à nous occuper maintenant, n'est encore étudiée que dans ses origines ; nous devons la suivre à travers ses applications aux travaux de diverses natures qu'elle exécute dans la machine animale.

Dans toutes les machines employées par l'industrie, il faut des *organes* qui servent d'intermédiaires entre la force dont on dispose et les résistances auxquelles on veut l'appliquer.

Ce mot organe est précisément celui dont se servent les anatomistes pour désigner les pièces qui composent la machine animale. Les lois de la mécanique s'appliquent aussi bien aux moteurs animés qu'aux autres machines; cette vérité toutefois a besoin d'être démontrée, car elle a comme tant d'autres été longtemps méconnue.

Des formes du travail mécanique. — Lorsqu'on dispose d'une certaine quantité de force, il faut, pour l'utiliser, la recueillir dans des conditions qui varient suivant la nature des effets que l'on veut produire.

Nous avons vu que la mesure, actuellement usitée, du travail est le produit de la résistance par l'espace qu'elle a parcouru. Une pareille mesure, étant le produit de deux facteurs, peut rester constante si les deux facteurs varient en sens inverse l'un de l'autre. De sorte qu'un poids considérable, soulevé à une faible hauteur, donnera le même travail qu'un poids faible soulevé à une grande hauteur.

Ce sera deux formes différentes d'une même quantité de travail; mais, dans ces cas, la forme présente une extrême importance. En effet, pour que le travail moteur soit utilisable, il faut que sa forme soit la même que celle du travail résistant qui lui sera opposé.

Si l'on avait comme force motrice un piston de machine à vapeur de large section et de faible longueur, capable de soulever 100 kilogrammes à un centimètre de hauteur, ce qui équivaut à 1 kilogrammètre, et qu'il fallût avec ce générateur de force, soulever un kilogramme à une hauteur d'un mètre, ce qui représente également un kilogrammètre de travail, la force motrice de cette machine ne saurait être utilisée directement : car à la fin de la course du piston, le poids d'un kilogramme n'aurait été soulevé qu'à un centimètre, et les 99/100 de la force disponible resteraient inutilisés.

Toute machine doit donc être construite en vue de la forme spéciale sous laquelle se présentera le travail résistant qu'elle devra vaincre.

Il est vrai, qu'au moyen de certains artifices : leviers ou rouages convenablement combinés, on peut faire passer une certaine quantité de travail d'une forme à une autre et la mettre en rapport avec la résistance qui lui est opposée. Mais ce sera l'objet d'une étude ultérieure. Nous n'avons à considérer, pour le moment, que le cas où la force est directement appliquée à l'obstacle qu'elle doit surmonter, ce qui est une condition assez fréquente dans les moteurs animés.

Revenons donc à l'hypothèse où le piston d'une machine devrait directement appliquer sa force motrice à vaincre une résistance. Dans ces conditions, le constructeur aura soin de donner à la surface du piston une étendue telle que la pression sur cette surface soit précisément égale à la résistance qui devra être vaincue; puis, il donnera à la longueur du cylindre une dimension telle qu'elle permette au piston une course précisément égale à l'espace que la résistance devra parcourir. C'est à ce prix seulement, que la machine produira le travail utile que l'on désire et utilisera toute sa force motrice.

Dans le cas, au contraire, où un kilogrammètre devra être effectué sous la forme du soulèvement de 100 kilogrammes à un centimètre de hauteur, on fera le cylindre tellement large que la pression de la vapeur sur la surface du piston développe un effort de 100 kilogrammes et on ne donnera au cylindre qu'une longueur telle, que la course du piston ne soit que d'un centimètre.

On ne peut substituer l'une à l'autre ces deux formes du cylindre car, dans l'un des cas, la force serait insuffisante et, dans l'autre, le parcours serait trop restreint.

Ce qui est égal de part et d'autre, c'est le total du travail que les deux machines peuvent fournir, c'est-à-dire le produit de l'effort par le parcours; c'est encore le produit de la surface de section du cylindre par la longueur de celui-ci; c'est enfin le volume de vapeur contenu dans chacun des appareils, cette vapeur étant supposée à un état de tension semblable.

Cette proportionnalité du volume de la matière qui travaille au travail qui est effectué se retrouve dans tous les cas où une force motrice se manifeste.

Deux masses de plomb tombant d'une même hauteur feront des travaux proportionnels à leur volume ou, ce qui est de même, à leurs poids. Deux fils de caoutchouc de même longueur et ayant subi un même allongement feront un travail proportionnel à leurs sections transversales, et par conséquent à leurs poids respectifs. Enfin, deux fils de même diamètre mais d'inégales longueurs, après avoir subi une même élongation proportionnellement à leurs longueurs initiales, fourniront, en revenant sur eux-mêmes, un travail proportionnel à leurs longueurs respectives, c'est à-dire encore à leur poids.

Ceci nous conduit au cas du muscle qui se conforme rigoureusement aux lois générales dont nous venons de parler. Plus un muscle est gros, c'est-à-dire plus sa surface de section est étendue, plus il est susceptible d'un effort considérable Mais, d'autre part, un muscle ne se raccourcit qu'en raison de sa propre longueur. On peut estimer qu'en moyenne, le raccourcissement du muscle en contraction, lorsqu'il n'est pas détaché de l'animal, est d'un tiers de sa longueur au repos. Il suit de là que le travail d'un muscle sera proportionnel, à la fois, à la longueur et à la section transversale de ce muscle, c'est-à dire à son volume ou à son poids.

D'après cela, on peut, suivant les caractères anatomiques d'un muscle, savoir quelle est la force qu'il possède, relativement à celle des autres muscles du même animal, et quelle est la forme sous laquelle il effectue son travail. La substance des muscles, c'est-à-dire la chair rouge, présente sensiblement la même densité dans les différents points de l'économie, ce qui fait que la pesée est la plus exacte et la plus expéditive des manières d'estimer l'importance relative de deux masses musculaires et de prévoir les quantités de travail qu'elles sont capables d'exécuter.

Quant à la forme sous laquelle doit se produire le travail musculaire, elle se déduit non moins facilement de la forme du muscle. S'il est gros et court, il devra produire un grand effort multiplié par un faible parcours ; s'il est long et grêle, il aura un parcours très-étendu mais ne développera qu'un effort peu énergique.

Les exemples abondent à l'appui de cette loi qui règle le travail musculaire. Le *sterno-mastoïdien*, le *couturier*, le *grand droit de l'abdomen* sont des muscles à long parcours, autrement dit à longue étendue de mouvement; ils ont, à cet effet, une portion charnue d'une très-grande longueur. Le grand pectoral, le grand fessier, le temporal, sont des muscles gros et courts, c'est-à-dire capables d'un effort considérable mais d'un faible raccourcissement.

Borelli connaissait déjà ces lois anatomiques de la puissance musculaire; sans faire intervenir la notion de travail qui n'était pas introduite de son temps en mécanique, il distinguait très-bien ces deux caractères opposés de l'action d'un muscle selon que son volume ou sa longueur l'emporte. Et comme il faut toujours une théorie pour satisfaire l'esprit, l'auteur cherchait à interpréter ces effets différents par une théorie de la structure des muscles.

Qu'on se figure, disait-il, une chaînette de métal formée d'anneaux circulaires élastiques et que sur cette chaînette on exerce une traction. Chaque anneau se déformera pour prendre une forme ovalaire et la chaînette entière s'allongera en raison du nombre de ses anneaux, c'est-à-dire en raison de sa longueur. En revenant sur elle-même, sous l'influence de l'élasticité, cette chaînette se raccourcira également d'une quantité proportionnelle à sa longueur. La chaînette de Borelli, c'est la fibre primitive que le microscope révèle dans tous les muscles de la vie animale.

Mais, dit Borelli, si l'on forme un faisceau avec un grand nombre de ces chaînettes, chacune d'elles résistera à la traction en raison de l'élasticité de ses anneaux; la résistance totale sera proportionnelle au nombre des chaînettes, c'est-à-dire à la grosseur du faisceau qui en sera formé et la force avec laquelle le faisceau distendu reviendra sur lui-même sera dans le même rapport.

On ne raisonne pas autrement aujourd'hui que l'histologie nous a montré, dans un muscle, un faisceau de fibres dont les actions s'ajoutent comme celle des chaînettes dont parle le professeur de Naples. Passant à d'autres considérations, cet auteur étudie l'influence de la direction des fibres sur la force qu'elles développent. Il fait remarquer que les muscles dont les fibres convergent obliquement sur un même tendon comme les barbes d'une plume sur la nervure centrale, ne fournissent ni un parcours ni un effort proportionnels à leurs longueurs et à leurs sections. Il n'y a rien non plus à changer dans cette appréciation de la composition des forces de l'organe musculaire.

De la force spécifique des muscles. — Dans les machines que l'homme construit, il ne suffit pas de mesurer les dimensions longitudinales et transversales du cylindre pour savoir quelle quantité de travail développera chaque coup de piston; il faut encore savoir sous quelle pression agit la vapeur. Cela s'estime par le nombre d'atmosphères qu'elle pourrait soulever en s'échappant. D'autres fois on évalue la force de la vapeur d'après le nombre de kilogrammes de pression qu'elle exerce sur chaque centimètre carré de la surface du cylindre. Dans tous les cas, c'est une sorte d'appréciation de la force spécifique d'un certain volume de vapeur qu'il s'agit de déterminer. De même, dans les moteurs hydrauliques, c'est la charge de l'eau ou sa pression qu'il faut connaître pour apprécier le travail que peut fournir la machine.

Les physiologistes ont cherché, eux aussi, à déterminer la force spécifique du tissu musculaire chez différents animaux et à ramener à l'unité de section transversale du muscle l'effort qu'il peut fournir. C'est ainsi que l'on a estimé que le muscle de grenouille développerait un effort de 692 grammes (E. Weber) par centimètre carré de section; que le muscle humain en développerait 1087 (Koster). Chez l'oiseau la force serait d'environ 1200 (Marey); chez l'insecte elle serait beaucoup plus grande encore (Plateau).

Suivant Strauss Durkheim, un muscle de *cerf-volant* du poids de 20 centigr. porterait, si l'on calcule le moment de la puissauce et celui de la résistance, un poids de 7 kilogr.

D'après ces estimations, on pourrait donc comparer les moteurs animés à des machines travaillant sous des pressions variables. La grenouille, dirait-on, travaille avec une pression de moins d'une atmosphère, l'homme avec une pression supérieure à celle d'une atmosphère. Il y aurait une pression plus forte chez l'oiseau et plus forte encore chez l'insecte.

Des mécanismes. — Quand la force mécanique ne peut être directement utilisée, parce qu'elle n'est pas en harmonie avec la forme du travail qu'elle doit produire, l'industrie possède différents moyens de la transformer. Les mécanismes connus sous le nom de rouages et de leviers sont à chaque instant employés à cet usage.

Dans l'organisme animal, on trouve aussi des mécanismes qui ont pour effet de changer la forme du travail des muscles. C'est presque exclusivement le levier que la nature emploie dans ce but. La disposition des leviers osseux qui forment le squelette est trop généralement connue pour qu'il soit nécessaire de la rappeler ici, mais il est sur ce point une erreur très-répandue, même parmi les physiologistes, et qu'il est indispensable de signaler.

Presque tous les leviers qu'on trouve dans l'organisme appartiennent au troisième genre, c'est-à-dire que la force musculaire leur est appliquée entre le point d'appui et la résistance. Dans ces conditions, l'effort que peut développer l'extrémité du levier contre laquelle agit la résistance est moindre que celle du muscle ; mais le chemin que parcourt cette extrémité du levier est accru proportionnellement, de sorte que le produit de la force par son parcours, autrement dit le travail, reste le même.

Or on trouve dans un grand nombre de traités classiques une sorte d'accusation portée contre la nature qui aurait dépensé en pure perte une grande partie de la force de nos muscles en les faisant agir sur un levier défavorable. Il est vrai que, pour atténuer la faute, on veut bien accorder que cette disposition, fâcheuse au point de vue économique, donne à nos muscles une élégance qu'ils n'auraient pas eue si, du sternum au poignet par exemple, se fût étendue une longue bande musculaire. Ces idées mécaniques et esthétiques doivent disparaître pour faire place à des notions plus saines. Il faut avant tout se rappeler qu'un muscle fournit du travail en raison de son volume ou de son poids, et cela, quelles que soient les proportions du levier sur lequel il s'attache. Celui-ci n'a pour effet que de régler la forme sous laquelle se produit le travail, mais sans rien lui ajouter, sans en rien retrancher.

Une erreur du même genre est souvent commise dans l'appréciation du rôle des leviers dont l'homme se sert dans ses travaux. Il arrive souvent en effet que la force humaine est impuissante à soulever certains fardeaux; on recourt, dans ces cas, à l'emploi de leviers du premier ou du second genre, dans lesquels on donne au bras de la puissance plus de longueur qu'à celui de la résistance.

De cette façon, on utilise une force motrice qui ne pourrait produire de travail extérieur si l'on cherchait à l'opposer directement à la résistance qui doit être vaincue. Mais un levier qui amplifie la force déployée diminue d'autant l'étendue du mouvement produit; il n'ajoute rien au travail exécuté par le moteur.

Avant que la notion de travail n'eût été introduite en mécanique et qu'on n'eût bien compris l'impossibilité où l'on est d'augmenter par des mécanismes la somme de travail dont on dispose, on se faisait bien des idées fausses sur le rôle des mécanismes dans certains cas. En présence de ces masses gigantesques de pierre qu'on appelle les pyramides d'Égypte, ou de ces blocs énormes que, dans les temps préhistoriques, nos pères érigeaient sous le nom de *Dolmen*, il était admis que ces travaux de Titans supposaient des connaissances bien avancées de la mécanique. De nos jours, en effet, il faudrait un temps énorme ou une armée de travailleurs pour exécuter de semblables ouvrages en n'employant que la force de l'homme ou celle des animaux.

Il ne faut pas se figurer que la vieille Gaule ou l'antique Égypte aient pu éluder cette nécessité inflexible de dépenser beaucoup d'hommes ou beaucoup de temps à ces œuvres, du moment où elles n'empruntaient le travail mécanique qu'aux moteurs animés.

Mais notre époque a su se placer dans des conditions nouvelles grâce à l'invention des machines qui développent du travail mécanique. A l'utilisation déjà ancienne des moteurs naturels : des cours d'eau et du vent, l'homme a su ajouter les moteurs à vapeur, grâce auxquels un peu de houille remplace le travail d'un grand nombre d'animaux. C'est à l'aide de ce moyen que l'Égypte vient de voir réaliser en quelques années le percement de l'isthme de Suez, entreprise qui, il y a 4,000 ans, eût absorbé les efforts de plusieurs générations.

Nécessité du mouvement alternatif dans les moteurs animés. — Quand le piston d'une machine est arrivé à la fin de sa course, il faut que la vapeur qui l'a poussé s'échappe et que le piston revienne en sens inverse pour accomplir un nouveau travail. De même le muscle, après s'être raccourci, doit se relâcher avant de travailler de nouveau. Mais les mécaniciens ont compris que dans ces mouvements alternatifs il y a une cause de perte de travail. Pour qu'une pièce pesante lancée avec vitesse soit ramenée en sens contraire, il faut d'abord détruire le travail qu'elle contient, pour ainsi dire, sous forme de force vive. De même un membre brusquement étendu a besoin, pour être rapidement fléchi, que sa vitesse acquise soit d'abord détruite, ce qui exige une dépense de travail.

Pour parer à ces pertes de travail moteur, les mécaniciens recourent autant qu'ils peuvent à l'emploi du mouvement circulaire à la place du mouvement de va-et-vient. Ainsi l'homme qui, dans ses inventions, s'inspire si souvent de dispositions dont la nature lui offre des exemples, s'éloigne cette fois de son modèle ; il prétend le surpasser. Et il a raison. Pour le faire comprendre, nous ne saurions mieux faire que de rappeler quelques lignes dans lesquelles L. Foucault comparait l'hélice propulsive de navires aux organes qui servent à la natation des poissons. « Dans nos ma-« chines, écrivait-il (1), on compte ordinairement un grand « nombre de pièces entièrement distinctes les unes des au-« tres qui ne font que se toucher par quelques points; chez « un animal, au contraire, toutes les pièces adhèrent ensem-« ble, il y a connexité de tissus entre deux points quelcon-« ques donnés de son corps. Ainsi l'exigeait la fonction de « nutrition qui s'opère continuellement, fonction à laquelle « est assujetti tout être vivant pendant toute la durée de son « existence. On conçoit d'ailleurs l'impossibilité absolue qu'il

1. *Journal des Débats*, 22 octobre 1845.

« y a d'obtenir un mouvement de rotation continu d'une « pièce sur une autre, en conservant la continuité entre ces « deux pièces. »

Ainsi une profonde différence sépare les mécanismes employés par la nature de ceux qui sont créés par l'homme : les premiers sont soumis à des exigences spéciales dont les seconds peuvent s'affranchir. Le muscle ne saurait agir qu'à la condition d'être relié par des vaisseaux et des nerfs au reste de l'organisme. Aucune partie du corps, les os mêmes qui en sont la portion la moins vivante, ne sauraient s'affranchir de cette nécessité.

On pourrait trouver, dans l'organisme animal, d'autres mécanismes encore, dont la disposition rappelle celle des machines imaginées par l'homme, avec des différences toutefois qui sont du même genre que celles dont nous venons de parler.

Ainsi, la circulation du sang est obtenue chez les êtres vivants par une véritable machine hydraulique avec pompe, soupapes et conduits. Or, dans ce mécanisme compliqué, la différence fondamentale avec les machines de construction humaine, c'est l'absence de pièces indépendantes et, en particulier, du piston de la pompe. Le cœur est une pompe sans piston dont les variations de capacité sont obtenues par la contractilité des parois elles-mêmes. Sauf cette différence, on retrouve de parfaites analogies entre l'appareil circulatoire des animaux et les moteurs hydrauliques. La fonction des soupapes est identique de part et d'autre, malgré les différences apparentes. Nous avons signalé autrefois dans la circulation du sang une influence qui régularise et augmente le travail utile de la pompe cardiaque : il s'agit de l'élasticité des artères (1). Or, dans les moteurs hydrauliques, l'homme a recours à l'emploi de réservoirs élastiques pour obtenir une meilleure utilisation du travail des pompes, et pour uniformiser le mouvement du liquide malgré l'intermittence de l'action du moteur. C'est un effet comparable à celui que

1. *Physiologie médicale de la circulation du sang.*

nous avons assigné précédemment à l'élasticité des muscles.

Rendement des moteurs animés. Les moteurs animés et les machines sont soumis à la même estimation du travail; c'est au rendement des uns qu'on rapporte celui des autres.

On appelle *cheval-vapeur*, ou plus généralement cheval de force motrice, une production de travail extérieur correspondant à 75 kilogrammètres par seconde, attendu que l'on suppose qu'un cheval pourrait développer la même quantité de travail.

Mais les moteurs animés ne peuvent travailler sans cesse, de sorte que le cheval-vapeur représenterait au bout d'une journée un travail effectué bien supérieur à celui qu'eût produit l'animal employé comme force motrice.

L'homme est coté beaucoup moins haut dans l'estimation de son rendement : (1/10 de cheval-vapeur) et pourtant, si l'on ne demande à la force musculaire de l'homme qu'une activité de courte durée, elle peut fournir un rendement qui dépasse un cheval-vapeur. En effet, le poids d'un homme est souvent de plus de 75 kilogrammes ; chaque fois que le corps est élevé à un mètre de hauteur par seconde, dans l'ascension d'un escalier, l'homme a effectué pendant cette seconde le même travail qu'un cheval-vapeur. Et si, pendant quelques instants, il peut donner à son ascension une vitesse de deux mètres par seconde, cet homme aura développé le travail de deux chevaux-vapeur.

Enfin pour l'évaluation du travail produit par de plus grands ou de plus petits animaux, c'est en le considérant comme multiple ou comme fraction du cheval-vapeur qu'on a coutume de le mesurer.

CHAPITRE VIII

HARMONIE ENTRE L'ORGANE ET LA FONCTION. — HYPOTHÈSE DU TRANSFORMISME.

Chaque muscle du corps présente, dans sa forme, une harmonie parfaite avec la nature des actes qu'il doit exécuter. — Un même muscle, chez des espèces animales différentes, présente des différences de forme, si la fonction qu'il doit remplir dans ces deux espèces n'est pas la même ; variétés des muscles pectoraux des oiseaux selon leur manière de voler ; variété des muscles de la cuisse chez les mammifères, suivant leur mode de locomotion. — Cette harmonie est-elle préétablie ? — Hypothèse du *transformisme*. — Lamarck et Darwin.

La comparaison entre les machines ordinaires et les moteurs animés n'aura pas été inutile si elle a réussi à montrer que des relations étroites existent entre la forme des organes et les caractères de leur fonction ; que ces rapports sont réglés par les lois ordinaires de la mécanique, de telle sorte qu'en voyant le système musculaire et osseux d'un animal, on peut, de leur forme, déduire tous les caractères de la fonction qu'il possédait.

On sait, généralement, que le volume transversal d'un muscle correspond à l'énergie de son action : que l'athlète, par exemple, se reconnaît au relief énorme que chacun de ses muscles dessine sous la peau. Mais on connaît moins la signification physiologique de la longueur des muscles, c'est-à-dire du plus ou moins de longueur de leurs fibres contractiles. Et cependant Borelli avait déjà enseigné la vérité sur ce point. D'après lui, ainsi que nous l'avons vu, cette longueur de la fibre rouge est proportionnelle à l'étendue du mouvement que le muscle est apte à produire.

Cette distinction entre la fibre contractile ou fibre rouge, et la fibre inerte du tendon est d'une importance capitale. L'expérience a démontré que les muscles, en se contractant se raccourcissent d'une quantité qui représente une fraction constante de leur longueur. On peut, sans trop s'écarter de la vérité, estimer à 1/3 de sa longueur l'étendue dont un muscle peut se raccourcir. Mais, quelle que soit la valeur absolue de ce raccourcissement, toujours il est proportionnel à la longueur de la fibre rouge : cela résulte de la nature même des phénomènes qui engendrent le travail dans le muscle.

Ainsi, tout muscle dont les deux points d'attache sont susceptibles de se déplacer beaucoup l'un par rapport à l'autre par l'effet de la contraction, sera nécessairement un muscle long. D'autre part, tout muscle qui devra produire un mouvement de peu d'étendue sera nécessairement un muscle court, et cela, quelle que soit la distance qui sépare ses deux points d'attache. Ainsi, les fléchisseurs des doigts et des orteils sont des muscles courts; mais ils sont munis de longs tendons qui vont porter jusqu'aux phalanges des doigts le petit mouvement engendré bien loin de là : à l'avant-bras ou à la jambe.

Il est facile d'estimer, sur le cadavre, l'étendue du déplacement qu'un muscle peut imprimer à ses deux points d'attache. En produisant des mouvements de flexion ou d'extension d'un membre, on apprécie assez exactement l'étendue dont se rapprochent ou s'éloignent les attaches osseuses de ses muscles. Sur un squelette frais, on juge encore assez bien de l'étendue de ces mouvements d'après l'amplitude des glissements que permettent les surfaces articulaires.

Or, à l'inspection de l'appareil musculaire de l'homme, on est frappé de la longueur extrême du muscle *couturier;* il est facile de se convaincre que nul autre ne peut imprimer à ses attaches osseuses des déplacements aussi étendus. Le *sterno-mastoïdien* et le *grand droit* de l'abdomen sont, après cela, les muscles les plus longs; ce sont également des muscles à mouvements très-étendus On pourrait ainsi passer en revue tous les muscles de l'organisme, et sur tous, on verrait que la longueur des fibres rouges correspond à l'étendue des mouvements que le muscle doit exécuter. Mais il faut, dans cette étude, se mettre soigneusement en garde contre une cause d'erreur qui tendrait à faire ranger certains muscles courts parmi les muscles longs.

Borelli lui-même a signalé cette cause d'erreur : il a montré comment les muscles *penniformes*, c'est-à-dire ceux dont les fibres viennent obliquement s'insérer sur le tendon, comme les barbes d'une plume sur la nervure commune, sont des muscles courts qui prennent l'aspect de muscles longs. Ces notions sont indispensables lorsqu'on veut apprécier le mode de fonctionnement des différents muscles de l'organisme; elles seules permettent d'estimer la longueur réelle de leur partie contractile.

Si l'harmonie entre la forme et la fonction des différents muscles se révèle partout dans l'anatomie humaine, cette harmonie devient bien plus frappante encore si l'on compare entre elles différentes espèces animales. L'anatomie comparée nous montre, chez des espèces assez voisines les unes des autres, une singulière différence dans la forme de certains muscles, toutes les fois que le mode de fonctionnement de ces muscles présente des différences. C'est ainsi que chez le kanguroo, animal essentiellement sauteur, on trouve un énorme développement en volume des muscles du saut : les *fessiers*, le *triceps crural* et les *gastrocnémiens*.

Chez les oiseaux, la fonction du vol s'exerce dans des conditions très-différentes pour les différentes espèces ; aussi, la disposition anatomique des muscles moteurs de l'aile : *muscles pectoraux*, varie-t-elle d'une manière très-prononcée d'une espèce à une autre. Pour bien faire saisir sur ce point la parfaite harmonie qui règne entre la fonction et l'organe, il faudrait entrer dans de longs détails sur le mécanisme du vol. Le lecteur trouvera plus loin des expli-

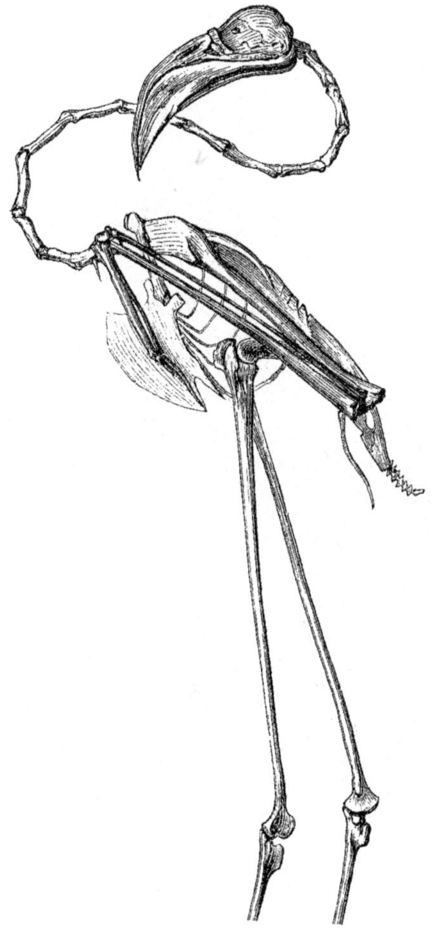

Fig. 13. — Squelette d'un flamant (d'après Alph. Milne Edwards) ; l'aile est très-grande, le sternum très-court et très-profond, ce qui indique la grosseur et la brièveté des muscles pectoraux.

cations à ce sujet ; nous nous bornerons ici à rappeler en deux mots les différences qu'on observe dans les mouvements de l'aile et dans la forme des muscles qui les produisent.

Tout le monde a pu remarquer que les oiseaux qui ont de grandes surfaces d'aile, comme l'aigle, la frégate, etc., ne font que des battements d'une faible amplitude ; cela tient à

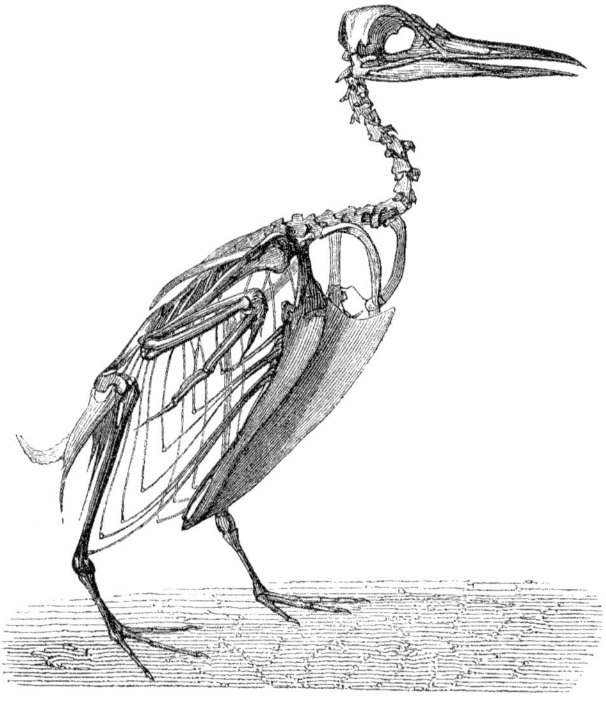

Fig. 14. — Squelette d'un pingouin; sternum très-long, aile très-courte.

la grande résistance que l'aile à large surface rencontre sur l'air. Les oiseaux, au contraire, qui n'ont que de très-petites ailes, font des mouvements d'une grande étendue et compensent ainsi le peu de résistance que l'air leur fournit ; le guillemot et le pingouin appartiennent à ce second groupe. Si l'on admet que parmi ces oiseaux les premiers doivent faire des mouvements énergiques, mais peu étendus, tandis que les seconds doivent faire des mouvements de peu d'énergie, mais d'une grande amplitude, on concluera nécessairement que les premiers devront avoir des muscles pectoraux gros et courts, tandis que, chez les seconds, ces muscles seront longs et grêles. C'est précisément ce qui a lieu; on peut s'en assurer à la simple inspection des dimensions du sternum chez ces diverses espèces, car cet os mesure, en quelque sorte, la longueur des muscles pectoraux qui se logent dans ses fosses latérales. Or, les oiseaux à larges ailes ont un sternum large et court; les autres un sternum long et effilé.

La comparaison des muscles homologues chez deux mammifères d'espèces différentes n'est pas moins instructive au point de vue qui nous occupe. Mais on est souvent embar-

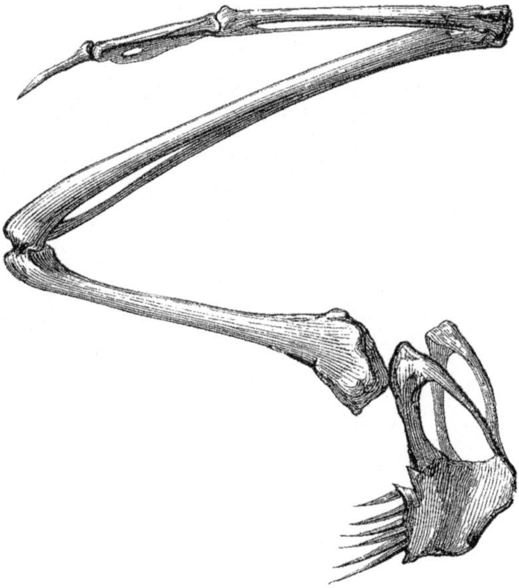

Fig. 15 — Squelette de l'aile et sternum de la frégate. On y voit l'extrême brièveté du sternum et l'extrême grandeur de l'aile.

rassé dans cette comparaison par la difficulté de reconnaître l'homologie. Les dissemblances sont parfois si prononcées que les anatomistes ont décrit sous des noms différents ce qui est un même muscle chez deux espèces différentes. Toutefois, dans un grand nombre de cas, l'homologie n'est point douteuse ; elle est admise implicitement par le fait d'une désignation identique appliquée à certains muscles chez différentes espèces. C'est précisément ces muscles que nous prendrons pour exemple, afin de faire ressortir l'harmonie qui existe entre la fonction et l'organe.

Ainsi le *biceps fémoral* est bien reconnaissable chez la plupart des mammifères; or, on remarque, dans ses attaches inférieures surtout, une extrême variabilité. Chez certains quadrupèdes, il s'insère tout le long de la jambe, presque jusqu'au talon; chez ceux-ci, la jambe ne s'étend jamais sur la cuisse. Chez les animaux qui jouissent de la faculté de sauter, l'attache inférieure du biceps est déjà plus élevée. Elle l'est plus encore chez les simiens qui peuvent presque étendre la jambe sur la cuisse et se tenir debout. Enfin, chez l'homme, le biceps s'insère tout en haut du péroné. Si l'on peut s'en rapporter aux planches anatomiques de Cuvier et de Laurillart, le nègre a l'insertion péronière du biceps moins élevée que l'homme blanc, se rapprochant en cela de la disposition qu'on observe chez le singe.

Laissons de côté, pour le moment, la question de savoir à quoi tient cette variété dans les attaches mobiles du biceps, et bornons-nous à rechercher les conséquences que cette variété peut avoir sur la fonction. Il est clair que pendant les mouvements de flexion et d'extension du genou, chaque point des os de la jambe décrit autour de cette articulation un arc de cercle d'autant plus étendu qu'il est plus éloigné du centre de mouvement. Il est également clair que chacun de ces points s'éloignera plus ou moins du fémur ou de l'ischion suivant l'étendue du mouvement circulaire qu'il exécutera. Et comme à de grands mouvements doivent correspondre de longues fibres contractiles, on devra trouver des inégalités dans la longueur du biceps chez les différents mammifères.

Or, c'est précisément ce que l'on observe. Chez l'homme dont le biceps s'insère en bas très-près du genou, l'étendue des mouvements de l'attache mobile est peu considérable;

aussi la fibre contractile aura-t-elle relativement peu de longueur, tandis que le tendon occupera une certaine partie de l'étendue du biceps. Chez le singe, l'attache inférieure du muscle se faisant plus bas, aura par conséquent plus de mobilité, d'où la nécessité d'une plus grande longueur du muscle actif, ce qui est réalisé par la moindre longueur de la partie tendineuse. Chez les quadrupèdes, le tendon du biceps est à peu près entièrement disparu, et le muscle est formé de fibre rouge dans presque toute son étendue.

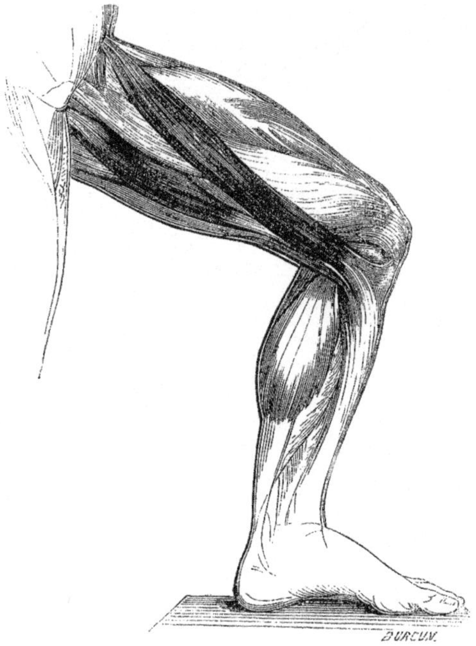

Fig. 16. — Muscles de la cuisse chez l'homme. Les muscles *conturier* (en haut) et *droit interne* (en bas) ont été fortement ombrés pour qu'on pût facilement les reconnaître. — Le droit interne est, à son extrémité inférieure, pourvu d'un long tendon; sa partie charnue est courte, ce qui est en harmonie avec l'étendue bornée du mouvement de ce muscle dont l'attache est très-rapprochée du genou. — Muscle couturier pourvu d'un court tendon à son attache inférieure.

Le muscle *droit interne* de la cuisse présente cette même variabilité dans ses attaches et dans sa structure. Si l'on observe sa disposition chez l'homme (fig. 16), on voit à la fois que l'attache de ce muscle à la jambe se fait très-près du genou, que sa partie contractile est courte, et que son tendon est assez long. Qu'on examine le même muscle sur un singe (fig. 17 et 18), on trouve son attache tibiale beaucoup plus éloignée du genou, et comme conséquence des

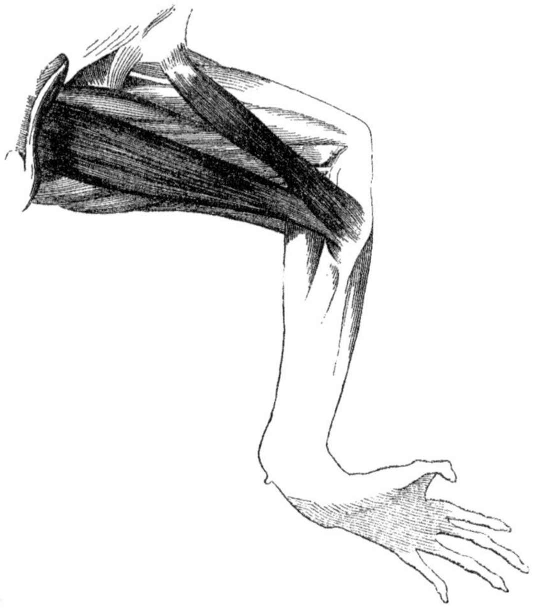

Fig. 17. — Muscle de la cuisse chez le Magot, muscle droit interne presque entièrement formé de fibres rouges ; les attaches de ce muscle assez éloignées du genou, lui donnent une grande étendue de mouvement comme fléchisseur de la jambe sur la cuisse. — Muscle couturier très-peu pourvu de tendon.

mouvements plus étendus que cette attache exécute, on y voit la fibre musculaire gagner de la longueur aux dépens de celle du tendon qui se trouve réduit à une brièveté extrême.

Cette variabilité du point d'attache est encore très-sensible sur le muscle *demi-tendineux*, qui emprunte son nom à la disposition qu'il présente chez l'homme, où la moitié environ de la longueur de ce muscle est occupée par le tendon. Chez l'homme, en effet, l'attache inférieure du *demi-*

tendineux est très-voisine de l'articulation du genou, mais chez les singes, où il s'attache plus bas, le muscle a presque entièrement perdu son tendon, il l'a perdu tout à fait chez la plupart des autres mammifères, chez le *Coaïta* par exemple.

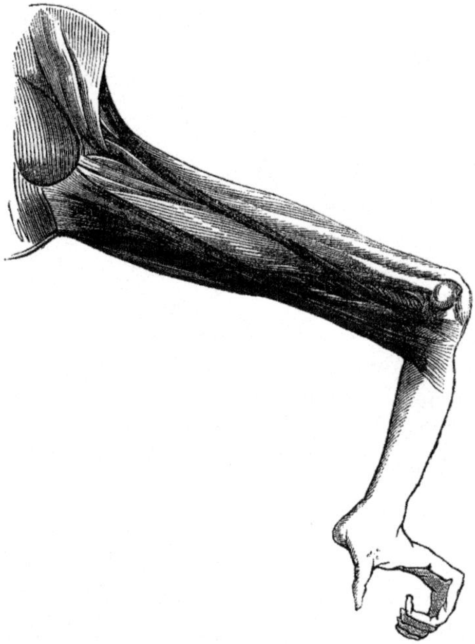

Fig. 18. — Muscles de la cuisse chez le Coaïta. — Droit interne, s'insérant loin du genou, presque entièrement dépourvu de tendon. — Le couturier ayant son attache supérieure, très-éloignée de l'articulation coxo-fémorale, a des mouvements très-étendus ; il possède en conséquence une grande longueur de fibre rouge et pas de tendon.

On multiplierait indéfiniment les exemples qui montrent la parfaite harmonie de la forme des muscles avec les caractères de leurs fonctions. Partout le développement transversal de ces organes est associé à la force comme dans le triceps du kanguroo ou les masséters du lion; partout aussi, la longueur du muscle est associée à l'étendue des mouvements comme dans les exemples que nous citions tout à l'heure.

Cette harmonie est-elle préétablie, ou bien se forme-t-elle

sous l'influence de la fonction chez les différents êtres? De même que l'on voit, par l'habitude d'efforts énergiques, les muscles s'accroître en volume, les voit-on, sous l'influence de mouvements très-étendus, gagner une plus grande longueur? Peut-on voir se déplacer les attaches tendineuses des muscles au squelette sous l'influence des changements dans le sens de la traction musculaire? Tel est le second problème qui se pose et sur lequel l'expérimentation devra trouver à s'exercer.

HYPOTHÈSE DU TRANSFORMISME.

Les sciences naturelles ont reçu de nos jours une grande impulsion sous l'influence des idées de Darwin. Ce n'est pas que les opinions de l'illustre savant anglais soient encore généralement acceptées ; on a vu récemment avec quel acharnement les défenseurs de la doctrine régnante repoussent l'hypothèse du *transformisme*. Mais l'apparition de la théorie darwinienne a soulevé de longs débats; aux arguments que Lamarck apportait autrefois en faveur de la variabilité des êtres, il s'en est ajouté un grand nombre d'autres fournis par les partisans du transformisme. D'autre part, la doctrine ancienne a été soutenue avec une passion à laquelle on n'eût guère pu s'attendre, si bien qu'aujourd'hui les naturalistes sont partagés en deux camps; presque tous ceux qui s'occupent de zoologie ou de botanique ont pris parti pour l'un ou pour l'autre.

Dans l'un de ces camps s'est retranchée la vieille école qui considère le monde organisé comme à peu près immuable. Pour elle, la série si nombreuse des animaux et des plantes est limitée à un certain nombre d'*espèces*, types inaltérables qui ont le pouvoir de se transmettre, par générations successives, depuis leur origine jusqu'à la fin des temps. C'est à peine si l'espèce a le droit de s'écarter légèrement et d'une façon temporaire du type primitif. Motivés par des changements de climats ou de nourriture, par la domestication ou par quelque influence perturbatrice du même ordre, ces légers changements s'effacent aussitôt que l'espèce est replacée dans ses conditions de vie normale. Le type primitif reparaît alors dans sa pureté première.

Dans l'autre camp, la croyance est toute différente : l'être vivant se modifie sans cesse avec le milieu qu'il habite, la température qu'il y trouve, la nourriture qu'il y rencontre. Les habitudes qu'il est forcé de prendre pour vivre dans des condition nouvelles lui font acquérir des aptitudes spéciales qui modifient son organisme et changent la forme de son corps. Et comme l'hérédité transmet, dans de certaines limites, aux descendants les modifications acquises par les ancêtres, l'*espèce* se modifie peu à peu. Lamarck est l'auteur de cette théorie du *transformisme* sur laquelle Darwin et ses élèves ont rappelé l'attention des naturalistes. Darwin ajoute à ces influences extérieures, qui peuvent modifier l'espèce animale, une cause qui maintient et exagère sans cesse les modifications lorsqu'elles sont à l'avantage de l'espèce. Cette cause est la *sélection naturelle*.

Si les hasards de la naissance ont doué certains individus d'une modification légère qui les rende plus forts ou plus agiles, suivant le cas, mais en somme plus aptes à soutenir la *concurrence de la vie*, ces individus sont désignés par cela même au rôle de reproducteurs. Non-seulement leur supériorité physique accroît leurs chances de longévité et leur donne par cela même plus de temps pour se multiplier, mais, pour Darwin, l'existence même d'une supériorité physique chez un animal le ferait préférer aux autres pour la reproduction. Ainsi l'espèce entière se perfectionnerait par acquisitions successives de qualités nouvelles chaque fois qu'un individu viendrait à naître mieux doué que les autres représentants de cette espèce.

La lutte entre l'ancienne école et celle du transformisme menace de durer longtemps encore sans que l'un des partis trouve pour abattre l'autre quelque argument victorieux. Tout le monde connaît les raisons qui ont été fournies de part et d'autre, et pour lesquelles tour à tour la géologie, l'archéologie, la zootechnie, l'agriculture ont été mises à contribution. Quand et comment finira cette lutte? Nul ne saurait le dire encore. Cependant si l'on osait émettre une prévision sur l'issue du combat d'après l'attitude actuelle des deux parties adverses, on présagerait la défaite de la vieille école. Celle-ci, en effet, voit ses rangs s'éclaircir chaque jour; elle se décourage visiblement, et semble avouer son impuissance à fournir des preuves d'ordre scientifique en s'abritant derrière une sorte d'orthodoxie qui n'a rien à faire dans le débat.

Peut-être pourrait-on faire un même reproche aux deux systèmes : celui de s'en tenir trop aux généralités dans leurs discussions et de ne pas suffisamment mettre en relief le point important du débat.

Ainsi, il faut convenir que Lamarck est beaucoup trop vague dans ses explications, lorsqu'il attribue les changements de l'organisme vivant à des circonstances extérieures. Entre un besoin qui se révèle et l'apparition d'une forme organique qui corresponde à ce besoin, il y a une lacune que sa théorie n'a pas comblée. Il nous dit que les espèces animales que nous voyons aujourd'hui si admirablement adaptées, chacune au genre de vie qu'elle mène : pourvues, suivant leurs besoins, d'ongles ou de sabots, d'ailes ou de nageoires, de dents aiguës ou de becs cornés, n'ont pas toujours vécu sous cette forme ; qu'elles ont acquis graduellement ces conformations diverses, qui sont aujourd'hui en parfaite harmonie avec les conditions dans lesquelles elles vivent. Mais quand on lui demande de montrer une modification de ce genre en train de s'accomplir sous une influence extérieure, l'auteur de la *Philosophie zoologique* n'a guère à fournir que des modifications de peu d'importance ; il objecte que l'observation scientifique ne remonte pas assez haut dans les âges du monde. Et si l'on ouvre les tombeaux de Memphis pour montrer à Lamarck des squelettes d'animaux identiques à ceux que l'Égypte nourrit encore de nos jours, il répond sans se déconcerter : « C'est que les conditions dans lesquelles « ces animaux vivaient autrefois se retrouvent encore au- « jourd hui. » La réponse vaut l'attaque, mais n'est pas plus probante ; on discuterait indéfiniment sur un pareil terrain.

Darwin est plus précis quand il plaide en faveur de la *sé-*

lection naturelle. Personne ne méconnaît aujourd'hui la puissance énorme de la sélection pour dévier le type des êtres organisés. Les éleveurs ont produit les plus curieuses transformations dans le règne animal en choisissant constamment comme reproducteurs les sujets qui possèdent au plus haut degré les caractères physiques qu'il s'agit d'imprimer à la race. La sélection produit sur le règne végétal des transformations du même genre; de sorte que Darwin a pu, sans donner une trop grande part à l'hypothèse, attribuer le rôle principal, dans la transformation des êtres, à une sélection qui se ferait naturellement, pour les raisons qui ont été rappelées tout à l'heure. Mais Darwin, aussi bien que Lamarck, n'envisage qu'à un point de vue restreint les causes de transformation des êtres organisés. Chacun des deux chefs de doctrine assigne la plus grande part à la cause de variation qu'il a signalée le premier.

L'école nouvelle qui, par un éclectisme judicieux, tend aujourd'hui à faire une juste part à ces deux ordres d'influences pour expliquer par des transformations successives la surprenante variété des êtres, a déjà fourni d'importants éléments en faveur du *transformisme*. Mais, pour quelques savants, ces études sont frappées d'une sorte de discrédit; pour eux, l'immuabilité et la variabilité de l'espèce animale rentrent dans le domaine des questions insolubles.

Il est vrai que si l'on demande aux partisans du transformisme de prouver expérimentalement la réalité de leur doctrine, si l'on exige d'eux, par exemple, qu'ils transforment l'espèce *âne* en l'espèce *cheval* ou quelque chose d'analogue, ils sont forcés d'avouer leur impuissance et de répondre qu'il faudrait, pour cela, exercer les influences modificatrices et la sélection pendant des milliers et des milliers d'années. C'est en effet par transitions très-lentes qu'a dû s'effectuer la variation des espèces, si tant est qu'elle ait eu lieu. Dès lors, en l'absence de solution expérimentale, l'hypothèse du transformisme ne peut être ni prouvée ni refutée. Les savants dont l'esprit est habitué aux démonstrations rigoureuses se désintéressent de pareilles questions; pour eux, elles n'ont rien de scientifique.

Et pourtant, la science en aborde chaque jour de semblables. Quand un astronome étudie les influences qui peuvent ralentir le mouvement des astres, quand il prédit pour un avenir éloigné de quelques millions d'années une modification de l'orbite terrestre ; un ralentissement de la rotation de notre planète; un refroidissement mortel à tous les êtres vivants sur la terre, ce savant est écouté. Lorsqu'il signale une cause, si petite qu'elle soit, de ralentissement d'un mouvement planétaire, tout le monde conçoit que, cette cause persistant pendant une longue suite de siècles, ses effets se multiplieront par la durée du temps. Et personne n'ajourne cet astronome à quelques millions d'années pour rendre justice à la rigueur de ses raisonnements.

Pourquoi serait-on plus rigoureux envers la théorie du transformisme? Elle ne peut, dira-t-on, nous faire assister à la transformation d'une espèce animale en une autre, soit; mais elle doit nous montrer une tendance à cette transformation. Si petite qu'elle soit, cette tendance, s'accentuant de plus en plus pendant la suite des siècles, pourra devenir une transformation aussi complète qu'on voudra la supposer.

Mais, ce qu'on est en droit d'exiger, dès aujourd'hui, des partisans du transformisme, c'est qu'ils nous montrent cette tendance : qu'ils nous la fassent saisir sous forme d'une légère variation dans les caractères anatomiques de l'individu soumis à certaines influences dont l'action prolongée de générations en générations, pourra produire dans l'espèce des modifications de plus en plus profondes. Nul ne conteste que les caractères morphologiques des individus ne se transmettent, à des degrés divers, aux descendants de ces individus ; le point à démontrer, c'est la façon dont une cause extérieure agit pour imprimer à l'organisme la modification première. C'est à la physiologie expérimentale qu'appartient ce genre de recherches, elle peut dès aujourd'hui nous fournir des éléments d'une réelle valeur.

A l'époque de Lamarck, la logique scientifique n'avait pas des exigences bien sévères. Pour lui, un besoin faisait naître la conformation organique destinée à le satisfaire. Tel oiseau qui devait aller chercher sa proie au fond de l'eau faisait à cet effet des efforts constants pour allonger son cou, et son cou s'allongeait; un autre oiseau voulait, sans mouiller son plumage, s'avancer le plus loin possible dans les eaux d'un étang; les efforts qu'il faisait pour étendre ses jambes leur donnaient graduellement les proportions qu'elles offrent chez les échassiers. La girafe essayant de prendre sa nourriture au feuillage des arbres, gagnait à cet exercice des vertèbres cervicales d'une longueur étonnante. Bien entendu, Lamarck attribuait à l'hérédité la fonction d'accumuler sans cesse au profit de l'espèce ce que chaque individu avait acquis pour son propre compte, mais ce qu'il ne montrait pas, c'est la légère acquisition faite par l'individu lui-même, sous l'influence des circonstances extérieures et des habitudes qu'il était forcé de prendre. J. Hunter dans un autre ordre de sciences raisonnait de la même façon. Pour expliquer la cicatrisation des plaies et la consolidation des os fracturés, il reconnaissait la nécessité d'un apport de tissu nouveau provenant du sang; mais pourquoi le sang allait-il porter ces éléments aux parties qui avaient besoin? C'était, répondait-il, en vertu du *stimulus de nécessité!*

On cherche aujourd'hui à préciser la relation entre les causes et les effets, à saisir les transitions graduelles que l'organisme animal ou végétal a pu subir quand il s'est trouvé dans des conditions nouvelles. On entrevoit l'influence que la fonction exerce sur l'organe même qui la produit. La formule brève et saisissante de M. J. Guérin : « *La fonction fait l'organe* », exprime d'une façon générale ce rôle modificateur dont jouit la fonction. Cette formule gagnera toutefois à être appuyée par des exemples particuliers.

Il faut montrer comment les os, les articulations, les muscles, se modifient de diverses façons, par l'effet de divers modes de fonctionnement; comment l'appareil digestif, se pliant à des genres d'alimentation très-divers, éprouve ainsi des transformations qui le mettent en rapport avec les conditions nouvelles où il se trouve; comment un changement apporté à la fonction circulatoire amène dans le système vasculaire certaines modifications anatomiques prévues à l'avance ; comment enfin les sens acquièrent par l'exercice des qualités nouvelles, ou perdent par le repos leurs anciennes aptitudes. Ces changements de la fonction sous l'influence de la fonction elle-même s'accompagnent de modifications anatomiques dans l'appareil modifié physiologiquemen

Saisir sur le fait une de ces transformations, montrer qu'elle se produit toujours d'une certaine manière dans une circonstance déterminée, telle est la première démonstration à fournir. Et si, dans une seconde phase de l'expérimentation, on constate que l'hérédité transmet, même la moindre partie de la modification ainsi acquise, la théorie du transformisme sera en possession d'un solide point de départ.

C'est là, semble-t-il, la véritable marche à suivre, si l'on veut obtenir une solution de cette question si importante. Il s'est produit dans ces diverses années des efforts sérieux dans ce sens. Placé nous-même depuis longtemps en face des problèmes de la mécanique animale, nous avons dû souvent réfléchir aux relations réciproques des organes locomoteurs et de leurs fonctions. Aussi essaierons-nous de montrer comment le squelette et l'appareil musculaire se mettent en harmonie avec les mouvements que chaque animal produit dans les conditions ordinaires de son existence.

CHAPITRE IX

VARIABILITÉ DU SQUELETTE.

Raisons qui ont fait considérer le squelette comme la partie la moins variable de l'organisme. — Preuves de la malléabilité du squelette pendant la vie, sous l'influence des plus légères pressions, lorsqu'elles sont longtemps prolongées. — Origines des dépressions et des saillies qu'on observe sur le squelette; origine des surfaces articulaires. — La fonction régit l'organe.

Celui qui examine le squelette d'un animal, qui tient entre ses mains ces pièces osseuses d'une dureté de pierre, qui sait comment ces os ont survécu à la destruction de tous les autres organes, et comment ils peuvent, à travers des milliers de siècles, persister comme derniers vestiges d'animaux disparus, celui-là doit naturellement considérer le squelette comme la partie immuable de l'organisme. Ce squelette, dit-il, c'est la charpente du corps, et les parties molles se grouperont de leur mieux autour d'elle, se logeant dans les cavités, s'étalant sur ses surfaces, mais toujours subissant la loi du plus fort et se modelant, pour ainsi dire, aux espaces qui leur sont assignés entre les pièces diverses du système osseux.

Pour peu qu'il soit anatomiste, l'observateur aperçoit bientôt à la surface de l'os mille curieux détails : il y voit de nombreuses fossettes, sortes de petites loges qui semblent destinées à recevoir ou à abriter quelque organe disparu. Or ces loges correspondent aux saillies des muscles qui touchent en ces points aux os ainsi excavés. Ailleurs c'est une gouttière profonde et arrondie qui rappelle ces rainures qu'on observe sur les margelles des anciens puits. Une corde aussi a passé par là; c'était le tendon d'un muscle qui glissait sans cesse le long de cet os. Mais voici qu'aux deux bouts de cet humérus l'os est poli comme par le frottement; en haut il est arrondi en sphère et se loge dans une cavité de l'omoplate qui l'emboîte exactement. On dirait que le mouvement a usé ces surfaces l'une contre l'autre, l'humérus se déplaçant en tous sens et pivotant sur son axe, aurait imité les mouvements qu'on emploie lorsqu'on veut obtenir par usure un corps de forme sphérique. C'est ainsi, par exemple, que les opticiens produisent la forme et le poli des lentilles convexes ou concaves. En bas l'humérus porte la trace du même phénomène, une petite saillie sphérique l'articulait avec le radius, elle montre aussi qu'il existait des mouvements de deux ordres, mais tout à côté se rencontre une surface taillée en gorge de poulie : celle-là, en effet, ne se prêtait qu'à la flexion et à l'extension du cubitus.

Si l'on examine le crâne, ce sont de nouvelles surprises : ici tous les besoins sont prévus. Des cavités profondes logent à leur intérieur le cerveau et les organes du sens. Les nerfs ont des conduits qui leur livrent passage; chaque vaisseau rampe dans un sillon qui lui forme un canal et se ramifie avec les artérioles elles-mêmes dont il retrace fidèlement la riche arborisation.

Si l'os n'était pas si dur, on croirait réellement qu'il a subi des pressions extérieures dont il porte, comme on dit, les *empreintes*. Mais on a beau presser une surface osseuse, elle résiste absolument; il faut, pour l'entamer, la scie ou la gouge; comment la pression des parties molles y creuserait-elle ces diverses cavités si profondes parfois?

La prévoyance de la nature a tout préparé dans le squelette pour qu'il fût disposé le mieux possible à recevoir les organes auxquels il offre son appui solide et invariable. Tel est le raisonnement naturel à tous ceux qui n'ont pas vu, de leurs yeux, naître ces déformations osseuses et se creuser ces empreintes. L'anatomiste aussi bien que le zoologiste ont dû nécessairement raisonner de la sorte. Ils ont considéré le squelette comme l'élément invariable de l'organisme. Aussi lui ont-ils emprunté la plupart des caractères spécifiques en zoologie.

Une opinion, depuis longtemps accréditée, devient bien difficile à combattre. Ainsi, quand M. Charles Martins, rectifiant les idées de Vic-d'Azir, tout en les complétant, a montré que l'humérus d'un homme et d'un animal est l'homologue d'un fémur, mais d'un fémur tordu suivant son axe, de façon que le genou tourné en arrière soit devenu un coude, les zoologistes ont répondu que cette torsion était purement *virtuelle*. Au lieu d'être l'effet d'un effort musculaire dont l'action lente et graduelle aurait tordu l'axe de l'os, cette forme singulière est, disent-ils, le résultat d'une disposition préétablie de l'organisme ; car l'embryon se montre avec un humérus tordu avant que la fonction musculaire soit assez développée pour produire une pareille modification de son squelette.

On peut, avec plus de raison, faire le raisonnement contraire.

La parfaite malléabilité du système osseux n'est plus aujourd'hui contestable. Ces organes si compactes et si durs sur le squelette mort, sont au contraire sur l'organisme vivant essentiellement modifiables. Si l'on fait agir sur un os une pression ou une traction même légère, on voit, pourvu qu'elle soit longtemps prolongée, se produire les plus étranges déformations; l'os est comme une cire molle qui cède à toutes les forces extérieures, et l'on peut dire du squelette, en renversant la proposition que nous rappelions tout à l'heure, qu'il subit l'influence des autres organes, et que sa forme est celle qui lui permet d'avoir les parties molles dont il est environné.

C'est à la médecine et à la chirurgie que l'on doit la connaissance de ces faits importants dont il serait facile d'accumuler un grand nombre d'exemples. Ainsi, lorsqu'un anévrysme de l'aorte se développe et vient à rencontrer au devant de lui le sternum ou la clavicule, il ne s'arrête pas devant cette barrière osseuse, mais il la perfore en quelques mois. La matière de l'os se résorbe et disparaît sous la pression de l'anévrysme; elle résiste moins, à coup sûr, que les parties molles, que la peau par exemple, à l'effort de la tumeur envahissante. Mais cette pression de l'anévrysme n'est autre que celle du sang artériel; la force avec laquelle la poche anévrysmale comprime les os et les perfore, se retrouve en tous les points où une artère touche un os. Aussi, la même absorption de la matière osseuse se produit-elle alors, de façon que l'artère se creuse un sillon où elle se loge avec ses différentes branches, ainsi qu'on en voit un exemple à la face interne des pariétaux sur les crânes humains. Il suffit même d'une veine pour creuser dans un os un sillon assez profond. La dilatation anormale de ces vaisseaux qu'on appelle *varices* et qui se produit ordinairement aux jambes, s'accompagne de déformation de la face antérieure du tibia; l'os porte l'empreinte du passage des veines dilatées. Et l'on ne dira pas que ces sillons osseux rentrent dans le plan préétabli de la nature; que le squelette portait originairement ces sillons en prévision des varices qui devaient se produire. Les chirurgiens savent tous que ces sillons se creusent sur un os d'adulte qui était parfaitement normal avant qu'un accident ait amené la dilatation variqueuse des veines.

C'est un mécanisme semblable qui forme, le long des os, les fossettes par lesquelles chaque muscle laisse son empreinte, et qui donnent au péroné, par exemple, la forme prismatique qui le caractérise.

Les coulisses qui logent les tendons ne sont pas davantage préformées sur le squelette, c'est le passage du tendon qui les a creusées, c'est sa présence qui les entretient. Qu'une luxation survienne et change les rapports de l'os avec le tendon, l'ancienne coulisse qui ne contient plus rien se comble et s'efface peu à peu; en même temps une nouvelle coulisse se creuse et prend graduellement la profondeur voulue pour loger le tendon en sa nouvelle place.

« Mais, dira-t-on, les surfaces articulaires, si parfaites dans leur structure, si bien adaptées aux mouvements qu'elles comportent, sont à coup sûr des organes préformés. Ici, les surfaces osseuses sont revêtues d'un cartilage poli arrosé d'une liqueur synoviale qui facilite encore leur glissement : tout autour d'elles, des brides fibreuses empêchent les os de dépasser les limites imposées à leurs mouvements et les surfaces de s'éloigner l'une de l'autre. Un appareil si parfait ne saurait se former par la fonction elle-même. Voilà pour sûr une preuve de la prévoyance de la nature et de la sagesse de ses plans. »

Interrogeons encore la chirurgie, elle nous montrera qu'à la suite de luxations, les anciennes cavités articulaires s'oblitèrent et disparaissent, tandis qu'au point nouveau où la tête de l'os se trouve actuellement placée, une nouvelle articulation se forme, à laquelle il ne manquera rien dans quelques mois, ni les cartilages articulaires, ni la synoviale, ni les ligaments qui maintiennent les os dans leurs rapports. Ici encore, suivant l'expression que nous rapportions tout à l'heure, la fonction a fait l'organe.

Voilà pour les cavités qui se creusent dans l'os. Mais ces saillies si accusées qu'on rencontre partout à la surface du squelette, ces apophyses, comme on les appelle, sur lesquelles chaque muscle vient prendre son attache, comment attribuer leur formation à une influence extérieure?

La réponse n'est pas moins facile : il suffit, pour expliquer la formation de saillies sur la face de l'os, d'invoquer une influence contraire à celle que nous savons capable d'y creuser des empreintes. Il faut admettre qu'une traction s'est exercée sur le point de l'os où l'on observe une saillie.

L'existence de tractions sur tous les points du squelette où s'attachent des muscles est absolument évidente ; il est clair que l'intensité de ces tractions est proportionnelle à la force des muscles qui les produisent. Or, c'est précisément aux attaches tendineuses des muscles les plus forts qu'on observe les apophyses les plus saillantes, preuve que le gonflement de l'os est lié directement à l'intensité de l'effort qui agit sur lui. Le bras droit, plus exercé que l'autre, acquiert des reliefs plus saillants sur son squelette. Lorsque la paralysie d'un membre y supprime l'action des muscles, son squelette ne subit plus l'influence musculaire, et les apophyses s'y réduisent à de légers reliefs; enfin, si la paralysie date de la naissance, l'os reste à peu près avec sa forme fœtale, que la fonction n'est pas venue modifier.

L'anatomie comparée confirme aussi cette loi générale : que plus une apophyse est longue, plus elle révèle d'énergie de la part du muscle qui s'y insérait. M. Durand de Gros a clairement exposé les influences de la fonction musculaire sur la forme et la torsion de l'humérus chez les différentes espèces animales fossiles ou vivantes. C'est ainsi que l'humérus chez la taupe, le fourmillier et plusieurs mammifères fouisseurs est presque méconnaissable, tant il est hérissé de crêtes et de saillies, dont chacune donnait insertion à un muscle puissant.

Le crâne et le maxillaire inférieur portent chez les carnassiers la trace d'une forte musculature. Au crâne, une fosse profonde garde l'empreinte de muscles temporaux énormes; tout autour de la fosse temporale, de véritables crêtes étaient les solides attaches du muscle; enfin, du côté du maxillaire inférieur, une apophyse forte et longue révèle les violentes tractions qu'elle a subies dans les efforts de mastication.

Si les effets des actions musculaires sur les os augmentent avec l'intensité de la force des muscles, ils ne varient pas moins par l'effet de la durée de leurs actions. De l'enfance à la vieillesse, la modification du squelette va se prononçant de plus en plus et permet jusqu'à un certain point de reconnaître l'âge du sujet. M. J. Guérin a montré comment chez le vieillard les vertèbres ont des apophyses plus longues, les côtés des courbes plus anguleuses, etc. Comparez le crâne d'un jeune gorille à celui d'un sujet adulte; la forme vous apparaîtra si différente qu'à moins d'être prévenu, vous ne sauriez croire que ces deux crânes appartiennent à une même espèce animale. De forme arrondie chez le jeune, le crâne se déforme chez l'adulte; il prend une sorte de crête semblable au cimier d'un casque; c'est l'apophyse d'insertion des muscles temporaux. On ne s'arrêterait pas s'il fallait signaler toutes les modifications que subit le squelette chez les différentes espèces animales, modifications qui, du commencement à la fin de la vie, vont en s'accentuant toujours davantage.

La médecine nous fournit à son tour de curieux renseignements sur ces questions, en nous faisant assister au développement brusque d'apophyses accidentelles qu'on nomme des *exostoses*. Dans certaines maladies, qui atteignent l'organisme tout entier, on voit le squelette se recouvrir, en un grand nombre de points, de saillies osseuses accidentelles ; or, presque toutes ces saillies se développent aux points d'attache des muscles et, dans leur accroissement, s'étendent surtout dans le sens où s'effectue la traction musculaire.

La courbure des os ou leur torsion suivant leur axe est un phénomène qui s'observe souvent, j'ai dit comment. M. Ch. Martins a montré que, chez tous les mammifères, l'humérus est un fémur tordu, dont l'axe aurait fait un demi-tour sur lui-même; cette torsion, d'après Gegenbaüer, est moindre chez le fœtus que chez l'enfant et s'accentue encore par les progrès de l'âge. Elle est donc en partie effectuée par les causes qui agissent pendant la vie, et s'il est vrai que tout fœtus apporte en naissant un humérus tordu, il n'est pas moins vrai que cette forme peut être considérée comme l'effet de l'action musculaire accumulé de génération en génération chez les mammifères terrestres.

Les surfaces articulaires sont particulièrement intéressantes à étudier lorsqu'on cherche à saisir l'influence de la fonction sur l'organe. Si l'on admet que le frottement de ces surfaces les ait polies et leur ait donné leur courbure, il est facile, d'après les mouvements dont chaque articulation est le siége, de prévoir la forme que ces surfaces devront avoir.

Aux mouvements les plus étendus correspondront les surfaces dont la courbure comptera le plus grand nombre de degrés. Les mouvements bornés, au contraire, n'engendreront que des surfaces dont la courbure correspondra à un axe de quelques degrés seulement. Comme conséquence nécessaire, le rayon de courbure des surfaces articulaires sera très-court si les mouvements sont très-étendus; il sera très-long si les mouvements sont bornés.

Que l'on examine à ce point de vue les articulations du pied chez l'homme; on voit, à l'articulation tibio-tarsienne, une courbure d'assez court rayon à cause de la mobilité assez grande du pied sur la jambe. Au tarse, à mesure que diminue la mobilité des os, le rayon de la courbure grandit. Le scaphoïde offre déjà des surfaces articulaires d'un grand rayon; le rayon augmente encore aux articulations tarso-métatarsiennes où les mouvements sont très-bornés; puis il diminue de nouveau aux articulations des métatarsiens avec les phalanges et des phalanges entre elles, là où reparaît une grande mobilité.

Tout le monde sait que si le mouvement articulaire ne se produit que dans une seule direction, les surfaces n'auront de courbure que dans un sens : telles sont les surfaces trochléennes dont l'articulation du coude, les condyles de la mâchoire, etc., sont des exemples.

Mais si le mouvement s'exerce en deux sens à la fois, les surfaces présenteront une double courbure et dans le cas d'inégalité dans l'amplitude des mouvements, les rayons de ces courbures seront inégaux. Ainsi, au poignet, il existe des mouvements de flexion et d'extension assez étendus et des mouvements de latéralité assez bornés. De là résulte, du côté de la tête elliptique formée par les os du carpe, une courbure d'un petit rayon dans le sens des mouvements de flexion et d'extension, tandis que, dans le sens latéral, la courbure appartient à un cercle d'un rayon beaucoup plus grand.

Il est bien plus curieux encore de comparer les surfaces articulaires sur une série d'animaux d'espèces et de classes différentes. Une même articulation présente alors des mouvements de natures très-différentes qui doivent entraîner dans les surfaces articulaires des différences non moins grandes.

Prenons, par exemple, la tête humérale, et suivons les changements de sa forme, sur l'homme, le singe, les carnassiers, les herbivores, les oiseaux. Nous verrons qu'à l'étendue égale en tous sens des mouvements que le bras humain peut exécuter, correspond une sphéricité parfaite de la tête humérale, c'est-à-dire une courbure du même rayon dans tous les sens. Parmi les singes, ceux qui, dans la marche, s'appuient ordinairement sur leurs membres antérieurs, ont la tête humérale aplatie par en haut, comme par le poids du corps. De plus, les mouvements qui servent à la marche étant les plus étendus, la courbure de la tête humérale présente chez ces animaux son plus petit rayon dans le sens antéro-postérieur. Cette modification s'accentue encore chez les carnassiers et surtout chez les herbivores, dont la tête humérale, aplatie par en haut, offre son petit rayon de courbure dans le sens des mouvements qui servent à la marche, et qui prédominent dans cette articulation.

Les oiseaux possèdent, dans l'articulation de l'épaule, deux mouvements d'inégale étendue. L'un, par lequel ils ploient leurs ailes et les déploient, ce qui porte le coude tantôt près du corps et tantôt fort loin en avant; l'autre, généralement plus borné, s'effectue dans un sens perpendiculaire au précédent : c'est celui qui constitue le coup d'aile.

Or, à ces deux mouvements d'amplitudes inégales correspondent des courbures de rayons différents : au grand mouvement de ploiement et de déploiement de l'aile correspond une courbure de court rayon; au mouvement moins étendu d'élévation et d'abaissement de l'aile pendant le vol correspond une surface d'un très-grand rayon de courbure. De là résulte l'aspect d'ellipse très-allongée que présente la tête de l'humérus des oiseaux, au niveau de la surface articulaire.

Mais les mouvements du vol présentent, chez les différentes espèces, des amplitudes très-variables. Les oiseaux qu'on nomme voiliers donnent de très-petits coups d'ailes, tandis que le pigeon, au moment où il s'envole, frappe ses ailes l'une contre l'autre, par en haut et par en bas, en produisant un claquement que tout le monde connaît.

A ces variations dans l'étendue des mouvements correspondent des variations dans la tête humérale qui, formant chez les oiseaux voiliers une surface elliptique très-allongée, tend chez le pigeon à la forme sphérique et l'atteint presque chez le manchot.

En résumé, tout, dans la forme du système osseux, porte la trace de quelque influence étrangère, et particulièrement de la fonction des muscles. Il n'est, pour ainsi dire, pas une seule dépression ni une seule saillie du squelette dont on ne puisse trouver la cause dans une force extérieure qui a agi sur la matière osseuse, soit pour l'enfoncer, soit pour la tirer au dehors. Ce n'était donc pas une exagération métaphorique de dire : l'os subit, comme une cire molle, toutes les déformations que les forces extérieures tendent à lui imprimer, et malgré sa dureté excessive, il résiste moins que des tissus plus souples aux efforts qui tendent à changer sa forme.

Et maintenant, cette forme nouvelle, acquise par la fonction, disparaîtra-t-elle tout entière avec l'individu ; n'en reviendra-t-il pas la moindre trace à ses descendants? L'hérédité fera-t-elle une exception unique pour ces caractères acquis? Cela semble bien improbable, et cependant il faudrait l'admettre pour avoir le droit de repousser ce qu'on appelle l'hypothèse du transformisme. Il faudrait faire une contre-hypothèse qui renversât les lois ordinaires de l'hérédité pour refuser à certains caractères anatomiques le droit d'être transmissibles.

VARIABILITÉ DU SYSTÈME MUSCULAIRE.

Nous avons dit comment le système osseux subit les influences extérieures et surtout celle des muscles qui impriment à chaque os la forme que nous lui voyons. La grande variété des formes du squelette chez les différentes espèces animales se rattache donc à la diversité de leurs systèmes musculaires. Aussi, toutes les fois que, chez des animaux d'espèces différentes, on trouve, sur certains os, des traits de ressemblance, on peut affirmer que les muscles qui s'attachaient à ces os se ressemblaient aussi. Observe-t-on, au contraire, sur un animal, un os d'une forme particulière, on peut être assuré qu'une particularité se retrouvera aussi dans les muscles auxquels cet os fournit des attaches.

Mais si l'os et le muscle varient simultanément, quelle peut être la cause qui les influence ainsi tous les deux? On conçoit que le squelette, en se modifiant, ait un rôle purement passif : qu'il subisse la forme que le muscle lui impose. Mais ce muscle, organe éminemment actif, véritable générateur de la force mécanique par laquelle le squelette est en quelque sorte modelé, qu'est-ce donc qui lui impose cette forme particulière que l'anatomie nous révèle?

Nous espérons démontrer que cette puissance, à laquelle la forme du système musculaire est soumise, appartient au système nerveux. La nature des actes que la volonté commande aux muscles modifie ceux-ci, dans leur volume et dans leur forme, de façon à les rendre aptes à exécuter ces actes le mieux possible. Et comme, au-dessus de la volonté, règne cette *nécessité* qui détermine tous les actes de la vie animale, c'est elle, en somme, qui, par les conditions extérieures dans lesquelles chaque être se trouve placé, influence sa forme et la règle suivant des lois que nous devons chercher à reconnaître.

Rien, dans la forme organique, n'est livré au hasard ; on a trop souvent comparé les variétés spécifiques des êtres aux élégantes fantaisies d'un architecte qui, sur un plan uniforme, invente mille variétés de détails, comme un musicien compose une série de variations sur un thème donné.

En ce qui nous occupe, on peut dire que la variété si grande que revêt l'appareil musculaire, soit dans les différentes parties du corps d'un animal, soit dans les parties homologues d'animaux d'espèces diverses; ces différences de volume ou de longueur des muscles ; cette répartition si inégale de la fibre rouge ou contractile et de la fibre blanche et inerte du tendon ; tout cela est soumis entièrement aux lois dynamiques de la fonction musculaire.

Adaptation de la forme du muscle aux besoins de sa fonction. — L'anatomie normale ne peut nous fournir que des exemples de l'harmonie qui existe entre la forme des organes et leur fonction habituelle. L'expérimentation seule peut nous permettre de voir si, en changeant la fonction, on peut amener dans la forme des organes des modifications qui les remettent en harmonie avec les conditions nouvelles qui leur sont imposées. Il sera facile d'instituer des expériences dans ce but Du moment où l'on sait bien dans quel sens la modification organique doit se produire pour amener l'adaptation de l'organe à la fonction, les changements qu'on observera, chez les animaux placés dans des conditions factices de fonctionnement musculaire, prendront une signification nette. Mais, en attendant la réalisation de ce vaste plan d'expériences, il en est qu'on peut utiliser dès aujourd'hui. Des expériences toutes faites nous sont fournies par l'anatomie pathologique.

La médecine et la chirurgie sont pleines de renseignements sur cet intéressant sujet. Elles nous montrent, par exemple, que c'est le mouvement même qui entretient l'existence du muscle. Un repos prolongé de cet organe entraîne d'abord la diminution de son volume, et bientôt l'altération des éléments qui le constituent. Des corpuscules graisseux se substituent à la fibre striée qui forme l'élément normal; enfin, ces corpuscules, devenant de plus en plus abondants, envahissent la substance musculaire tout entière.

La phase d'altération, ou de dégénérescence graisseuse, est suivie d'une résorption de la substance du muscle qui disparaît entièrement au bout d'un certain temps.

Ainsi, non-seulement le volume de l'organe croît et décroît suivant que les besoins de sa fonction habituelle exigent une force plus ou moins grande, mais il disparaît entièrement quand sa fonction est entièrement supprimée. On observe cet effet dans les paralysies où toute action nerveuse est éteinte; dans certains cas de luxations qui rapprochent les deux insertions d'un muscle de façon à rendre son action inutile; parfois enfin, dans des fractures ou des ankyloses qui immobilisent, par une soudure intempestive, les deux extrémités d'un muscle et s'opposent à tout raccourcissement de ses fibres.

Mais qu'arrive-t-il si le muscle, au lieu de perdre entièrement sa fonction, n'éprouve qu'un changement dans l'étendue des mouvements qu'il peut exécuter? A la suite de certaines ankyloses incomplètes ou de certaines luxations, on voit les articulations perdre plus ou moins de leurs mouvements; les muscles qui commandent la flexion et l'extension n'ont donc plus besoin, en pareille circonstance, que d'une partie de l'étendue ordinaire de leur raccourcissement.

Si la théorie précédemment énoncée est exacte, ces muscles devront perdre de leur longueur. Pour vérifier ce fait, nous devrons faire encore une courte excursion dans le domaine de l'anatomie pathologique.

Une ardente polémique s'est élevée, il y a une vingtaine d'années, relativement à la transformation que subissent les muscles chez les sujets atteints de cette difformité que tout le monde connaît et qu'on nomme le *pied bot*. Tantôt le pied est luxé sur la jambe, de sorte que sa face dorsale repose sur le sol, tantôt le pied est si fortement étendu que le malade marche continuellement sur sa pointe. Dans tous ces cas, les différents muscles de la jambe n'ont plus qu'un rôle très-borné; ils subissent alors, tantôt la transformation graisseuse, tantôt la transformation fibreuse. Parmi ces muscles, ceux qui n'ont plus d'action subissent la dégénérescence graisseuse, puis disparaissent; tandis que ceux dont l'action est partiellement conservée présentent seulement un changement dans le rapport de la fibre rouge au tendon. Chez ces derniers, la substance contractile diminue de longueur, et le tendon la remplace, prenant souvent ainsi un développement considérable.

En signalant cette dégénérescence fibreuse des muscles, J. Guérin croyait voir en elle la preuve d'une rétraction musculaire primitive qui aurait ultérieurement produit la luxation du pied. L'éminent chirurgien pensait en outre que l'altération fibreuse était la lésion unique des muscles dans la pied bot. Scarpa soutenait, au contraire, que, dans la plupart des cas, la luxation du pied est le phénomène primitif.

Quant à la nature des altérations musculaires, tous les chirurgiens, aujourd'hui, s'accordent pour admettre qu'elle peut avoir deux formes différentes, et que tantôt le muscle subit la dégénérescence graisseuse, tantôt il se transforme en tissu fibreux. C'est surtout aux beaux travaux de Cruveilhier qu'on doit la connaissance des conditions dans lesquelles se produit chacune de ces deux altérations de la substance musculaire.

Un exemple fera bien comprendre comment se comportent les muscles, suivant que leur fonction est supprimée ou simplement limitée dans son étendue.

Les muscles du mollet, ou *gastrocnémiens*, sont au nombre de deux ; leurs attaches et leurs fonctions sont assez différentes. Tous deux s'insèrent en bas, sur le calcanéum, par le tendon d'Achille, et sont, par conséquent, extenseurs du pied sur la jambe. Mais leurs insertions supérieures sont différentes : le *soléaire*, s'insérant exclusivement aux os de la jambe, n'a d'autre rôle que celui d'extenseur du pied, comme nous venons de le dire. Les *jumeaux*, au contraire, s'insérant au fémur, au-dessus des condyles de cet os, ont une seconde fonction : celle de fléchir la jambe sur la cuisse.

Supposons qu'une ankylose du pied se produise; elle supprime entièrement la fonction du soléaire qui passe par la transformation graisseuse et disparaît. Les jumeaux se trouvent dans une condition différente : si leur action sur le pied a disparu, il leur reste encore la fonction de fléchisseurs de la jambe sur la cuisse; ces muscles n'ont donc éprouvé qu'une réduction dans l'amplitude du mouvement qu'ils effectuent. Or, dans ces conditions, les jumeaux perdent seulement une partie de la longueur de leurs fibres : ils subissent ce que les chirurgiens appellent la transformation fibreuse partielle, modification qui n'est, à notre point de vue, que le changement des rapports de la fibre rouge au tendon.

Ceux qui sont habitués à considérer la pathologie comme une infraction complète aux lois physiologiques s'étonneront peut-être de nous voir chercher dans ces cas de luxations et d'ankyloses les preuves d'une loi qui règle normalement la forme du système musculaire. Il serait facile de montrer que ces scrupules sont mal fondés; mais il vaut mieux encore invoquer d'autres exemples qui soient entièrement à l'abri du reproche qu'on adresse si souvent aux applications de la médecine à la physiologie.

C'est encore à J. Guérin que nous empruntons les faits dont nous allons parler.

Lorsqu'on examine le système musculaire aux différentes époques de la vie, on lui trouve des aspects différents. Il semble que les muscles aient des âges bien distincts et que, formés d'abord de substance contractile, ils perdent peu à peu, en vieillissant, leurs fibres rouges que viennent remplacer les fibres blanches et nacrées du tendon.

Ainsi, le diaphragme d'un enfant est en grande partie musculeux, tandis que chez le vieillard, le centre aponévrotique, véritable tendon du diaphragme, s'étend aux dépens de la fibre contractile. La substitution du tendon à la fibre musculaire est plus nette encore pour les muscles de la jambe; dans l'enfance, ils sont relativement beaucoup plus riches en substance contractile que dans l'âge adulte. Chez le vieillard, enfin, le tendon semble envahir le muscle, de sorte que ce qui reste du mollet se trouve très-haut placé et très-réduit en longueur. Les muscles des gouttières lombaires et dorsales présentent le même caractère : c'est dans la vieillesse qu'ils sont le plus pauvres en fibres rouges, mais le plus riches en tendons.

Or qu'advient-il de la fonction musculaire aux différents âges de la vie? Chacun sait que, sauf les cas bien rares où l'homme s'entretient dans l'habitude de la gymnastique, la fonction musculaire devient de plus en plus bornée, du moins relativement à l'étendue des mouvements. Les articulations des membres et celles de la colonne vertébrale, subissent normalement une sorte d'ankylose incomplète qui va toujours en limitant de plus en plus la flexibilité du tronc.

Voyez un jeune enfant s'ébattre en liberté : un de ses mouvements ordinaires est de jouer avec son pied; le prendre dans ses mains et le porter à sa bouche lui paraît très-naturel et on ne peut plus facile. Chez l'adulte, la force musculaire atteint son maximum, mais les mouvements ne sont plus aussi étendus que dans l'enfance; l'homme n'a plus, comme on dit, la même flexibilité dans les membres. Le vieillard ne peut, ni se courber entièrement, ni se redresser tout à fait, sa colonne vertébrale a perdu de sa souplesse;

ses jambes ne font que de petits pas ; pour lui, s'accroupir est extrêmement difficile, et si l'on essaye d'imprimer à son pied, par exemple, des mouvements de flexion et d'extension, on voit qu'ils sont devenus très-limités.

La fonction des muscles change donc avec les âges de la vie et se restreignant sans cesse, utilise une longueur toujours moindre de fibre contractile. C'est ainsi que s'explique naturellement la modification musculaire dont nous avons parlé. Cette modification, qui consiste dans l'accroissement de l'élément tendineux aux dépens de la fibre rouge, on l'empêche de se produire en entretenant, au moyen d'un exercice convenable, l'étendue des mouvements musculaires.

Revenons maintenant à l'anatomie comparée. Lorsqu'elle nous montre une parfaite harmonie entre la forme des muscles chez les différentes espèces animales et les caractères de la fonction musculaire chez ces mêmes espèces, la conclusion la plus naturelle ne semble-t-elle pas être que l'organe a subi l'influence de la fonction?

Si le cheval de course est modifié dans sa forme par l'effet de cet exercice spécial qu'on nomme l'*entraînement*, n'est-ce pas la preuve évidente de l'influence de la fonction sur les caractères anatomiques de l'organisme? Et si une espèce, modifiée ainsi artificiellement, retourne au type primitif lorsqu'on la replace dans les conditions où on l'avait prise, n'est-ce pas la contre-épreuve de la théorie qui assigne à la fonction le rôle de modificateur de l'organe?

Ces mêmes faits sont pourtant interprétés de façon toute contraire par les partisans de la fixité de l'espèce : ceux-ci, dans le retour au type primitif, quand les influences modificatrices ont cessé, prétendent trouver un argument victorieux pour leur cause.

Que faut-il conclure en présence de telles contradictions? C'est que les partisans du transformisme ne sont pas au bout de leur tâche et qu'ils ont besoin d'ajouter encore des preuves nouvelles à celles qu'ils ont déjà données. C'est à l'expérimentation qu'appartient le rôle principal en pareil cas. La théorie, toutefois, n'est pas sans importance ; c'est elle en effet qui, en faisant prévoir dans quel sens certain mode de fonctionnement doit modifier tel muscle, donne presque toute sa valeur à la modification que l'on constatera ensuite. Bien plus, sans la théorie, l'expérimentateur ne saurait, le plus souvent, reconnaître la modification qui a pu survenir. On ne trouve guère, en anatomie, que ce que l'on cherche, surtout quand il s'agit de variations légères comme celles qu'on peut espérer produire dans l'organisme d'un animal.

Les expériences à faire seront longues et pénibles; leur plan, toutefois, est facile à tracer.

Si l'homme, pliant à ses besoins les espèces domestiques, a déjà réussi à modifier, dans certaines limites, l'organisation de ces animaux, il a produit ces modifications fortuitement pour ainsi dire. N'ayant en vue, par exemple, que d'obtenir des chevaux de trait ou des chevaux de course, il n'a pas eu besoin de placer l'espèce chevaline dans des conditions tout à fait artificielles. C'est là pourtant ce qu'il faudrait faire, si l'on avait pour but d'élucider le problème scientifique dont nous parlons et de pousser à la limite du possible les changements dans les conditions du travail mécanique des animaux.

L'homme a utilisé les aptitudes des différents animaux, plutôt qu'il n'a cherché à leur en donner de nouvelles. Il faudrait violenter davantage les habitudes des animaux et les contraindre graduellement à des actes auxquels leur organisation se prête difficilement. Que pour aller chercher sa nourriture, une espèce mal organisée pour sauter, soit forcée d'accomplir des sauts de hauteurs graduées, tout porte à croire qu'elle acquerra à la longue quelque aptitude au saut. Si la progéniture de ces animaux retient quelque chose de ses ancêtres, peut-être pourra-t-on, chez elle, développer encore davantage la faculté de sauter. Graduant ainsi l'effort imposé à cette espèce, non plus dans un but utilitaire qu'on n'a pas intérêt à dépasser, mais en exigeant indéfiniment plus de force ou plus d'étendue dans le mouvement des muscles, on peut espérer que la variation anatomique croîtra indéfiniment et qu'on pourra obtenir quelque chose d'analogue à ce qu'on appelle aujourd'hui le passage d'une espèce à une autre.

Ce que nous disons de la fonction musculaire est applicable à toutes les autres. En modifiant d'une manière graduelle les conditions d'alimentation des animaux, celles de lumière ou d'obscurité, de température ou de pression atmosphérique dans lesquelles ils devront vivre, on devra imprimer à leur organisme des modifications analogues à celles que les zootechnistes ont déjà constatées sous l'influence des climats, des milieux et des altitudes variées où une même espèce animale se trouve placée naturellement. Ces changements, amenés par transitions ménagées et dirigées toujours dans le même sens, auraient chance de produire dans l'organisation animale des transformations considérables, si une volonté persévérante en accumulait indéfiniment les effets, comme l'ont fait les éleveurs pour l'emploi de la sélection.

Nous n'irons pas plus loin dans le champ des hypothèses, et nous appelons, en terminant, le zèle des expérimentateurs. Plusieurs déjà semblent engagés dans cette entreprise dont ils ont compris l'importance considérable. En ce qui concerne l'espèce humaine, quelle question, en effet, est plus grave que celle-ci : *notre espèce est-elle modifiable ?* selon la direction qui lui est imprimée ne peut-elle pas être conduite, soit au perfectionnement, soit à la dégradation?

LIVRE DEUXIÈME

FONCTIONS : LOCOMOTION TERRESTRE

CHAPITRE I

DE LA LOCOMOTION EN GÉNÉRAL.

Conditions communes à tous les genres de locomotion; comparaison de Borelli. — Hypothèse de la réaction du sol. — Classification des modes de locomotion, suivant la nature de leur point d'appui, en locomotion terrestre, aquatique et aérienne. — Du partage de la force musculaire entre le point d'appui et la masse du corps. — Production de travail inutile dans le cas de mobilité du point d'appui.

La manifestation la plus frappante du mouvement chez les diverses espèces animales est assurément la locomotion : cet acte par lequel, suivant ses aptitudes, chaque être se transporte sur terre, dans l'eau, ou à travers les airs. C'est aussi dans la locomotion qu'il convient d'étudier le mouvement, car il s'y observe avec les types les plus variés.

Au début de ces études, il faudrait pouvoir retracer les caractères généraux de la fonction qui va nous occuper et signaler les lois générales qui se retrouveront dans tous les modes particuliers de la locomotion animale. Mais quoi de plus difficile que de saisir le trait commun qui rapproche des actes aussi différents que le vol et le ramper, que la course d'un cheval et la natation d'un poisson? C'est pourtant ce qui a été essayé bien des fois : Borelli a tenté de représenter les différents modes de la locomotion terrestre par les différents actes qu'exécute un batelier pour diriger sa barque.

Cette comparaison peut, en effet, si on lui ajoute quelques développements, éclairer le mécanisme des principaux types de la locomotion.

Supposons un homme placé dans un bateau au milieu d'un lac tranquille. Dans ces conditions, son esquif restera dans une parfaite immobilité. S'il veut progresser, il faudra qu'il trouve ce qu'on appelle un *point d'appui*. Qu'on suppose le batelier muni d'une perche, il la plongera au fond de l'eau jusqu'à ce qu'il rencontre le sol ; faisant alors un effort, comme pour repousser cet appui qui résiste, il obtiendra le déplacement du bateau en sens inverse. Cette progression avec point d'appui sur le sol rappelle les conditions ordinaires de la locomotion terrestre.

Si le batelier est muni d'une gaffe terminée par un crochet, il pourra prendre son appui dans des conditions différentes. Accrochant les branches des arbres, ou les aspérités du rivage, il tirera sa perche, comme pour amener à lui les corps auxquels elle est accrochée, et si ces corps résistent à son effort, c'est le bateau qui se déplacera seul et qui s'avancera de leur côté.

Voilà donc deux modes opposés de progression avec appui sur les solides ; dans l'un, on tend à les repousser, dans l'autre, à les attirer ; en somme, l'effet est le même dans les deux cas.

Mais si le lac est trop profond, si les bords sont trop éloignés pour fournir au batelier le point d'appui solide dont il se servait tout à l'heure, l'eau elle-même pourra servir de point d'appui. Le batelier, armé d'une rame aplatie, s'efforcera de chasser l'eau vers l'arrière de sa barque, l'eau cédera à cette impulsion, mais la barque animée d'un mouvement inverse se portera dans la direction de son avant. La godille, l'aube, l'hélice, en un mot, tous les propulseurs nautiques présentent ce caractère commun : de repousser l'eau en arrière et de produire sur le bateau un effort de sens contraire qui le fait avancer.

Au lieu d'une rame agissant sur l'eau, on peut supposer le batelier muni d'une plus large palette avec laquelle il repoussera l'air vers l'arrière de son bateau; il obtiendra également une progression sur la surface du lac. Il progressera de même, en tournant une large hélice semblable aux ailes d'un moulin à vent, ou en agitant à l'arrière du bateau quelque grand éventail qui chassera l'air dans le sens opposé à celui dans lequel il veut déplacer sa barque.

Dans tous ces modes de locomotion, une force est dépensée qui pousse en sens inverse deux corps plus ou moins résistants : l'un est l'appui, l'autre le corps à déplacer.

Les anciens appelaient *réaction* la force qui agit sur le bateau, ils la concevaient comme un effort émané du sol, de l'eau ou de l'appui quelconque sur lequel s'était appliqué l'effort du rameur. On conçoit nettement aujourd'hui que toute la force motrice est empruntée au batelier lui-même. Cette force peut avoir pour tendance : soit la répulsion des deux points auxquels elle est appliquée, soit leur rapprochement. Dans les deux cas, l'un des points peut être fixe, c'est alors l'autre qui se déplacera; d'autre fois, les deux points sont mobiles, et alors, suivant leur inégale mobilité, l'un d'eux se déplacera plus que l'autre.

Ce principe général peut s'appliquer à tous les cas de la locomotion; il nous suffira pour saisir, dans ce qu'ils ont d'essentiel, les différents types que nous allons passer en revue.

La classification la plus naturelle semble être celle qu'on a basée sur la nature du point d'appui; d'après elle, on distinguerait trois principales formes de la locomotion, suivant qu'elle est *terrestre*, *aquatique*, ou *aérienne*. Mais, dans chacune de ces formes, quelle variété de mécanismes n'aurons-nous pas à rencontrer? S'il est vrai que la marche et le ramper soient les deux types principaux de la locomotion terrestre, que la natation corresponde au mode le plus habituel de locomotion aquatique et le vol à la locomotion aérienne, il n'est pas moins vrai que dans certains milieux on voit se produire plusieurs modes de locomotion. Ainsi la marche et la reptation s'exercent à la fois sur la terre et dans l'eau; le vol s'effectue habituellement dans l'air et pourtant certains oiseaux se livrent dans l'eau à un véritable vol. Enfin, s'il fallait assigner à chacun des animaux un type de locomotion particulier, l'embarras ne serait pas moindre pour leur classement. Quelques-uns, en effet, se meuvent avec une égale facilité sur terre, dans l'eau et dans les airs. Nous renoncerons donc à la recherche d'une classification tout à fait méthodique des différents modes de locomotion dont nous allons faire une revue rapide.

La *locomotion terrestre* fournit deux types principaux : dans l'un, l'effort consiste à repousser le sol en sens inverse du mouvement de translation; c'est le mode de locomotion le plus usité, la marche, la course, le saut se rattachent à cette première forme. A cet effet, les membres qui servent à la locomotion, constitués par une série de leviers rigides, sont susceptibles de changer de longueur : de se raccourcir par la flexion angulaire des articulations, de s'allonger par leur redressement. Si la jambe fléchie vient à rencontrer le sol par son extrémité, et si un effort musculaire tend à produire le redressement du membre, l'allongement ne peut se produire qu'en éloignant l'un de l'autre : le sol sur lequel s'appuie l'extrémité de la jambe et le corps de l'animal qui est uni à la base de ce membre; le sol résiste et le corps, cédant à l'impulsion, se déplace. Au lieu d'un changement de longueur, c'est parfois un simple changement de l'angle que le membre moteur forme avec le corps de l'animal qui constitue la cause du déplacement dans la locomotion terrestre.

Dans le second type, la *reptation*, c'est un effort de traction qui se produit : l'animal s'accroche, par une partie de son corps, à un point fixe extérieur, puis il traîne, à la rencontre de ce point d'appui, toute la masse de son individu. Prenons un limaçon et posons-le sur une glace bien transparente ; au bout de quelques instants, l'animal se met à ramper. Retournons alors la glace et nous verrons, à travers le cristal, les détails du mouvement de reptation. Sur toute la longueur de l'animal apparaît une série de bandes transversales, alternativement pâles et foncées, opaques et transparentes. Ces bandes se transportent toutes, d'un mouvement continuel, de la queue à la tête de l'animal ; elles semblent être les spires d'une vis qui tournerait sans cesse dans un même sens. Si l'on suit une de ces bandes dans le voisinage de la queue, on la voit se porter du côté de la tête où elle arrive au bout de 15 à 20 secondes, mais suivie par une série continue de bandes qui semblent naître derrière elle à mesure qu'elle s'avance. Ces bandes rappellent, avec des dimensions considérablement amplifiées, l'onde musculaire et son cheminement dans une fibre contractée. Chaque fois qu'une onde arrive à la région céphalique de l'animal, elle y disparaît en produisant un allongement de la tête qui glisse un peu sur la surface du cristal; et s'avance légèrement pour ne plus rétrograder. Il semble que cette région céphalique prenne le point fixe à la rencontre duquel tout le reste du corps est traîné. En effet, à la région postérieure se passe un phénomène inverse : chaque bande nouvelle qui semble y naître s'accompagne d'un retrait de cette région qui glisse comme si elle était tirée par une rétraction longitudinale du tissu contractile.

D'autres modes de reptation ne sont pas moins curieux : celle qui s'exerce à l'intérieur d'un solide, celle d'un ver, par exemple, quand il chemine dans la cavité tubulaire qu'il a creusée dans le sol. La partie postérieure de son corps, flasque et extensible, est assurément bien moins volumineuse que la cavité du trou dont on cherche à l'extraire, et pourtant, le ver résiste aux efforts de traction, on le rompt plutôt que de l'arracher. C'est qu'à l'intérieur du sol, la région antérieure du corps, raccourcie mais gonflée, se dilate au dedans du conduit, et y trouve un point d'appui solide. Qu'on lâche alors le ver et l'on verra, par un raccourcissement rapide, tout le reste du corps rentrer dans le sol, entraîné à la rencontre de la région antérieure qui possède un point d'appui.

A côté de la reptation viendrait naturellement se placer le *grimper* dans lequel les membres antérieurs vont s'accrocher à quelque aspérité élevée et soulèvent, en se fléchissant, le reste du corps de l'animal. L'arrière-train se fixe alors dans sa position nouvelle et les membres antérieurs, devenus libres, vont chercher, plus haut encore, un appui pour un nouvel effort. Que de types divers dans ces deux modes de locomotion terrestre! Les variétés en sont si grandes, que l'on ne saurait guère en donner une idée exacte qu'en décrivant le mode de progression propre à chaque animal en particulier.

La *locomotion dans l'eau* offre une diversité plus grande encore. Ici, c'est un poisson qui frappe le liquide du plat de sa queue, là c'est un poulpe, une seiche, une méduse qui, resserrant vivement une poche pleine de liquide, refoulent l'eau dans un sens et se propulsent en sens opposé; le même phénomène se produit quand un mollusque ferme vivement les valves de sa coquille et se projette en sens inverse du courant de liquide qu'il a produit. Les larves de libellules expulsent de leur intestin un jet de liquide fort puissant et en acquièrent une impulsion rapide et étendue.

La *rame* se retrouve chez certains insectes qui se meuvent à la surface de l'eau. La *godille* est employée par d'autres animaux. A ce dernier moteur se rattachent tous ces mouvements dans lesquels un plan incliné se déplace dans le liquide et trouve, dans la résistance de l'eau qu'il presse obliquement, deux composantes dont l'une lui fournit un mouvement de propulsion. Ce mécanisme aura besoin de quelques explications; il les trouvera, en temps opportun, avec tous les développements qu'il comporte.

Locomotion aérienne. — C'est toujours par le même mécanisme : le déplacement d'un plan incliné, que s'effectue la locomotion dans l'air. L'aile en effet, chez l'insecte comme chez l'oiseau, frappe l'air d'une manière oblique : le repousse suivant une certaine direction et imprime au corps de l'animal un mouvement en sens inverse.

Si l'on excepte quelques oiseaux qui livrent au vent leurs ailes étendues et qui, planant ainsi, sans autre effort que d'orienter leurs ailes, ont reçu le nom pittoresque d'*oiseaux voiliers*, tous les animaux ne se déplacent que par un effort exercé entre deux masses inégalement mobiles. On comprend facilement que si l'un des deux points d'application de la force jouit d'une fixité absolue, l'autre recevra seul et sans déchet le travail moteur développé; tel est le cas de la locomotion terrestre s'effectuant sur un sol parfaitement solide. Mais on conçoit aussi que la mollesse du sol constitue une condition défavorable à l'utilisation de la force dépensée et qu'enfin, la mobilité extrême de l'eau et de l'air constituent pour la natation et le vol des conditions plus défavorables encore.

Mais cette mobilité du point d'appui varie avec la vitesse du mouvement qui lui est imprimé; de sorte que tel coup d'aile ou de rame qui serait sans effet s'il s'effectuait lentement trouve, dans sa vitesse même, la condition de son efficacité.

Dans les divers modes de locomotion, la résistance à vaincre pour déplacer le corps ne varie pas moins que celle qui sert de point d'appui. Cette variabilité tient à différentes causes : ainsi, les différentes espèces animales n'ont pas besoin, pour se mouvoir, de lutter également contre la pesanteur. En effet, le poisson qui possède sensiblement la densité de l'eau s'y trouve suspendu sans avoir pour cela de force à dépenser et s'il veut se transporter dans une direction quelconque, il n'a besoin, pour cela, que de vaincre la résistance du fluide qu'il doit déplacer. L'oiseau, au contraire, doit, pour se soutenir dans l'air, développer un travail capable de neutraliser constamment l'action de la pesanteur. Si en même temps il se transporte, il doit effectuer en plus le travail qui sera consommé pour vaincre la résistance de l'air.

Partage du travail musculaire entre le point d'appui et la masse du corps. — Lorsqu'en physiologie on cherche à estimer le travail d'un muscle, on le fixe par l'une de ses attaches d'une façon absolue et l'on apprécie l'étendue du parcours de son extrémité mobile. Si l'on connaît le poids que ce muscle soulève ainsi en se contractant, et le parcours qu'il imprime à ce poids, on a les éléments de la mesure du travail effectué. Mais ce sont là des conditions presque idéales que la locomotion terrestre présente à peine; on ne les observe plus chez les animaux qui se meuvent dans l'eau et surtout chez ceux qui volent dans l'air.

Que l'on compare seulement l'effort nécessaire pour marcher sur un sol meuble : sur le sable des dunes, par exemple, avec celui qu'exige la marche sur un terrain résistant. On verra que la mobilité du point d'appui fourni par le sable, détruit une partie de l'effet utile de la contraction de nos muscles ; en d'autres termes, qu'il faut un effort plus grand pour produire le même travail utile, quand le point d'appui n'est pas résistant.

Cette consommation de travail est facile à comprendre et même à mesurer.

Lorsqu'un marcheur appuie l'un de ses pieds sur le sol, la jambe correspondante, un peu fléchie, se redresse bientôt et repousse à la fois, le sol par en bas et la masse du corps par en haut. Si le sol résiste entièrement à cette pression, tout le mouvement produit se fera du côté du tronc qui sera soulevé à une certaine hauteur, à 3 centimètres par exemple. Mais si le sol s'enfonce de 2 centimètres sous la pression du pied, il est clair que le corps ne sera plus soulevé qu'à une hauteur de 1 centimètre, et que le travail utile subira, par ce fait, un déchet des deux tiers.

L'enfoncement du sol sous le pied constitue bien certainement un *travail*, d'après la définition mécanique de ce mot. En effet, le sol, en cédant, présente une certaine résistance. C'est cette résistance qu'on doit multiplier par l'étendue dont le sol s'est affaissé pour obtenir la valeur du travail accompli en ce sens. Mais c'est un travail tout à fait inutile pour la locomotion que celui-là ; c'est un déchet de la force motrice dépensée.

Lorsqu'un poisson frappe l'eau de sa queue pour se propulser en avant, il exécute un double travail : une partie a pour effet de chasser derrière lui une certaine masse de liquide avec une certaine vitesse, et l'autre pousse l'animal en avant malgré les résistances du fluide environnant. Ce dernier travail est seul utilisé ; il serait bien plus considérable si la queue de l'animal, au lieu de l'eau qui fuit devant elle, rencontrait un point d'appui solide.

Peut-on mesurer le déchet que le travail utile subira dans

la locomotion suivant la mobilité plus ou moins grande du point d'appui ?

Si le sol sur lequel on marche est d'une résistance parfaite, on admet que rien dans le travail musculaire n'est perdu, mais dans tous les cas où le déplacement du point d'appui existe en même temps que celui du corps, il faut chercher suivant quelle loi se fait ce partage.

Il est un principe établi par Newton et qui domine pour ainsi dire toute la mécanique ; c'est que *l'action est égale à la réaction*. Est-ce à dire que, dans le cas qui nous occupe, une moitié du travail soit dépensée du côté du point d'appui et l'autre du côté du corps de l'animal qui se déplace ? Les choses ne sauraient se passer de cette façon, si l'on en juge par les cas nombreux où une force agit sur deux corps à la fois.

Ainsi, dans la balistique, la force motrice de la poudre, c'est-à-dire la pression des gaz qui se dégagent dans le canon, agit à la fois sur le projectile et sur la pièce, imprimant à ces deux masses des vitesses de sens contraire. Or, il se fait un partage égal de la *quantité de mouvement* (MV) entre les deux projectiles, de sorte que la masse du canon et de son affût, multipliée par la vitesse de recul qui lui est communiquée, est égale à la masse du projectile multipliée par la vitesse de propulsion qu'il reçoit. Comme le canon pèse beaucoup plus que le boulet, la vitesse de son recul est beaucoup plus faible que la vitesse imprimée au projectile.

Quant au *travail* développé par la poudre contre la pièce et contre le boulet, il se partage très-inégalement entre ces deux masses.

En effet, le travail engendré par une force vive étant proportionnel au carré de la vitesse de la masse en mouvement $\left(\text{sa formule est } \frac{m\,v^2}{2}\right)$, le calcul montre que ce travail, dans le cas où la pièce pèserait 300 fois plus que le boulet, serait 300 fois plus grand pour le boulet que pour la pièce.

Nous reviendrons sur ces questions à propos des modes particuliers de la locomotion animale, en commençant par la locomotion humaine.

CHAPITRE II

LOCOMOTION TERRESTRE (bipèdes).

Choix de certains types pour étudier la locomotion terrestre. – Locomotion humaine. — De la marche. — Pression exercée sur le sol, sa durée et son intensité. — Réactions imprimées au corps pendant la marche ; méthode graphique pour les étudier. — Oscillations verticales du corps. — Oscillations horizontales. — Essai de représentation de la trajectoire du pubis. — Translation du corps en avant. — Inégalités de sa vitesse aux divers instants d'un pas.

MARCHE DE L'HOMME.

Les types de la locomotion terrestre sont tellement variés qu'il faut, pour le moment du moins, nous borner à l'étude des plus importants d'entre eux. Pour la locomotion bipède, nous prendrons comme type celle de l'homme. Le cheval sera choisi comme le plus intéressant représentant de la marche quadrupède. Quant aux autres animaux, ils seront étudiés d'une manière accessoire et surtout au point de vue des ressemblances ou des différences que leurs modes de locomotion présentent avec les types que nous avons choisis.

Bien des auteurs ont déjà traité ce sujet : depuis Borelli jusqu'aux physiologistes modernes, la science a lentement progressé ; il nous semble qu'aujourd'hui elle peut résoudre toutes les questions obscures et se fixer définitivement, grâce à l'emploi de la méthode graphique.

Tandis que l'observation seule ne fournit que des données incomplètes et fausses parfois, la méthode graphique porte sa précision dans l'analyse des mouvements si complexes de la locomotion. On verra, à propos des allures du cheval, que le désaccord qui règne sur ce sujet montre clairement l'insuffisance des méthodes employées jusqu'ici.

Bien plus simple dans son mécanisme, la locomotion humaine est encore très-difficile à analyser; les travaux des frères Weber, considérés comme l'étude la plus approfondie qu'on ait faite de la locomotion de l'homme, laissent bien des lacunes et renferment bien des erreurs.

L'allure la plus simple et la plus usitée est la *marche* qui, d'après la définition classique, consiste en ce mode de locomotion dans lequel *le corps ne quitte jamais le sol.* Dans la course et dans le saut, au contraire, on verra que le corps se détache entièrement du sol, et reste suspendu pendant un certain temps.

Pendant la marche, le poids du corps passe donc alternativement d'un membre sur l'autre, et comme chacun des membres vient, à tour de rôle, se placer en avant de son congénère, le corps se trouve ainsi continuellement porté en avant. Cette action paraît bien simple au premier abord, mais la complexité se montre vite, si l'on veut rechercher quels sont les mouvements qui concourent à produire ce transport.

On voit, en effet, que chaque mouvement des membres présente à considérer une phase d'appui et une phase de soutien; dans chacune d'elles, les diverses articulations se fléchissent et s'étendent tour à tour, tandis que les muscles de la jambe et de la cuisse qui produisent ces mouvements passent par des alternatives de contraction et de relâchement.

L'intensité de la pression des pieds sur le sol varie avec la vitesse de la marche et avec la grandeur des pas. D'autre part le corps éprouve, sous forme d'oscillations périodiques, la réaction des appuis de chaque pied sur le sol, et les différents points du corps subissent cette réaction à des degrés divers. Les oscillations se font dans des sens différents : les unes sont verticales, les autres horizontales, de sorte que la trajectoire que suit un point du corps est une courbe très-complexe. De plus, le corps s'incline et se redresse à chaque mouvement d'une des jambes; il pivote autour de l'articulation coxo-fémorale, en même temps qu'il se tord légèrement suivant l'axe de la colonne vertébrale, et que, sous l'action des muscles lombaires, le bassin se meut et oscille par une sorte de roulis. Enfin, les membres antérieurs, animés d'un balancement alternatif, atténuent les influences qui, à chaque instant, tendent à dévier le corps de la ligne droite suivant laquelle on veut se diriger.

Tous ces actes ont été analysés avec beaucoup de sagacité par un de nos élèves, M. G. Carlet [1], à qui nous emprunterons quelques-uns des résultats qu'il a obtenus.

La force motrice développée pendant la marche, son application sur le sol d'une part, ses effets propulsifs exercés sur la masse du corps d'autre part, tels sont les trois éléments qui devront nous occuper d'abord.

Force motrice. — Elle réside dans l'action des muscles extenseurs de la cuisse, de la jambe et du pied. Le membre inférieur forme, dans son ensemble, une colonne brisée dont les angles s'effacent et dont le redressement s'effectue, en poussant le sol par en bas et le corps par en haut. C'est tout ce que nous pouvons dire sur ce point qui, pour être traité plus complétement, exigerait des développements considérables.

Pression sur le sol. — Cette pression égale, ainsi qu'on l'a vu plus haut, à la pression de sens inverse qui tend à propulser le corps, doit être étudiée dans *sa durée*, *ses phases* et *son intensité*. Les appareils enregistreurs se prêtent parfaitement à cette étude : un appareil explorateur placé sous la plante du pied envoie à un levier écrivant le signal de l'appui ou du lever du pied, ainsi que l'expression de la force avec laquelle le pied appuie sur le sol. Nous appelons ce

1. G. Carlet, *Étude de la marche*, Annales des sciences naturelles, 1872.

premier appareil *chaussure exploratrice*, en voici la description.

Sous la semelle d'une chaussure ordinaire, on colle, avec de la gutta-percha chauffée, une forte semelle de caoutchouc d'un centimètre et demi d'épaisseur. Dans l'intérieur de cette semelle est une chambre à air qui, dans la figure 19, est

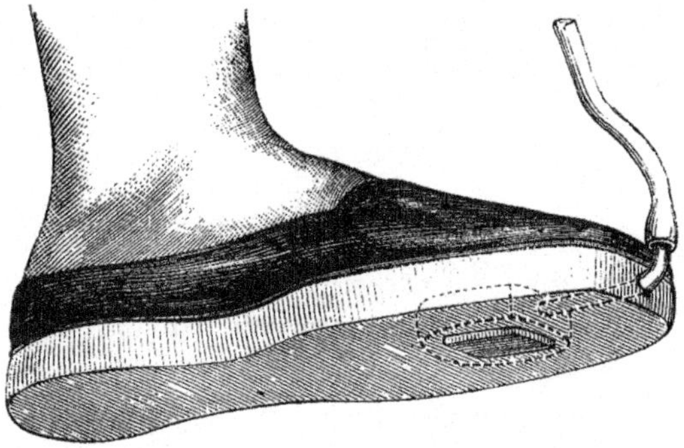

Fig. 19. — Chaussure exploratrice destinée à signaler la pression du pied sur le sol avec sa durée et ses phases.

représentée par des lignes ponctuées. Cette chambre, surmontée d'une petite plaque de bois saillante est comprimée au moment où le pied exerce sa pression sur le sol. L'air, chassé de cette cavité, s'échappe par un tube de transmission dans un *tambour à levier*, qui écrit sur l'enregistreur la durée et les phases de la pression du pied.

Qu'on suppose l'expérimentateur muni, à ses deux pieds, de chaussures semblables et marchant, d'un pas régulier, autour d'une table qui supporte les appareils enregistreurs; on aura la disposition de l'expérience.

Les appareils enregistreurs employés dans le cas actuel sont déjà connus du lecteur ; ils ressemblent de tous points à ceux qui ont servi pour l'exploration de l'onde musculaire (p. 36, fig. 7). Qu'on substitue, dans cette figure, une chaussure exploratrice à chacune des pinces myographiques 1 et 2, on aura la disposition des appareils nécessaires pour l'étude des *foulées* ou appuis du pied sur le sol.

La figure 20 est fournie par une expérience de marche. Deux *tracés* sont donnés par la pression intermittente des pieds sur le sol. Au pied droit correspond la ligne pleine D ; au pied gauche la ligne ponctuée G. Connaissant la disposition des appareils, on conçoit que tout appui d'un pied

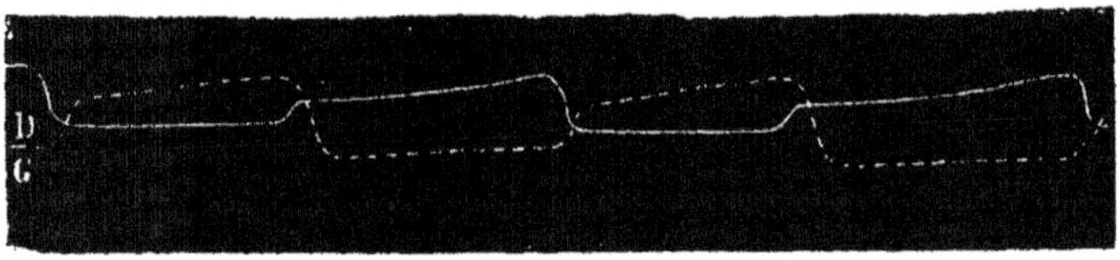

Fig. 20. — Tracé des appuis et soutien des deux pieds dans la marche ordinaire.

sur le terrain se traduira par l'élévation de la courbe correspondante. En effet, la pression du pied sur le sol écrase la semelle de caoutchouc et diminue la capacité de la chambre à air qui y est incrustée. Une partie de l'air contenu dans cette chambre s'échappe par le tube de transmission pour se rendre dans le tambour enregistreur.

On voit (fig. 20), que la pression du pied droit, par exemple, débute au moment où celle du pied gauche commence à décroître, et qu'il y a, dans tout le tracé, alternance entre les appuis des deux pieds. La période de *soutien* de chacun des pieds est traduite par une ligne horizontale qui joint les minima de deux courbes successives.

Les appuis du pied droit et ceux du pied gauche ont la même durée, de sorte que le poids du corps passe alternativement d'un pied sur l'autre. — Il n'en serait pas de même dans la claudication : l'acte de boîter tient essentiellement à l'inégalité des appuis des deux pieds.

Il est toutefois un instant très-court dans lequel le corps est partiellement supporté par un pied, lorsque déjà il commence à s'appuyer sur l'autre ; ce temps ne correspond guère qu'à 1/6 de la durée d'un appui.

Intensité de la pression du pied sur le sol. — Les courbes de la marche peuvent fournir aussi la mesure de l'effort exercé par le pied sur le sol. Les *chaussures exploratrices* constituent donc une sorte de dynamomètre de pression; elles s'écrasent plus ou moins selon l'effort qu'elles supportent, et par suite, transmettent au levier enregistreur des mouvements plus ou moins étendus. Pour estimer, d'après la hauteur de la courbe, la pression exercée par le pied, il faut, sur chacune des chaussures, substituer au poids du corps un certain nombre de kilogrammes. On voit alors que si le poids du corps (75 kilogrammes par exemple) suffit à soulever le levier à la hauteur qu'il atteint au commencement de chaque courbe, il faut un poids additionnel pour le porter à la hauteur maximum qu'il atteint vers la fin de sa période d'appui.

Cela prouve que, dans la marche, la pression du pied sur le sol n'est pas seulement égale au poids du corps que le pied doit soutenir, mais qu'un effort plus grand se produit, à un moment donné, pour imprimer au corps les mouvements de soulèvement et de progression que nous étudierons tout à l'heure.

D'après les expériences de M. Carlet, cet effort additionnel n'excèderait pas 20 kilogrammes, même dans la marche rapide, mais il est beaucoup plus grand dans la course et dans le saut.

Réactions. — Sous ce nom, nous désignerons les mouvements que l'action des jambes imprime à la masse du corps. Ces mouvements sont fort complexes; ils s'effectuent à la fois dans tous les sens, ce qui donne à la trajectoire qu'un point du corps décrit dans l'espace des sinuosités compliquées. La méthode graphique permet seule, jusqu'ici du moins, d'apprécier la nature réelle de ces mouvements.

Et d'abord, quel point du corps choisirons-nous pour en observer les déplacements pendant la marche? Presque tous les auteurs ont voulu choisir à cet effet le *centre de gravité :* ce point que Borelli plaçait *inter nates et pubim*. Mais si l'on réfléchit à ce fait, que le centre de gravité change dès que le corps exécute un mouvement; que dans la flexion des jambes, ce centre de gravité s'élève; qu'il se déplace dans le même sens si nous élevons les bras; qu'en un mot, il décrit à l'intérieur du corps toute sorte de mouvements, dès que nous cessons d'être immobiles, on comprendra qu'il est imposible de rapporter à ce point idéal et variable les mouvements de réaction produits par la pression des pieds contre le sol. Mieux vaut choisir un point déterminé du tronc, le pubis par exemple, pour en étudier les déplacements pendant la marche.

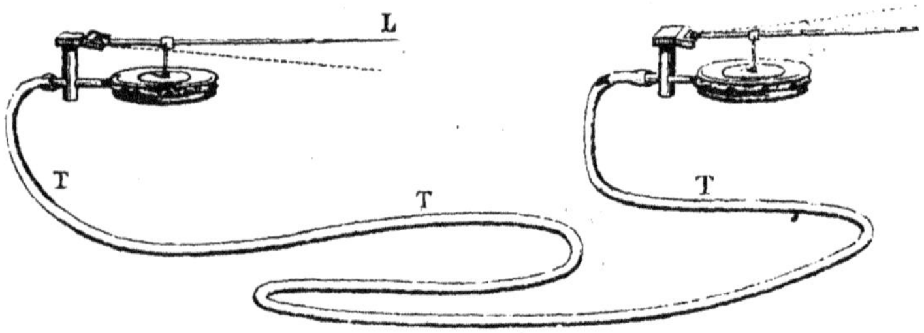

Fig. 21. — Transmission d'un mouvement d'oscillation à l'appareil enregistreur.

Les appareils dont nous disposons déjà peuvent s'appliquer à l'étude de ces déplacements.

Soient deux *tambours à levier*, réunis par un long tube TTT. Si l'on imprime à l'un des leviers un mouvement d'oscillation verticale, de façon par exemple à porter le levier L en bas, dans la position indiquée par la ligne ponctuée, l'autre levier se déplacera en sens inverse et prendra la position qu'une ligne ponctuée indique également pour lui. Dans ces conditions, l'abaissement d'un levier se traduit par l'élévation de l'autre, puisque la compression de l'air dans l'un des tambours doit amener dans l'autre un gonflement. Si l'on voulait obtenir de la part des deux appareils des mouvements de même sens, il faudrait retourner l'un d'eux de manière à placer le levier en dessous.

Oscillations verticales du corps. — Admettons qu'un des leviers écrive sur l'appareil enregistreur, tandis que l'autre sera appuyé, par sa pointe, contre le *pubis* de l'homme qui marche; toutes les oscillations verticales du pubis se trouveront écrites.

Mais pour que le *levier explorateur* reçoive et transmette fidèlement les oscillations verticales que le pubis exécute pendant la marche, il faut que le tambour lui-même soit à l'abri de ces oscillations. A cet effet on a disposé un manége composé de deux bras horizontaux qui tournent autour d'un axe. Ces bras ne peuvent tourner que dans un plan horizontal situé à la hauteur du pubis du sujet en expérience; à l'un des bras est fixé le *tambour à levier* explorateur. Le mar-

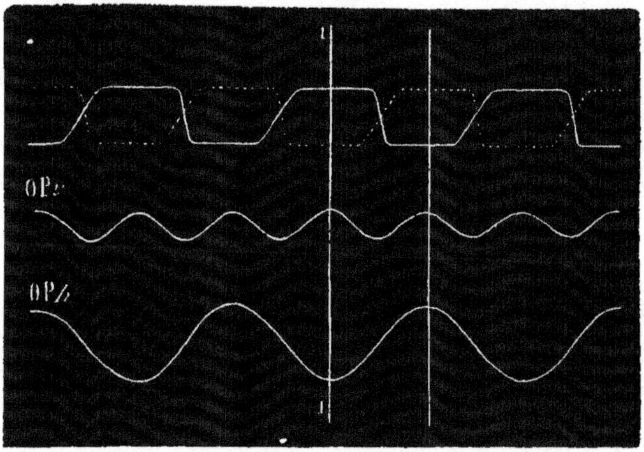

Fig. 22. — Les courbes supérieures, l'une pleine, l'autre ponctuée, représentent les phases d'appui et de lever des pieds droit et gauche. En lisant la figure de gauche à droite, chaque ascension d'une courbe indique le début d'un appui; la partie horizontale supérieure correspond à la durée de l'appui et la descente au lever du pied. Enfin la partie horizontale inférieure de chacune des courbes indique que le pied correspondant est en l'air. — OP*v*. Oscillations du pubis de haut en bas, c'est-à-dire verticalement. — OP*h*. Oscillations dans le sens latéral ou horizontalement. On voit que deux oscillations dans le sens vertical correspondent à une seule oscillation horizontale.

cheur suit, pendant ce temps, un chemin circulaire, poussant devant lui le bras du manége auquel est fixé l'appareil explorateur des oscillations verticales du pubis. On recueille ainsi le tracé représenté fig. 22 par la ligne O P *v*. On voit que le pubis s'élève pendant le milieu de l'appui de chacun des pieds et s'abaisse à l'instant où le poids du corps passe d'un pied sur l'autre.

L'amplitude réelle de ces oscillations est d'environ 14 millimètres, d'après M. Carlet. Ce mouvement, du reste, varie avec la grandeur des pas; il augmente avec elle, mais cette augmentation ne tient pas à ce que la courbe a ses maxima plus élevés, mais à ce que ses minima sont alors plus abaissés.

On peut expliquer très-simplement ces phénomènes. Quand le corps va quitter l'appui d'une jambe, celle-ci est dans une position inclinée, et de son obliquité même, résulte une moindre hauteur de son extrémité supérieure qui soutient le tronc. L'autre jambe qui arrive à ce moment sur le sol est légèrement fléchie; elle se redressera tout à l'heure, et de cette façon, soulèvera le corps qu'elle supporte; mais, dans ce mouvement, la jambe décrit un arc de cercle autour du pied à l'appui; or, dans la série des positions successives qu'il occupe, le corps s'élève d'autant plus que la jambe qui le soutient s'approche plus de la verticalité; il s'abaisse de nouveau quand la jambe redevient oblique.

On conçoit facilement que l'amplitude du pas abaisse le tronc en augmentant l'obliquité des jambes. Enfin, la fixité des maxima des oscillations verticales s'explique par ce fait : que la jambe, étendue et verticale, constitue nécessairement une hauteur constante : celle qui répond au maximum de soulèvement du corps.

Oscillations horizontales du corps. — En même temps qu'il se meut dans le sens vertical, le pubis, puisque c'est le point dont nous étudions le déplacement, se porte alternativement de gauche à droite et de droite à gauche. Pour enregistrer ces mouvements, on se sert d'un tambour à levier disposé de telle façon que la membrane soit enfoncée et attirée tour à tour par les mouvements de latéralité qui sont imprimés au levier. Pendant ce temps, le levier conjugué enregistreur exécute des oscillations dans le plan vertical, le seul qui permette de les inscrire sur le cylindre; si, dans la courbe tracée, l'élévation correspond à un transport du pubis vers la droite, l'abaissement exprimera un transport de ce point vers la gauche.

L'expérience donne la courbe O P *h.* (fig. 22) pour le tracé des oscillations horizontales. On y voit d'abord que ces oscillations sont deux fois moins nombreuses que celles qui ont lieu dans le sens vertical; de sorte que le corps se trouve porté vers la droite au moment du maximum d'ascension qui correspond au milieu de l'appui du pied droit, et vers la gauche au milieu de l'appui du pied gauche. Ce balancement latéral du tronc est la conséquence du passage alternatif du corps dans une position sensiblement verticale au-dessus de chacun des pieds.

Si l'on voulait donner une idée de la trajectoire véritable du pubis sous l'influence de ces deux ordres d'oscillations combinées avec la translation en avant, il faudrait construire une figure solide. Avec un fil de fer tordu en sens divers, on peut exprimer assez clairement cette trajectoire. La figure 23 est destinée à représenter la perspective de ce fil de fer tordu; mais nous n'osons pas espérer que le lecteur saisisse facilement ce mode de représentation.

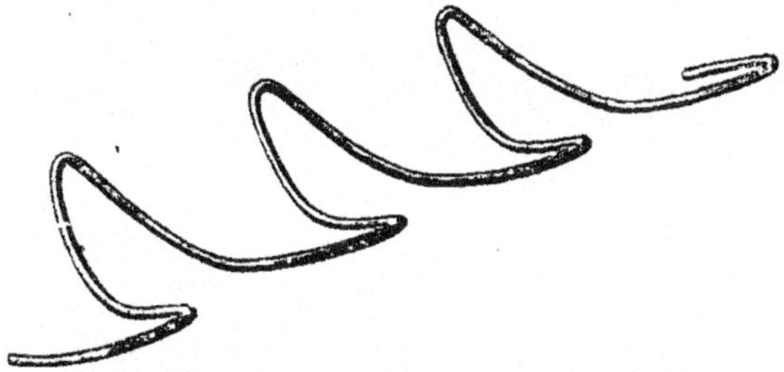

Fig. 23. — Tentative de représentation, au moyen d'une tige de métal courbée, de la trajectoire sinueuse parcourue par le pubis. Pour comprendre la perspective de cette figure solide, il faut supposer que le fil de fer est par son extrémité gauche, rapproché de l'observateur, tandis que par son extrémité droite, il s'en éloigne. (L'amplitude des oscillations a été fort exagérée pour qu'elles soient plus saisissables.)

En somme, suivant la formule de M. Carlet, la trajectoire du pubis est inscrite dans un demi-cylindre creux, à concavité supérieure, au fond duquel se trouvent les minima, et sur les bords duquel viennent se terminer tangentiellement les maxima.

Translation du corps d'arrière en avant. — Il est clair que, pendant la marche, le corps ne cesse pas de progresser;

mais le mouvement d'arrière en avant dont il est animé n'a pas toujours la même vitesse. Pour apprécier ces phases alternatives d'accélération et de ralentissement, il fallait trouver une méthode qui fournît, d'une part, l'expression des espaces parcourus pendant chacun des mouvements de la marche, et qui exprimât, en outre, le temps employé à parcourir chacun de ces espaces. Pour obtenir cette double indication, nous avons recouru à la méthode suivante.

Il s'agit d'abord de savoir de quelle quantité le corps s'avance aux différents instants de la marche. Cette mesure des espaces parcourus s'obtient lorsqu'on inscrit les courbes de la locomotion, non plus sur un cylindre tournant d'un mouvement uniforme, mais sur un cylindre immobile sur lequel

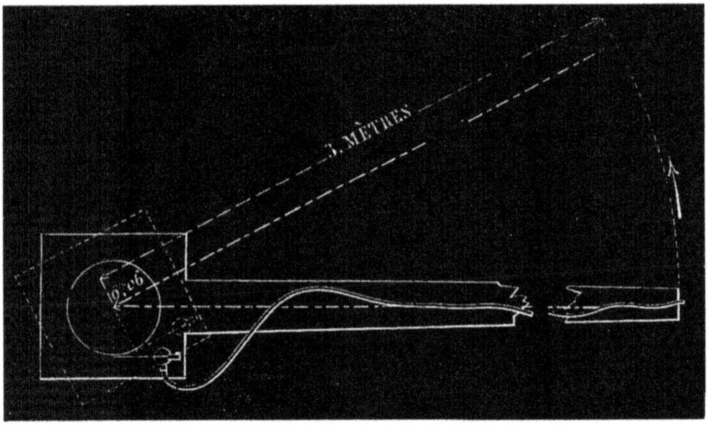

Fig. 24. — Montrant deux positions successives du bras du manége et les positions correspondantes des pointes traçantes des leviers. Le bras du manége ayant 3 mètres, et le rayon de cylindre n'étant que de 6 centimètres, un même déplacement angulaire du marcheur et du style écrivant, correspondra à des espaces qui seront entre eux dans le rapport de 50 à 1.

les leviers enregistreurs se déplacent d'une quantité proportionnelle aux espaces parcourus. Pour cela, on place le cylindre sur l'axe même autour duquel tourne le manége, et c'est sur l'origine d'un des bras tournants que sont établis les instruments enregistreurs. Le rapport du rayon du cylindre à celui du cercle que parcourt le marcheur permet d'apprécier, dans les tracés, la valeur des espaces parcourus à chaque instant. Ce rapport était de 1 à 50 dans nos expériences.

Ainsi, dans le tracé obtenu, si d'un point à un autre on compte un centimètre d'intervalle, cela correspond à 50 centimètres parcourus sur le terrain par le marcheur. Cette première notion n'aurait en elle-même qu'un médiocre intérêt, parce qu'elle ne nous apprend rien de plus que ce que nous enseigne la mesure faite sur le sol des intervalles entre deux positions des pieds. Les empreintes laissées par nos pas sur un terrain mou pourraient très-simplement nous fournir cette mesure. Mais, à cette notion des espaces parcourus, si le tracé joint la connaissance des temps mis à les parcourir, il nous fournit le moyen d'estimer la vitesse de translation du corps à chaque instant.

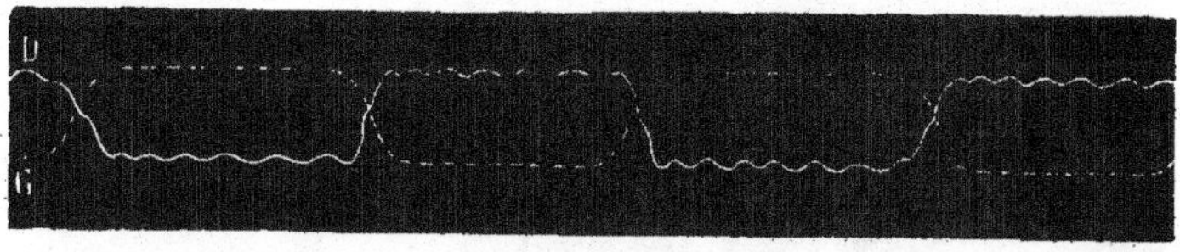

Fig. 25. — D Tracé des appuis et levés du pied droit fournis par un levier soumis en même temps à 10 vibrations par seconde. On voit que les vibrations occupent plus de longueur à la fin de l'appui du pied, cela exprime la plus grande vitesse de translation du corps à ce moment. — La même accélération s'observe à la fin de la période de soutien du pied droit; elle s'explique par l'action du pied gauche qui est, à ce moment, à la fin de son appui.

La figure 25 montre (ligne D) le tracé des appuis et levés d'un membre et les vibrations d'un diapason chronographe inscrites d'une manière simultanée. Pour obtenir ce tracé, on fait converger, à la fois, sur un même tambour à levier, deux tubes de transmission dont l'un apporte les variations de la pression subies par la chaussure exploratrice (fig. 19), et l'autre dix vibrations par seconde fournies par un diapason de forte taille.

La fig. 26 montre comment ces instruments sont disposés.

On voit que le tambour subira la double influence des changements dans la pression du pied sur le sol et des vibrations du diapason, ce qui produit, dans le tracé unique, l'interférence des deux mouvements qui donnent à la fois la notion de l'espace parcouru et celle du temps employé à le parcourir.

Pour analyser ce tracé, ne considérons d'abord que la courbe sinueuse qui obéit à la fois au diapason et à la chaussure exploratrice du pied droit; et dans cette courbe, ne nous occupons que de la partie élevée : celle qui correspond à l'appui du pied sur le sol. Nous voyons que, pendant la durée de cet appui, le style a parcouru sur le cylindre un espace d'environ 2 centimètres; or, comme le déplacement du style est cinquante fois moindre que celui du marcheur, celui-ci aura avancé d'un mètre environ pendant l'appui d'un pied. Mais, pendant qu'il parcourait ce mètre, le marcheur n'avançait pas d'un mouvement uniforme : en effet, dans la première moitié de ce parcours, le diapason a exécuté quatre vibrations environ, tandis que, dans la seconde, il n'en a guère exécuté que deux et demie. Ainsi le pied qui presse le sol avec une force

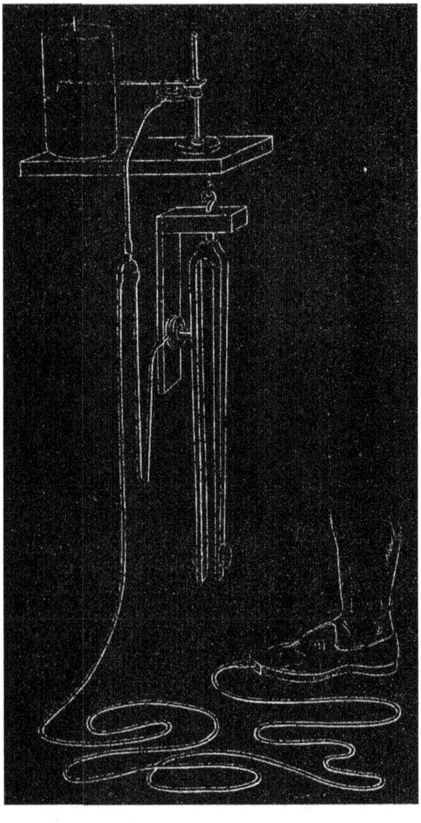

Fig. 26. — Un gros diapason dont les vibrations sont réduites par des masses de plomb à 10 par seconde agit, par un tambour explorateur relié à l'une de ses branches, sur le tambour à levier enregistreur. Celui-ci reçoit en même temps, par un tube bifurqué, l'influence des appuis et des levés des pieds du marcheur.

croissante du commencement à la fin de son appui, imprime au corps une impulsion dont la vitesse est également croissante.

Pendant le levé du pied, la ligne tracée par le diapason indique aussi que le corps du marcheur progresse d'un mouvement accéléré. Cela se comprend facilement si l'on se souvient que, dans la marche, le levé d'un pied correspond exactement à l'appui de l'autre. C'est donc l'appui du pied gauche sur le sol qui imprime au corps du marcheur le mouvement accéléré qui s'observe pendant le levé du pied droit.

Cette méthode nous semble applicable à tous les cas où il faudra mesurer les durées relatives des différentes phases d'un mouvement.

L'inégalité dans la vitesse du transport de l'homme qui marche entraîne une conséquence importante. Lorsqu'un homme traîne un fardeau, l'effort qu'il développe ne saurait être constant; à chaque appui d'un de ses pieds, il se produit un redoublement d'énergie dans la traction développée, et comme cette augmentation de l'effort n'a qu'une durée très-courte, c'est une série de chocs, pour ainsi dire, qui a lieu à chaque instant. Or, on sait que ces chocs sont très-défavorables à la bonne utilisation des forces mécaniques; nous nous sommes expliqué (p. 48) sur les inconvénients qu'ils auraient dans le travail des moteurs animés, et sur la manière dont ils sont atténués par l'élasticité de la fibre musculaire.

Dans les conditions où se place l'homme qui traîne un fardeau, s'il est relié par une courroie rigide à la masse qu'il doit entraîner, les chocs dont nous venons de parler se produisent et le marcheur en ressent les contre-coups aux épaules. Pour éviter ces commotions pénibles et pour obtenir une meilleure utilisation de l'effort développé, nous avons placé entre la voiture et la courroie de traction une pièce intermédiaire élastique dont l'effet a répondu à notre attente. Nous essayons de construire des pièces analogues qui puissent s'adapter aux traits des voitures ordinaires, afin d'atténuer la violence des pressions du collier et de mieux utiliser la force du cheval.

CHAPITRE III

DES ALLURES DIVERSES DE L'HOMME.

Description des appareils destinés à l'étude des différentes allures de l'homme. — Appareil enregistreur portatif. — Appareil explorateur des réactions verticales. — De la marche. — De la course. — Du galop. — Du saut sur deux pieds et sur un seul pied.
Notation des diverses allures. — Définition du *pas* à une allure quelconque.
Reproduction synthétique des allures de l'homme.

On comprend, sous le nom d'allures, les différents modes de progression des animaux ; la *marche* que nous venons de décrire longuement est une des allures de l'homme, les autres sont la *course* avec ses différentes vitesses, le *galop*, le *saut* sur un ou deux pieds.

La marche elle-même varie suivant la nature ou la pente du terrain; nous aurons à nous occuper de ces différentes influences.

Dans cette étude nouvelle, il n'est plus possible d'employer les appareils qui ont servi dans les précédentes recherches. La *piste* circulaire et horizontale sur laquelle l'expérimentateur était obligé de marcher doit faire place à des terrains de toute nature et de toute pente.

Si les nouveaux appareils auxquels nous allons recourir laissent à l'expérimentateur plus de liberté dans ses mouvements, ils sont, d'un autre côté, moins complets relativement aux indications qu'ils fournissent; aussi faudra-t-il nous borner à leur demander deux sortes d'indications : celle des pressions des pieds contre le sol, et celle des réactions verticales que le corps éprouve sous l'influence de ces pressions.

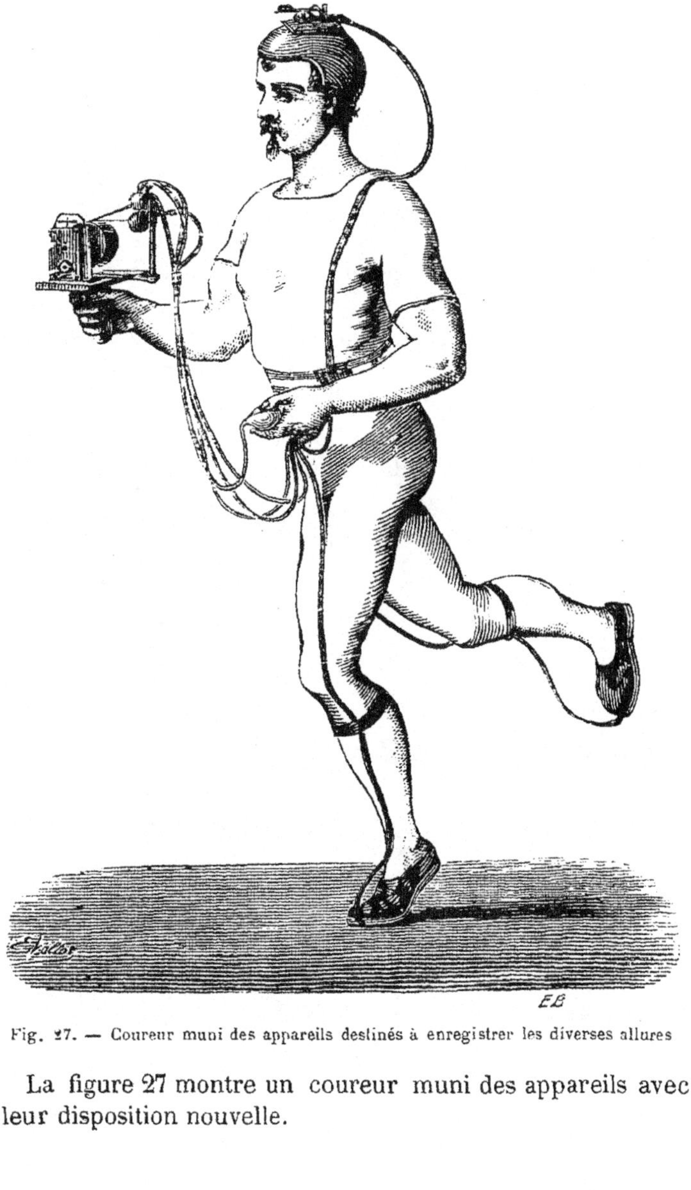

Fig. 27. — Coureur muni des appareils destinés à enregistrer les diverses allures

La figure 27 montre un coureur muni des appareils avec leur disposition nouvelle.

Le coureur porte les chaussures exploratrices que nous connaissons déjà, il tient à la main un enregistreur portatif sur lequel se tracent les courbes de la pression de ses pieds. Comme le cylindre de cet enregistreur tourne uniformément, c'est par rapport au temps que les courbes seront enregistrées, et non plus par rapport à l'espace parcouru pendant chacun des actes dont la courbe est tracée.

Pour faciliter l'expérience et pour laisser prendre à l'appareil son mouvement uniforme avant de tracer sur le papier, on a recouru à une disposition spéciale. Les pointes des leviers traceurs ne touchent pas le cylindre; pour les amener au contact du papier il faut comprimer une boule de caoutchouc. Dès qu'on cesse la compression de cette boule, les pointes s'éloignent de nouveau du cylindre et le tracé cesse de se produire. Dans la fig. 27, le coureur tient cette boule de la main gauche et la comprime avec le pouce.

Enfin, pour obtenir le tracé des réactions verticales, l'expérimentateur porte sur la tête un appareil dont la disposition est représentée fig. 28.

C'est un *tambour à levier explorateur* fixé sur une planchette que l'on colle avec de la cire à modeler sur la tête de l'expérimentateur ainsi que cela se voit fig. 27. Le tambour explorateur est muni d'une masse de plomb placée à l'extrémité de son levier; cette masse agit par son *inertie*. Pendant

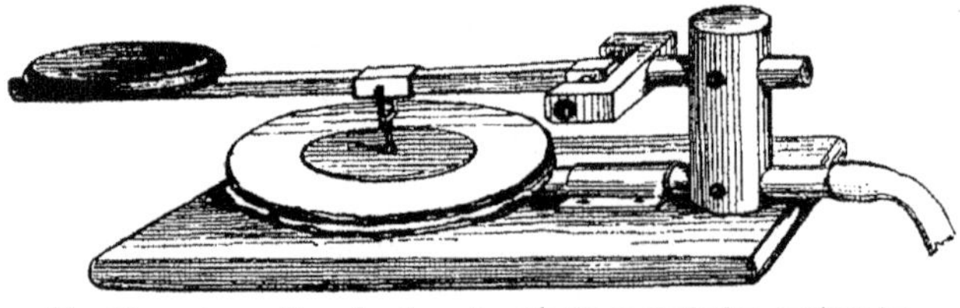

Fig. 28. — Appareil explorateur des réactions verticales pendant les différentes allures.

que le corps oscille verticalement, la masse de plomb résiste à ces mouvements et force la membrane du tambour à s'abaisser quand le corps monte et à s'élever quand le corps descend. De ces actions alternatives résulte une soufflerie qui, transmise par un tube à un levier enregistreur, traduit par une courbe les mouvements d'oscillation verticale du corps.

Nous n'entrerons pas dans le détail des expériences qui ont servi à vérifier l'exactitude des tracés ainsi obtenus ; elles consistent à graduer le poids du disque de plomb et l'élasticité de la membrane du tambour, jusqu'à ce que les mouvements imprimés à l'appareil soient fidèlement représentés dans le tracé.

Nous appellerons *foulées* chacune des courbes formées par l'appui d'un pied sur le sol et nous désignerons sous le nom d'*oscillation* ascendante ou descendante, la courbe des réactions verticales que le corps éprouve.

I. *De la marche.* — Nous avons déjà signalé le caractère distinctif de la marche considérée comme allure. Il consiste, avons-nous dit, en ce que le corps ne quitte jamais le sol, et en ce que les foulées se suivent sans intervalle, de façon que le poids du corps passe alternativement d'un pied sur l'autre.

Mais cette définition ne saurait s'appliquer à la marche sur un terrain incliné, sur un sol mouvant, ou sur un escalier. Forcé de passer rapidement sur les cas particuliers de la marche, nous ne donnerons que le tracé qui correspond à l'ascension d'un escalier fig. 29.

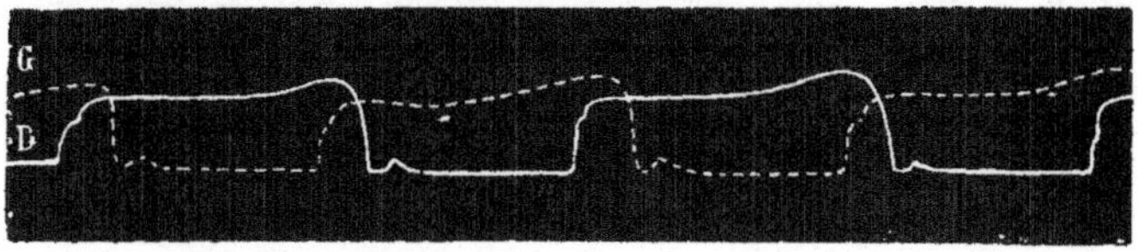

Fig. 29. — Tracé de la marche ascendante sur un escalier. — D tracés des appuis et levé du pied droit (ligne pleine). G tracé du pied gauche (ligne ponctuée). On voit que les appuis des pieds empiètent l'un sur l'autre et que les maxima de la pression des pieds correspondent à la fin des appuis.

On y remarque un empiétement des foulées l'une sur l'autre montrant que chaque pied appuie encore sur le sol, quand l'autre a déjà effectué son poser sur la marche suivante. Bien plus, c'est au moment de ce double appui que s'exerce le maximum de pression du pied inférieur ; c'est à ce moment, en effet, que se produit le travail qui consiste à soulever le corps de toute la hauteur d'une marche.

On n'observe rien de semblable dans la descente d'un escalier : les foulées cessent d'empiéter l'une sur l'autre et se succèdent à peu près comme dans la marche ordinaire sur terrain plat.

II. *De la course.* — Cette allure, plus rapide que la marche, consiste comme elle en appuis alternatifs des deux pieds dont les foulées se suivent à intervalles égaux; mais elle présente cette différence, que dans la course, le corps quitte le sol, à chaque pas, pendant un instant.

Suivant que la course est plus ou moins rapide, on lui a donné des noms divers : ceux de *pas gymnastique* et de *trot*, ne présentent guère d'utilité au point de vue physiologique; ils correspondent, sauf quelques nuances, à des degrés différents de rapidité de la course. Pour se rendre compte des principaux caractères de cette allure, il suffit d'analyser la figure 30.

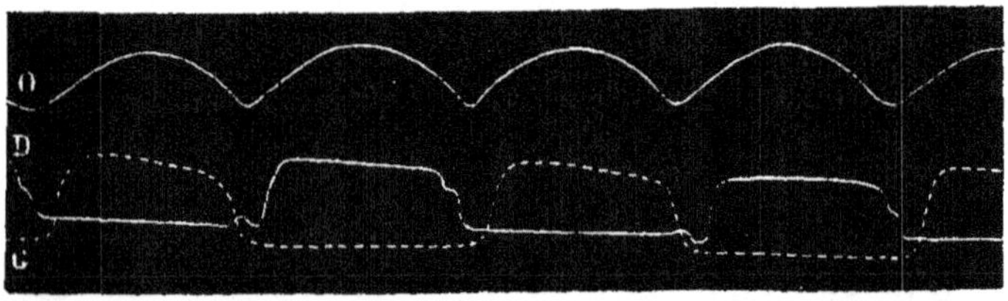

Fig. 30. — Tracé de la course de l'homme. — D (courbe formée d'un trait plein), appuis et levés du pied droit. — G (courbe ponctuée) action du pied gauche. — O oscillations ou *réactions* verticales du corps.

Les appuis des pieds ont plus d'énergie que dans la marche; en effet, ils n'ont pas seulement pour action de soutenir le poids du corps, mais ils doivent le pousser avec une certaine vitesse en haut et en avant. Or on sait que, pour imprimer à une masse un mouvement ascensionnel un peu rapide, il faut développer un effort plus grand que celui qui suffirait à la soutenir.

Les appuis des pieds sont plus brefs que dans la marche; cette brièveté est proportionnelle à l'énergie avec laquelle les pieds foulent le sol. Ces deux éléments, force et brièveté des appuis, croissent en général avec la rapidité de la course.

La fréquence des appuis croît également avec la rapidité de la course; mais parmi les différentes manières de courir, il en est pour lesquelles la grandeur de l'espace parcouru en un temps donné tient plutôt à l'étendue des pas qu'à leur nombre.

Le caractère essentiel de la course est, avons-nous dit, *le temps de suspension* pendant lequel, entre deux appuis des pieds, le corps reste en l'air un instant. La figure 30 montre bien cette suspension, d'après l'intervalle qui sépare la descente des courbes du pied droit de l'ascension des courbes du pied gauche *et vice versa*. La durée de ce temps de suspension semble peu varier d'une manière absolue; mais, si on l'apprécie relativement à la durée d'un pas de course, on voit que la valeur relative de cette suspension croît avec la vitesse de la course, car avec cette vitesse diminue la durée de chacun des appuis.

Comment se produit cette suspension du corps à chaque impulsion des pieds? On pourrait croire, au premier abord, que c'est l'effet d'une sorte de saut, dans lequel le corps serait projeté en haut d'une manière si violente, par l'impulsion des pieds, qu'il décrirait en l'air une courbe au milieu de laquelle il atteindrait son maximum d'éloignement du sol. Il n'en est point ainsi. Pour nous en assurer, faisons intervenir l'appareil qui enregistre les réactions ou oscillations verticales du corps.

Dans la figure 30, on voit (ligne supérieure O), le tracé des oscillations dans la course. Or, ce tracé nous montre que le corps exécute chacune de ses ascensions verticales *pendant les appuis*, de telle sorte qu'il commence à s'élever au moment où un pied frappe le sol, qu'il atteint son maximum d'élévation au milieu de l'appui de ce pied, et qu'il redescend, pour tomber à son minimum, au moment où un pied vient de se lever et avant que l'autre ait posé sur le sol.

Ce rapport des oscillations verticales avec les appuis des pieds montre bien que le *temps de suspension* ne tient pas à ce que le corps, projeté en l'air, aurait abandonné le sol, mais à ce que les *jambes se sont retirées du sol*, par l'effet de leur flexion, et cela au moment même où le corps était à son maximum d'élévation.

Nous retrouverons ces phénomènes à propos des allures du cheval dans lesquelles une pareille suspension du corps existe, et qu'on appelle pour cela *allures hautes.*

L'*influence* des différentes inclinaisons du sol agit, dans la course, à peu près comme dans la marche, avec cette différence que, dans la course, leurs effets sont en général plus prononcés.

III. *Du galop.* — Dans les allures décrites ci-dessus, le mouvement des membres est alternatif régulier, de telle sorte que la succession des battues se fait à des intervalles égaux. Ce sont les allures normales de la locomotion humaine; mais l'homme peut imiter, jusqu'à un certain point, par les mouvements de ses pieds, ces cadences périodiquement irrégulières que produit le cheval au galop. Les enfants, dans leurs amusements, imitent souvent ce mode de locomotion, lorsqu'ils *jouent au cheval.* On les voit alors courir par bonds saccadés, dans lesquels ils tiennent toujours le même pied en avant, ainsi que le fait un cheval qui galope. Cette allure factice n'offre d'intérêt que parce qu'elle servira à faire comprendre le mécanisme du galop chez les quadrupèdes.

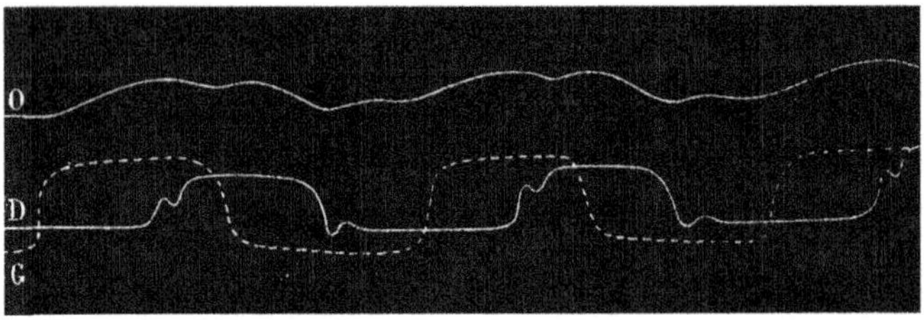

Fig. 31. — Homme galopant à droite. Foulées et réactions. On constate un empiétement d'une foulée sur l'autre, puis, une suspension du corps. — La courbe O qui correspond aux réactions montre l'effet des deux impulsions successives que les pieds impriment au corps.

En enregistrant à la fois les foulées et les réactions, on voit (fig. 31) que le pied placé en arrière est le premier qui tombe sur le sol ; qu'il exerce une pression énergique et prolongée, vers la fin de laquelle, le pied d'avant vient toucher terre à son tour, mais pour un temps moins long ; après quoi existe un temps de suspension assez prolongé. Ainsi, il y a un moment où les deux pieds sont en l'air.

Dans cette allure, les réactions reproduisent, en quelque sorte, les caractères des appuis; en effet, il se produit une réaction longue (ligne O) dans laquelle se reconnaît l'interférence de deux oscillations verticales dont la seconde commence avant que la première ait fini. Après cette réaction, s'observe une chute de la courbe dont le minimum correspond au moment où les deux pieds sont en l'air.

IV. *Du saut.* — Bien que le *saut* ne soit pas un mode soutenu de progression dans la locomotion humaine, nous en dirons quelques mots pour compléter la série des allures que l'homme peut exécuter.

Les deux pieds étant joints l'un à l'autre, on peut faire une série de sauts et progresser ainsi, en imitant le mode de locomotion de certains oiseaux, ou de certains quadrupèdes, comme le kanguroo.

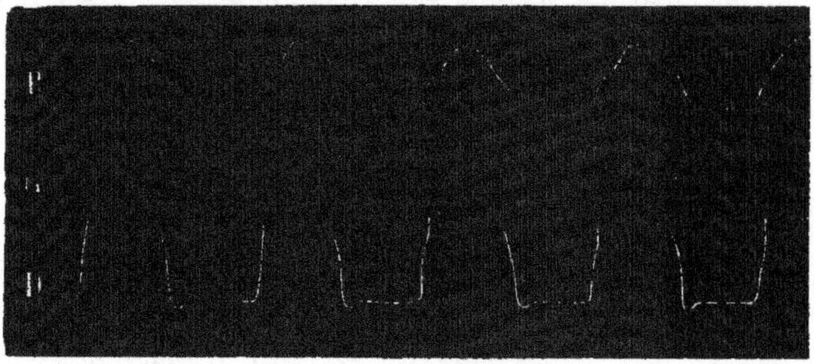

Fig. 32. — Saut sur les deux pieds à la fois, D et G. — La ligne R, courbe des réactions, montre que le maximum d'élévation du corps correspond au milieu des appuis.

L'appareil destiné à signaler les oscillations verticales du corps étant placé sur la tête du sujet, on recueille à la fois trois tracés : ceux des appuis des deux pieds et celui des réactions; cela fournit la figure 32.

On voit, ici encore, que les maxima de la courbe des réactions (ligne R) coïncident avec les appuis. Ainsi, par leur synergie, les deux jambes soulèvent le corps, puis le laissent retomber au moment où, en se fléchissant, elles se préparent à agir de nouveau.

Le saut sur un pied fournit le tracé (fig. 33) qui ne consiste plus qu'en appuis et levés d'un seul pied. Les élévations du corps coïncident avec les foulées. Enfin, quand le saut se

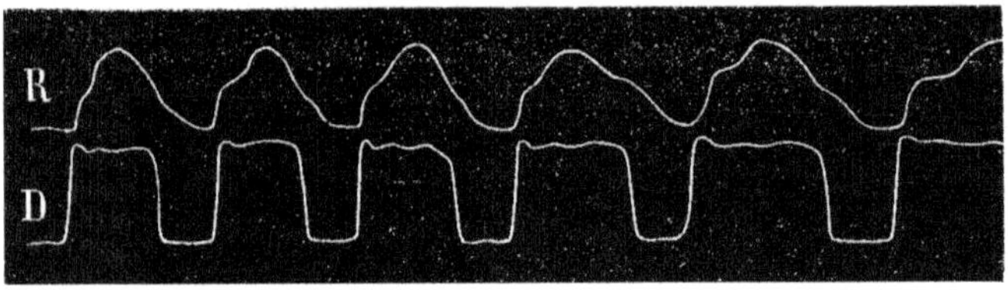

Fig. 33. — D Série de sauts sur le pied droit. La durée des temps de suspension reste sensiblement constante, même lorsque celle des appuis varie.

ralentit, c'est surtout la période d'appui qui se prolonge, celle de suspension restant à peu près constante.

Chez certaines espèces, des sauts successifs constituent le mode ordinaire de locomotion ; il sera intéressant de suivre par la méthode graphique l'étude des diverses allures de ces animaux.

NOTATION DU RHYTHME DES DIFFÉRENTES ALLURES.

Parmi les caractères des différentes allures, c'est le rhythme des appuis des pieds qui est le plus frappant. Les battues sur le sol font entendre des bruits dont l'ordre de succession suffit à une oreille exercée pour reconnaître l'allure qui leur donne naissance. Aussi essaierons-nous d'établir, d'après cet ordre de succession, la classification des diverses allures.

Pour figurer chacun de ces rhythmes, nous nous adresserons à la notation musicale, mais en la modifiant de façon qu'elle fournisse à la fois : la notion de la durée de chacun des appuis, celle du pied auquel cet appui correspond, enfin, pour qu'elle exprime la durée des instants où le corps est suspendu. Cette notation des rhythmes se construit d'une manière très-simple d'après les tracés fournis par l'appareil.

Reprenons fig. 34 la courbe qui correspond à la *course* de l'homme. Au-dessous de cette figure, tirons deux lignes horizontales, 1 et 2, ce sera la *portée* sur laquelle s'écrira cette

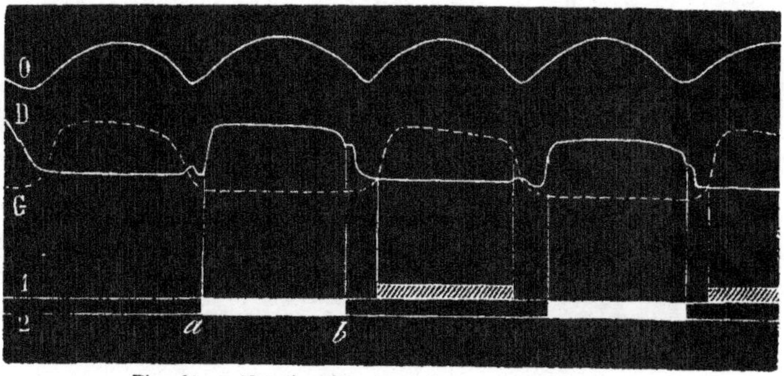

Fig. 34. — Notation d'un tracé de la course de l'homme.

musique si simple où il n'y aura que deux notes qui s'appelleront : *pied droit*, *pied gauche*. Du commencement de la courbe ascendante d'une *foulée* du pied droit, abaissons jusque sur la portée, une perpendiculaire *a*; cette ligne déterminera le début de l'appui du pied droit. Une perpendiculaire *b*, descendant de la fin de la courbe, déterminera la fin de l'appui de ce pied. Entre ces deux points, traçons une forte ligne blanche; elle exprimera, par sa longueur, la durée de la période d'appui du pied droit.

Une construction semblable faite sur la portée n° 1, donnera la notation de l'appui du pied gauche. On a teinté par des hachures les notations du pied gauche, afin d'éviter toute confusion.

Enfin, entre l'appui des deux pieds, se trouve un *silence*, c'est-à-dire l'expression de cet instant de la course où le corps est suspendu au-dessus du sol.

En notant de cette façon les rhythmes de toutes les allures de l'homme, on peut obtenir un tableau synoptique qui facilite beaucoup la comparaison de ces rhythmes variés.

La fig. 35 représente la *notation synoptique* des quatre

allures à rhythme régulier dans lesquelles les deux pieds agissent tour à tour.

La ligne 1 représente la *notation du rhythme du pas*. Voici le principe de cette représentation. L'appui du pied droit est représenté par un trait blanc et épais, sorte de rectangle

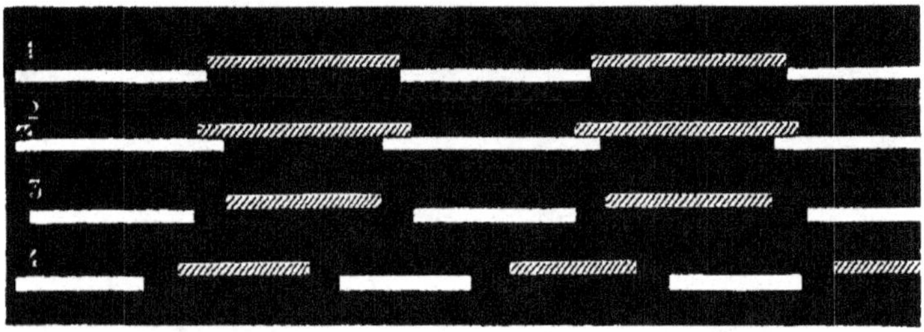

Fig. 35. — Notation synoptique des quatre allures régulières de l'homme.

dont la longueur correspond à la durée de cet appui. Pour le pied gauche, c'est un rectangle gris formé de hachures obliques. Ces alternatives de gris et de blanc expriment, par leur succession, que dans le pas, l'appui d'un pied succède à celui de l'autre, sans qu'il y ait jamais d'intervalle entre les deux.

La ligne 2 est la notation qui correspond à l'*ascension d'un escalier*. On y voit, conformément à ce qui a été exposé ci-dessus (fig. 29), que les foulées empiètent l'une sur l'autre, et que, par conséquent, le corps, pendant un instant, repose sur les deux pieds à la fois.

La ligne 3 correspond au *rhythme de la course*. Après une foulée du pied droit plus brève que dans le pas, on voit un intervalle qui correspond à la suspension, puis une courte battue du pied gauche suivie d'une suspension nouvelle et ainsi de suite.

La ligne 4 répond à une *course plus rapide* : on y voit moins de durée des appuis, plus de durée des suspensions et une plus rapide succession des mouvements.

La fig. 36 est la notation du *galop des enfants*, allure dans laquelle les pieds n'exécutent pas tous deux le même mouvement.

Dans cette figure, la ligne 1 représente le *galop à gauche*, c'est-à-dire le pied gauche étant toujours en avant. On voit que le pied droit appuie le premier sur le sol; que le gauche retombe ensuite et touche terre pendant moins longtemps;

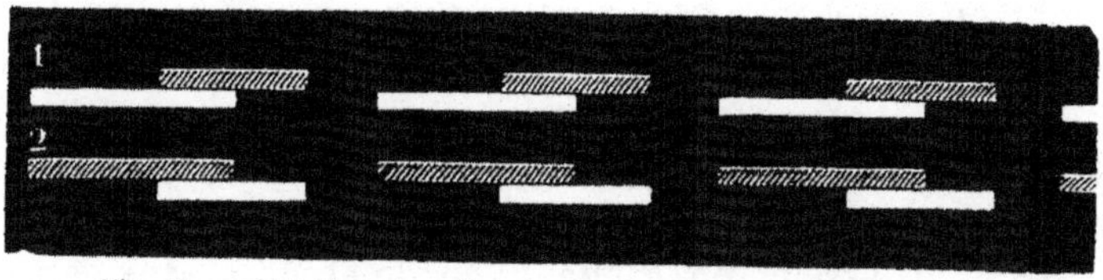

Fig. 36. — Notations du galop. 1, galop à gauche. 2, galop à droite.

puis, qu'il se produit une suspension après laquelle le pied droit retombe de nouveau et ainsi de suite. Le temps de l'appui simultané des deux pieds se mesure d'après l'étendue de l'espèce de chevauchement du rectangle gris sur le rectangle blanc.

La ligne 2 est la notation du *galop à droite*, c'est-à-dire le pied droit restant toujours placé en avant, et arrivant le dernier à l'appui.

Ainsi, dans le galop, le corps est tantôt en l'air, tantôt sur un pied et tantôt sur deux.

Enfin les notations représentées fig. 37, seraient : (lignes supérieures), une série de *sauts* sur deux pieds ; (ligne inférieure), une série de sauts sur le pied droit seulement.

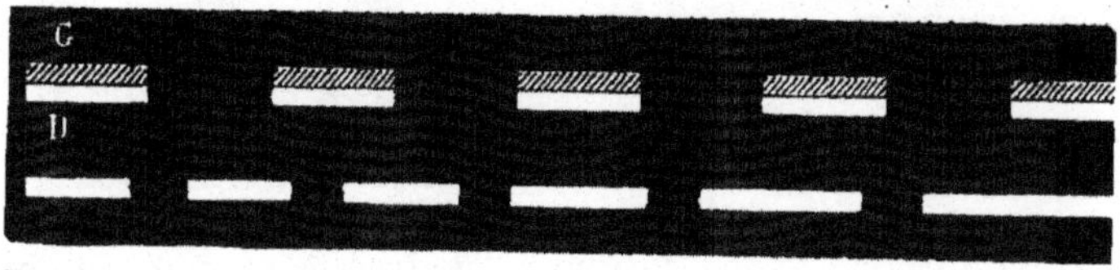

Fig. 37. — (Ligne supérieure), notation d'une série de sauts sur deux pieds. — (Ligne inférieure), notation de sauts sur le pied droit. — On remarque la constance de la durée des suspensions malgré la variabilité de celle des appuis.

Ce mode de représentation est moins complet que les courbes précédemment exposées, car il n'indique pas les phases de l'énergie variable avec laquelle le pied presse le sol ; mais il est beaucoup plus clair et permet surtout, beaucoup mieux que l'autre, la comparaison de deux allures entre elles. On verra plus loin, à propos de la locomotion quadrupède, que la complication du sujet y rend tout à fait indispensable l'emploi de cette notation si simple du rhythme des mouvements.

Définition du pas à une allure quelconque. — En général, on admet qu'un *pas* est constitué par la série des mouvements qui se produisent entre l'action d'un pied et celle de l'autre pied; soit qu'on choisisse pour le début du pas l'instant où les pieds frappent le sol, soit qu'on prenne celui où ils s'en détachent. De même, en mesurant la longueur des pas sur le terrain, on a l'habitude de prendre pour valeur d'un pas : la longueur qui sépare un point de l'empreinte du pied droit du point homologue de l'empreinte du pied gauche.

Nous serons forcé de nous écarter de cet usage. Quoiqu'il soit regrettable d'innover en pareille matière, nous considérerons le pas classique comme n'étant qu'un *demi-pas*, et pour nous, le pas aura pour expression : *la série de mouvements qui s'exécute entre deux positions semblables d'un même pied* : entre deux battues successives du pied droit, par exemple, ou deux levés successifs du pied gauche, etc.

De même, l'étendue d'un pas sur le terrain sera la distance qui sépare deux points homologues pris sur deux empreintes successives du même pied. C'est ainsi, paraît-il, que l'on compte les pas au Mexique. Cette manière de compter est la seule qui permette de ne pas s'égarer au milieu des mouvements si compliqués de la marche des quadrupèdes.

REPRODUCTION SYNTHÉTIQUE DES ALLURES DE L'HOMME.

Lorsque nous avons terminé l'analyse d'un phénomène et que nous croyons en connaître tous les détails, c'est dans la synthèse que nous cherchons une sorte de contre-épreuve. Cette méthode nous a été d'un grand secours pour vérifier nos théories sur certains actes physiologiques, sur la circulation du sang par exemple. C'est en reproduisant, dans des conditions artificielles, les mouvements et les bruits du cœur, les pulsations artérielles, etc., que nous avons autrefois démontré l'exactitude de nos théories sur la nature de ces phénomènes. La même méthode nous servira bientôt pour vérifier nos théories du vol de l'insecte et de l'oiseau. Dans le cas présent il s'agissait, d'après les données fournies par l'analyse, de reproduire les mouvements de la marche et des autres allures de l'homme.

Tout le monde connaît l'ingénieux instrument d'optique imaginé par Plateau qui lui a donné le nom *Phénakistiscope*. Cet instrument connu également sous le nom de *Zootrope* présente à l'œil une série d'images successives de personnages ou d'animaux représentés dans des attitudes variées. Lorsque ces attitudes sont coordonnées de manière à présenter successivement à l'œil toutes les phases d'un mouvement, l'illusion est complète ; on croirait voir des personnages animés qui se meuvent de diverses manières.

Construit principalement pour l'amusement de l'enfance, cet instrument ne représente ordinairement que des personnages grotesques ou fantastiques animés de mouvements bizarres. Mais il nous a semblé qu'en plaçant dans l'appareil des figures construites avec soin et représentant fidèlement les attitudes successives du corps pendant la marche, la course, etc., on devrait reproduire l'apparence de ces différentes allures de l'homme.

M. Carlet dont nous avons cité les remarquables études sur la marche, et M. Mathias Duval, professeur d'anatomie à l'École des Beaux-arts, ont réalisé cette entreprise et, après quelques tâtonnements, sont arrivés à d'excellents résultats.

M. Duval travaille à perfectionner son tableau qui fournit à l'œil 16 positions successives pour chaque pas des différentes allures de l'homme. Chaque figure est dessinée soigneusement d'après les résultats fournis par la méthode graphique. Animé d'une vitesse de rotation convenable, l'instrument simule, avec une précision parfaite, les différents mouvements de la marche ou de la course. Mais son principal avantage, c'est qu'en le faisant tourner avec lenteur, on obtient un ralentissement très-grand des mouvements qu'il représente, et que l'œil saisit avec la plus grande facilité ces actes dont la succession n'est pas saisissable dans la marche ordinaire.

CHAPITRE IV

LOCOMOTION QUADRUPÈDE ÉTUDIÉE SUR LE CHEVAL.

Insuffisance des sens pour l'analyse des allures du cheval. — Comparaison de Dugès. — Rhythmes des allures étudiés avec l'oreille. — Insuffisance du langage pour exprimer ces rhythmes; notation musicale. — Notation de l'*amble*, du *pas*, du *trot*. — Tableau synoptique des allures notées d'après la définition que les auteurs ont donnée de chacune d'elles. — Appareils destinés à déterminer par la méthode graphique, les rhythmes des différentes allures et les *réactions* qui les accompagnent.

Il n'est guère de point de la mécanique animale qui ait donné lieu à plus de travaux et à plus de controverses que la question des allures du cheval. Pour un grand nombre d'hommes spéciaux, le sujet est d'une importance capitale, mais sa complexité extrême a amené d'interminables discussions. Celui qui entreprendrait aujourd'hui d'écrire un traité des allures du cheval aurait à discuter les opinions diverses émises par un très-grand nombre d'auteurs.

En parcourant ces ouvrages dans lesquels ont été dépensées tant de sagacité dans l'observation, tant de rigueur dans le raisonnement, on s'étonne de reconnaître que la plupart des auteurs ne s'entendent pas toujours sur la définition des allures. De la part de semblables observateurs, ce désaccord ne peut se comprendre qu'en raison de l'insuffisance des moyens dont on dispose pour analyser les mouvements si complexes et si rapides du cheval. La difficulté d'exprimer par le langage les rhythmes et les durées de ces divers mouvements ajoute encore à la confusion. Lorsqu'un cheval court, en passant d'une allure à une autre, lorsqu'il agite ses membres avec une vitesse vertigineuse et suivant les rhythmes les plus variés, comment apprécier et décrire fidèlement tous ces actes? Autant vaudrait, après avoir regardé les doigts d'un pianiste lorsqu'ils courent sur le clavier, essayer de raconter les mouvements qui viennent d'être exécutés.

Toutefois, au milieu de cette confusion, il a été possible par l'observation seule, d'établir certaines divisions qui simplifient singulièrement l'étude. Ainsi, certaines allures donnent à l'oreille un rhythme dans lequel les battues se succèdent à intervalles assez réguliers, d'autres, telles que les diverses formes du galop, offrent un rhythme irrégulier à retours périodiques. Ces dernières allures sont les plus difficiles à analyser.

Mais si l'on observe un cheval au *pas,* à l'*amble* ou au *trot,* et si l'on concentre son attention sur les membres antérieurs seuls, ou sur les postérieurs, on s'aperçoit que le rhythme des appuis et levés du pied droit et du pied gauche ressemble entièrement à celui des pieds d'un homme qui marche ou qui court plus ou moins vite. L'alternance des battues est parfaitement régulière si le cheval ne boite pas de l'un des membres observés.

Qu'on passe ensuite à la comparaison des mouvements dans les deux membres antérieur et postérieur d'un même côté, on voit que les deux pieds du côté droit, par exemple, font le même nombre de pas, et que si l'un d'eux frappe le sol plus ou moins longtemps avant l'autre, cet intervalle se conserve aussi longtemps que l'allure se maintient. Ajoutons que la longueur des pas est la même pour le membre antérieur que pour le postérieur, ce dont on peut s'assurer en voyant que ces deux pieds laissent toujours sur le sol des empreintes situées à la même distance l'une de l'autre. En général, le pied postérieur vient recouvrir l'empreinte laissée par le pied antérieur correspondant; si les empreintes ne se recouvrent pas, elles conservent toujours, l'une par rapport à l'autre, la même distance. Ainsi, les pas des membres d'avant et ceux des membres d'arrière sont de même nombre et de même étendue. Ces faits n'avaient pas échappé aux anciens observateurs.

Dugès a comparé le quadrupède qui marche à deux hommes placés l'un devant l'autre et qui cheminent en se suivant. Selon que les deux marcheurs, qui tous deux doivent faire le même nombre de pas, meuvent leurs jambes simultanément, ou à contre-temps; selon que le marcheur d'avant exécute ses mouvements plus tôt ou plus tard que le marcheur d'arrière, on voit se reproduire tous les rhythmes des mouvements qui caractérisent les différentes allures du cheval.

Tout le monde a vu dans les cirques ou dans les mascarades ces simulacres d'animaux qui ont les jambes formées par celles de deux hommes dont les corps sont dissimulés dans celui de la bête. Cette imitation grotesque prend une vraisemblance frappante quand les mouvements des marcheurs sont assez bien coordonnés pour reproduire le rhythme des allures d'un véritable quadrupède.

Dans l'examen des tracés fournis par la méthode graphique appliquée aux allures du cheval, nous pouvons recourir à la théorie de Dugès; nous retrouverons alors, deux fois répétées, les courbes que fournit la locomotion humaine. Nous verrons que, d'une allure à une autre, toute la différence consiste dans la manière dont se succèdent les battues d'un membre postérieur du cheval, par rapport à celles du membre antérieur du même côté.

Mais cette détermination de l'ordre de succession des battues présente des difficultés singulières, même pour les observateurs les plus exercés.

Aussi, bien des tentatives ont-elles été faites pour perfectionner les moyens d'observation et pour remédier à l'insuffisance du langage dans l'expression des phénomènes observés. Dès longtemps, par exemple, on a substitué à l'examen par l'œil l'étude du rhythme des battues d'après le son qu'elles produisent. L'oreille, en effet, se prête mieux que l'œil à distinguer les rapports de succession ou rhythmes. Pour apprécier l'ordre dans lequel chaque membre frappe le sol, certains expérimentateurs ont attaché aux jambes du cheval des sonnettes de timbres différents faciles à distinguer entre eux.

Un point mieux connu de la locomotion du cheval, c'est la détermination des espaces parcourus sur le terrain, à chacun des pas des diverses allures. On a déterminé directement cet espace, d'après l'écartement des empreintes que les pieds laissent sur le sol. Pour rendre la distinction facile entre les diverses empreintes, chacun des pieds du cheval était ferré d'une façon particulière. Enfin, on a cherché le rapport qui existe entre la taille de l'animal et la longueur de ses pas aux diverses allures.

En somme, tous ceux qui ont fait faire quelque progrès à cette intéressante étude y sont arrivés par l'emploi de moyens rigoureux dans l'observation.

D'autre part, la manière d'exprimer les phénomènes observés a beaucoup préoccupé les différents auteurs. Presque tous ont recouru, avec grand profit, à l'emploi des figures, mais on trouve peu d'unité dans le mode de représentation des actes successifs qui caractérisent les allures. Le plus parfait de ces modes de représentation est encore celui qu'employèrent, au siècle dernier, Vincent et Goiffon (1). Une sorte de portée musicale, composée de quatre lignes, servait à noter l'instant de chaque battue des quatre pieds et la durée de l'appui qui la suivait. Cette notation ressemble, par certains points, à celle que nous avons employée pour représenter les divers rhythmes de la locomotion humaine et qui nous servira tout à l'heure pour représenter les différentes allures du cheval. Mais il ne faut pas oublier que la méthode de Vincent et Goiffon ne faisait qu'exprimer une succession de mouvements observés par la vue ou par l'oreille, et qu'elle ne comportait d'autre exactitude que celle que l'observateur y avait mise.

Nos appareils enregistreurs résolvent le double problème d'analyser fidèlement des actes que les sens ne sauraient

1. *Mémoire artificielle des principes relatifs à la fidelle représentation des animaux, tant en peinture qu'en sculpture.* Alfort, MDCCLXIX.

apprécier avec exactitude, et d'exprimer clairement le résultat de cette analyse.

Avant de raconter nos expériences, et pour en faire comprendre l'utilité, nous essaierons de présenter sommairement l'état actuel de la science et de montrer quel désaccord règne, sur certains points, entre les différents auteurs. Comme les définitions classiques ne sont pas toujours faciles à saisir, nous y joindrons la notation de chacune des allures, espérant que ce mode de représentation les rendra plus intelligibles, et surtout plus faciles à comparer entre elles.

Notation des différentes allures du cheval.— Revenons à la comparaison de Dugès et représentons-nous le cheval comme formé de deux êtres bipèdes marchant l'un derrière l'autre. Il s'agit de déterminer la manière dont se succèdent, pour chaque allure, les appuis et levés de chacun des marcheurs.

De l'amble. — Prenons le cas le plus simple, celui dans lequel les deux marcheurs, allant au pas, exécutent tous deux les mêmes mouvements en même temps. Si nous représentons, avec la notation ci-dessus employée, les mouvements de ces deux hommes, en plaçant en haut la notation qui appartient au marcheur d'avant, et en bas celle du marcheur d'arrière, on aura la figure suivante.

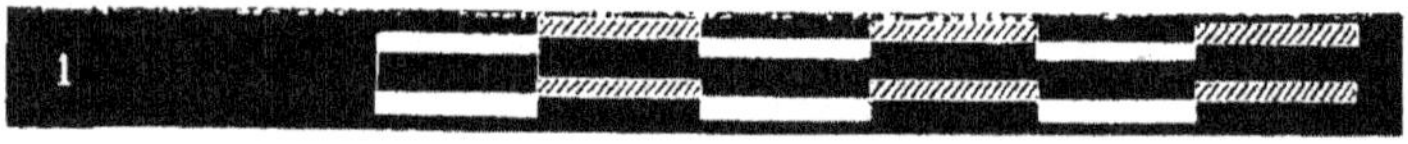

Fig. 38. — Notation de l'allure de l'amble chez le cheval.

Les battues du pied droit et celles du pied gauche étant exécutées en même temps par le marcheur d'avant et par celui d'arrière, doivent se traduire par des signes semblables exactement superposés. Or, dans les allures du cheval, c'est à l'*amble* que correspond cette concordance des mouvements de l'avant-main et de l'arrière-main. La notation (figure 38) sera donc celle de l'allure de l'amble du cheval; la ligne supérieure traduisant les mouvements de l'avant-main, et la ligne inférieure ceux de l'arrière-main.

La définition classique est la suivante : « l'amble est

« une allure caractérisée par le jeu alternatif et exclusif « des deux bipèdes latéraux. » Ici règne un parfait accord entre les différents auteurs. Ajoutons que dans l'amble, l'oreille n'entend que *deux battues* à chaque pas, les deux membres d'un même côté frappant le sol au même instant. (Dans la notation, ces deux bruits sont marqués par des lignes verticales qui joignent les deux battues synchrones.)

Dans l'amble, l'appui du corps est dit *latéral*, attendu qu'il n'y a jamais, en même temps, que les membres d'un même côté qui soient en contact avec le sol.

Du pas. — D'après la définition de la plupart des auteurs, « l'allure du *pàs* consiste en une égale succession des bat- « tues des quatre pieds qui frapperaient le sol dans l'ordre « suivant : si le pied antérieur droit est considéré comme « agissant le premier, on aura la succession suivante : « pied *antérieur droit*, *postérieur gauche*, *antérieur gauche*, « et enfin *postérieur droit.* »

Pour exprimer cette succession des mouvements des deux marcheurs, il suffit de déplacer la superposition des signaux de l'arrière par rapport à ceux de l'avant. On obtiendra le rhythme indiqué par les auteurs en faisant glisser vers la gauche la série de signaux des pieds postérieurs, ce qui donnera la figure suivante.

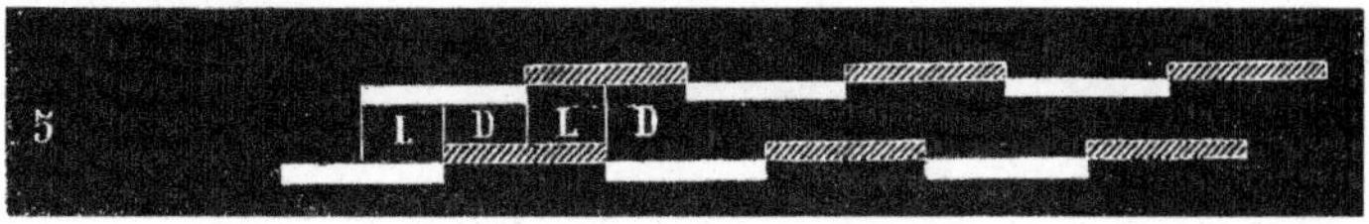

Fig. 39. — Notation de l'allure du pas chez le cheval.

On voit donc que, par rapport à l'amble, l'allure du pas consiste en une anticipation des membres postérieurs, dont les battues précèdent celles des membres antérieurs correspondants, de la moitié de la durée d'un appui.

Les notations se lisant de gauche à droite, comme l'écriture ordinaire, il est clair que tout signe situé plus à gauche qu'un autre le précède dans l'ordre de succession. Ainsi, dans la figure 39, la battue du pied postérieur droit précède celle de l'antérieur droit. Mais comme il importe peu, dans la série des actes successifs d'un même pas, de choisir, comme point de départ, un instant plutôt qu'un autre, nous prendrons toujours pour début la battue du pied antérieur droit. On lira donc la notation en disant : la battue du pied antérieur droit (1er temps de la série) a lieu au milieu de l'appui du pied postérieur droit.

L'oreille entend *quatre battues* séparées par des intervalles réguliers (chacune d'elles est indiquée dans la notation par une ligne verticale).

Enfin, l'appui du corps est *deux fois latéral* et *deux fois diagonal* pendant la durée d'un même pas Il est facile de s'en assurer en regardant la fig. 39 sur laquelle, après la première battue, le corps repose sur les deux pieds droits (bipède latéral L); après la 2e battue sur le pied droit d'avant et sur le gauche d'arrière (bipède diagonal D), etc.

Mais cette notation n'exprime que la théorie du pas la plus répandue. L'égalité des intervalles entre les battues n'est pas admise par tous les auteurs. On verra, à propos des expériences, que le pas, en effet, peut présenter des rhythmes différents.

Du trot. — La notation du trot s'obtient par une anticipation plus prononcée encore des membres postérieurs dont chacun aura effectué entièrement son appui et commencera

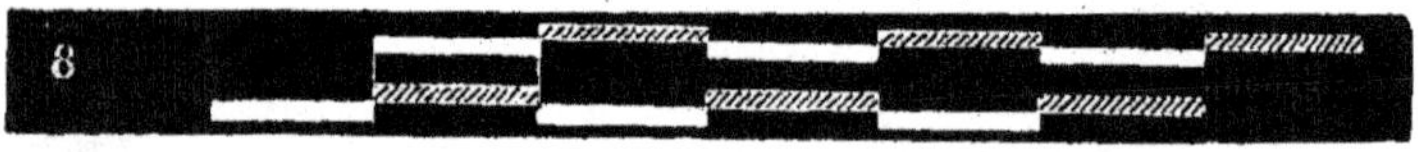

Fig. 40. — Notation de l'allure du trot chez le cheval.

son levé au moment où le membre antérieur du même côté effectuera sa battue. La figure 40 exprime l'alternance absolue des mouvements des deux marcheurs.

Les auteurs s'accordent aussi sur ce point : que dans le trot, les membres qui agissent ensemble sont associés par paires diagonales.

L'oreille n'entend que *deux battues*, comme dans l'amble, mais avec cette différence que c'est toujours un pied droit et un pied gauche, et non deux pieds du même côté, qui produisent chaque bruit.

La notation montre également que l'appui du corps est toujours diagonal. Ce qu'elle n'exprime pas, c'est qu'entre deux appuis successifs, le corps de l'animal est un instant suspendu en l'air. Cette suspension tient à ce que le trot n'est pas une allure *marchée*, mais une allure *courue* et que, pour la représenter fidèlement, il faudrait associer deux notations de la course semblables à celle qui est représentée fig. 34.

C'est à dessein que nous avons supprimé le temps de suspension dans la notation ci-dessus ; il n'eût fait que compliquer l'exposition d'un sujet difficile. Du reste, cette suspension n'existe pas toujours ; certains chevaux ont un *trot bas* qui n'a pour se caractériser que son rhythme à deux temps et ses battues diagonales.

Nous ne fatiguerons pas le lecteur par la définition détaillée de toutes les allures admises par les différents auteurs.

Nous nous bornerons à présenter dans un tableau synoptique la série des notations qui leur correspondent. Dans ce tableau (fig. 41), on voit que toutes les allures *basses* peuvent être considérées comme dérivant de l'amble, et que si l'on voulait en faire une classification méthodique, on les grouperait en une série dont l'amble serait le premier terme et dont tous les autres s'obtiendraient au moyen d'une anticipation croissante des mouvements de l'arrière-main. La figure 41 représente cette série. Dans la notation de chaque allure, on a laissé sur une même verticale la battue du pied antérieur droit, que nous choisissons pour début de chaque pas, et qui servira toujours de repère pour caractériser chaque allure.

Ce tableau, dressé d'après les divers *traités de l'extérieur du cheval*, représente, aussi fidèlement que nous avons pu le faire, ce que chaque auteur admet comme constituant telle ou telle allure ; la légende explicative montre le désaccord qui existe entre les diverses théories relatives à la succession de mouvements qui caractérise chacune d'elles. On voit en effet, que sauf l'allure de l'amble, sur laquelle tout le monde est d'accord, toutes les autres sont définies de façons différentes par les auteurs. Ainsi la notation n° 2 qui, d'après Merche,

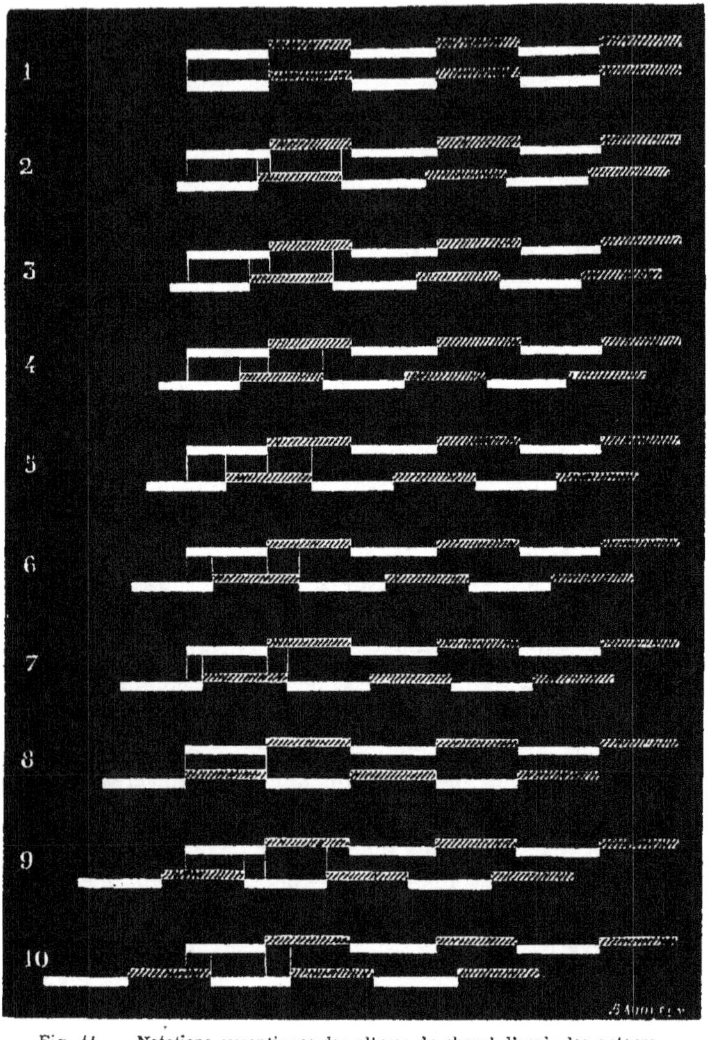

Fig. 41. — Notations synoptiques des allures du cheval d'après les auteurs.

N° 1. Amble pour tous les auteurs.
N° 2. { Amble rompu, d'après Merche.
Pas relevé, d'après Bouley.
N° 3. { Pas ordinaire du *cheval d'allure*, d'après Mazure.
Amble rompu, d'après Bouley.
Traquenard, d'après Lecoq.
N° 4. Pas normal, d'après Lecoq.
N° 5. Pas normal, d'après Bouley, Vincent et Goiffon, Solleysel, Colin.
N° 6. Pas normal, d'après Raabe.
N° 7. Trot décousu.
N° 8. Trot ordinaire. (Dans la figure, on suppose que l'animal trotte sans quitter jamais le sol, ce qui n'arrive que rarement. La notation ne rend compte que du rhythme des battues.)
N° 9. Allure normande, d'après Lecoq.
N° 10. Traquenard, d'après Merche.

correspondrait à l'*amble rompu*, serait, pour Bouley, l'expression du *pas relevé* ou allure des bidets normands; tandis que cette *même allure normande* serait, d'après Lecoq, celle qui est représentée sous le n° 9. Ailleurs, on voit que la notation n° 3 correspondrait, d'après Merche, au *pas ordinaire d'un bidet d'allure*, tandis qu'elle exprimerait pour Bouley l'*amble rompu*, et pour Lecoq le *traquenard :* lequel *traquenard*, d'après Merche, ne serait autre que l'allure représentée par la notation n° 10. Le *pas* ordinaire, lui-même, n'est pas compris de la même façon par les différents auteurs, et si la plupart d'entre eux, avec Vincent et Goiffon, Colin, Bouley, etc., admettent, dans cette allure, une succession des battues à intervalles égaux, on voit que, pour Lecoq et pour Raabe, la théorie du *pas* normal est différente.

Ce désaccord s'explique suffisamment : d'abord parce que l'observation de ces mouvements est très-difficile, ensuite parce que, dans la nature, le *pas* peut présenter, suivant les conditions, les différentes formes que chaque auteur a prises arbitrairement pour type du pas normal. Chacun, en cela, s'est laissé guider par des considérations théoriques. Ceux qui admettent des intervalles égaux entre les quatre battues ont cru trouver dans ce type plus de franchise et une distinction plus tranchée d'avec l'amble et le trot. Les autres auteurs ont cherché, dans le pas qui leur servait de type, la réalisation d'un certain idéal. Pour Raabe, c'était le maximum de stabilité qui, d'après la théorie, s'obtient lorsque le poids du corps repose plus longtemps sur les bipèdes diagonaux que sur les bipèdes latéraux : de là, le choix du type représenté par la notation n° 6. Lecoq, pensant au contraire que le meilleur pas est le plus rapide, a choisi comme type le pas dans lequel le corps repose plus longtemps sur le bipède latéral que sur le bipède diagonal (notation n° 4).

Quelle que puisse être la valeur de ces considérations dont les praticiens seuls peuvent être juges, il nous semble que le physiologiste doit d'abord s'occuper de la recherche des faits et de la constatation pure et simple des types que l'expérimentation lui révèle.

C'est pour cela qu'ont été instituées les expériences qu'on

va lire et qui, toutes, ont été faites avec les appareils enregistreurs.

APPAREILS DESTINÉS A L'ÉTUDE DE LA LOCOMOTION CHEZ LE CHEVAL.

La *chaussure exploratrice* employée dans les expériences faites sur l'homme, a été remplacée, sur le cheval, par une boule de caoutchouc bourrée de crin et maintenue, sous le sabot de l'animal, par une pièce qui s'adapte à la ferrure.

En tournant une vis d'écartement, on fait serrer, sous l'ajusture du fer, trois griffes qui maintiennent le système assez solidement fixé. Une forte bande de caoutchouc embrasse transversalement l'appareil (fig. 42) et loge, dans son épaisseur, la boule bourrée de crin qui fait un léger relief à la surface inférieure du sabot. Quand le pied frappe le sol, la boule de caoutchouc est comprimée et chasse dans les instruments enregistreurs une partie de l'air qu'elle renfermait. Quand le pied se relève, la boule reprend sa forme et rappelle à son intérieur l'air que la pression en avait expulsé. Ces appareils se détériorent très-vite sur le pavé, mais peuvent fonctionner très-longtemps sur le sol artificiel des manéges.

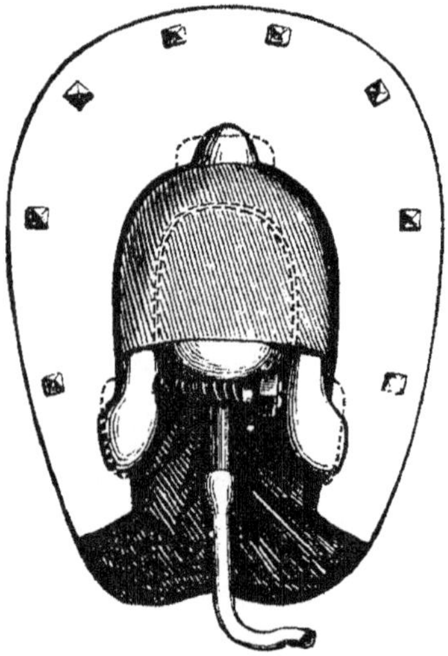

Fig. 42. — Appareil explorateur de la pression du sabot du cheval sur le sol.

Pour les expériences que nous avons faites sur les routes ordinaires ou sur le pavé des rues, nous avons recouru à un instrument dont la figure 43 représente la disposition.

Sur le canon du cheval est attaché une sorte de bracelet

de cuir lié par des courroies. Au devant de ce bracelet, qui leur fournit un solide point d'appui, sont établies les différentes pièces de l'appareil. C'est, d'abord, une caisse plate de caoutchouc fortement maintenue en avant du bracelet; cette caisse communique, par un tube de transmission, avec les appareils enregistreurs. Toute pression exercée sur la caisse de caoutchouc fait mouvoir le levier enregistreur correspondant. Il s'agit que tous les mouvements du pied du cheval se traduisent par des pressions sur la caisse de caoutchouc; dès lors, tous ces mouvements seront signalés par les leviers enregistreurs.

A cet effet, une pièce de cuivre, inclinée à 45 degrés environ, s'articule à son extrémité supérieure par une sorte de charnière, tandis que son extrémité inférieure est reliée par une tige solide à la face antérieure de la caisse de caoutchouc contre laquelle elle s'appuie par l'intermédiaire d'un disque plat. Enfin, sur une tige parallèle à la pièce de cuivre glisse une balle de plomb dont on fait varier la position pour augmenter ou diminuer la pression que ce système articulé exerce sur la caisse de caoutchouc.

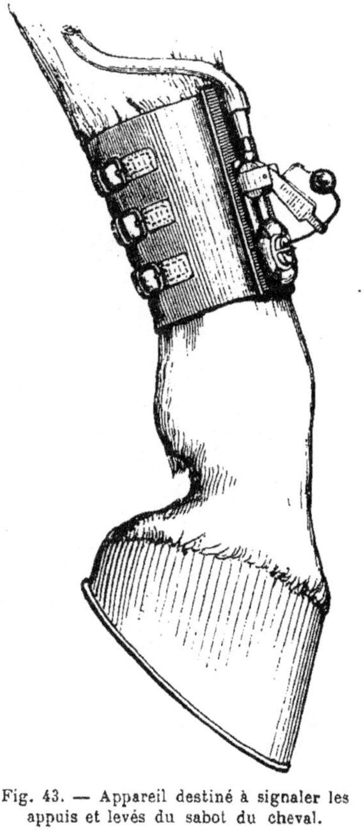

Fig. 43. — Appareil destiné à signaler les appuis et levés du sabot du cheval.

La fonction de cet appareil est analogue à celle de l'instrument représenté figure 28 et destiné à signaler les réactions qui se produisent dans les différents modes de locomotion. Seulement, l'inclinaison des pièces oscillantes leur permet ici d'agir sur la membrane dans les mouvements d'abaissement, d'élévation et de transport horizontal du pied.

Quand le sabot rencontre le sol, la balle tend à continuer sa course et comprime brusquement la caisse de caoutchouc.

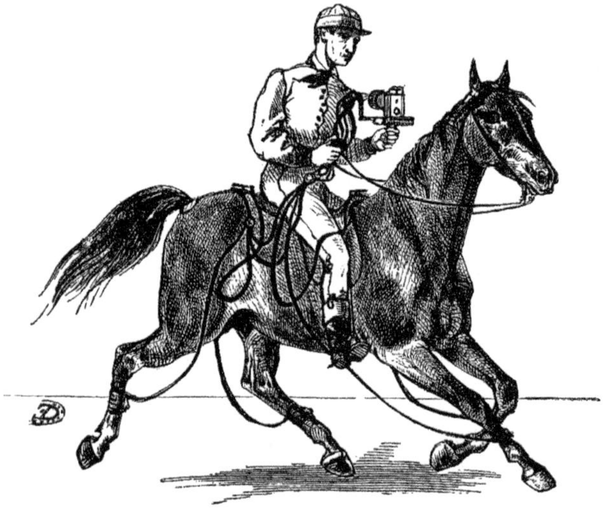

Fig. 44. — Cette figure représente le cheval au trot muni des différents appareils explorateurs et le cavalier portant l'enregistreur des allures. — Sur le garrot et sur la croupe, sont des appareils explorateurs des réactions.

Quand le pied se lève, l'inertie de la balle produit à son tour une compression, par un mécanisme déjà décrit à propos de la figure 28.

Grâce à l'obligeance de M. Pellier, nous avons pu expérimenter sur plusieurs chevaux qu'il montait lui-même en portant à la main les appareils enregistreurs.

Quand le cheval a les quatre pieds munis des ampoules de caoutchouc qui viennent d'être décrites, on adapte à ces ampoules des tubes de transmission à parois épaisses et non susceptibles d'être écrasés. Ces tubes sont ordinairement maintenus, par des bandes de flanelle, aux jambes de l'animal, et de là dirigés vers un point d'attache situé au niveau du garrot ; ils continuent ensuite leur trajet jusqu'à l'appareil enregistreur qui a été décrit déjà pour les expériences de la locomotion bipède. Cette fois, l'enregistreur porte un plus grand nombre de leviers; il en faut au moins quatre : un pour chacun des membres, et d'ordinaire deux autres leviers reçoivent leurs mouvements des réactions de la croupe et de celles du garrot. On se sert, à cet effet, d'appareils semblables à celui qui a été représenté fig. 28.

L'écuyer tient, par le manche, l'enregistreur portatif sur lequel tous les leviers vont écrire à la fois ; d'autre part, la main qui tient les rênes est prête à comprimer une boule de caoutchouc, au moment où l'on voudra que les tracés commencent à se produire. La figure 44 représente la disposition générale des appareils, au moment où le cavalier va recueillir les graphiques d'une allure.

CHAPITRE V

EXPÉRIENCES SUR LES ALLURES DU CHEVAL.

Double but de ces expériences : détermination des mouvements au point de vue physiologique et des attitudes au point de vue artistique.
Expériences sur le trot ; tracés des appuis et des réactions. Notation du trot. Pistes du trot. Représentation du cheval au trot.
Expériences sur le pas. Notation de cette allure ; ses variétés. Piste du pas. Représentation d'un cheval au pas.

Le but de ces expériences est double : au point de vue physiologique, on doit leur demander l'expression des actions et des réactions à toute allure, l'énergie et la durée de chaque mouvement, le rhythme de leurs successions. Mais l'artiste n'est pas moins intéressé à connaître exactement l'attitude qui correspond à chaque instant d'une allure, afin de la représenter fidèlement avec les poses variées qui la caractérisent. Toutes ces notions sont fournies par les appareils enregistreurs ; l'artiste n'a pas à craindre de s'égarer s'il conforme son esquisse aux indications que lui fournit le tracé livré par l'instrument.

Le remarquable ouvrage de Vincent et Goiffon était précisément destiné à fournir les principes relatifs à la fidèle représentation du cheval. Nous ferons quelques emprunts à ce livre qui semble trop oublié et ne paraît pas avoir exercé sur l'art toute l'influence qu'on en devait attendre. Cela tient, sans doute, à certaines obscurités dans le mode d'exposition, et de plus, à ce que les auteurs, n'ayant recouru qu'à l'observation directe pour analyser les allures du cheval, n'en ont pu saisir tous les détails. Serons-nous plus heureux au point de vue de l'exposition du sujet ? Nous voudrions l'espérer, mais nous sommes assuré, du moins, de l'exactitude parfaite des données que fournit l'emploi des appareils que nous avons employés.

M. le colonel Duhousset a bien voulu nous offrir son concours pour la représentation du cheval à différentes allures; c'est à son habile crayon que sont dues les figures représentées dans ce chapitre et qui sont la traduction fidèle de la notation qui les accompagne.

Nous emprunterons également à M. Duhousset quelques documents relatifs à la représentation des allures.

La connaissance des *pistes*, c'est-à-dire des empreintes que les pieds du cheval laissent sur le sol, est d'une grande importance, elles permettent à un œil exercé de reconnaître l'allure de l'animal qui les a marquées.

Pour l'artiste, les pistes sont d'une utilité extrême; elles seules lui permettent de représenter les membres à l'appui avec les vraies distances qu'ils doivent garder entre eux, suivant la taille de l'animal et la vivacité de l'allure. Nous renvoyons le lecteur aux ouvrages de Vincent et Goiffon, du baron de Curnieu, de Colin, etc., sur ce sujet, nous bornant à figurer, d'après ces auteurs, la piste qui caractérise chacune des allures.

La première série d'expériences dont nous allons analyser les résultats a été faite dans le manége de M Pellier fils. Les chevaux étaient munis, à chaque pied, d'un appareil explorateur des pressions semblable à celui qui est représenté dans la fig. 42. Nous exposerons d'abord les expériences sur le trot : les tracés qu'elles donnent sont très-faciles à saisir ; leur étude servira de préparations à l'analyse plus compliquée des autres allures.

DU TROT.

Expériences sur le trot. — Un vieux cheval, très-docile, a fourni le tracé représenté fig. 45. Dans cette figure, on a indiqué à la fois les tracés des appuis des quatre membres

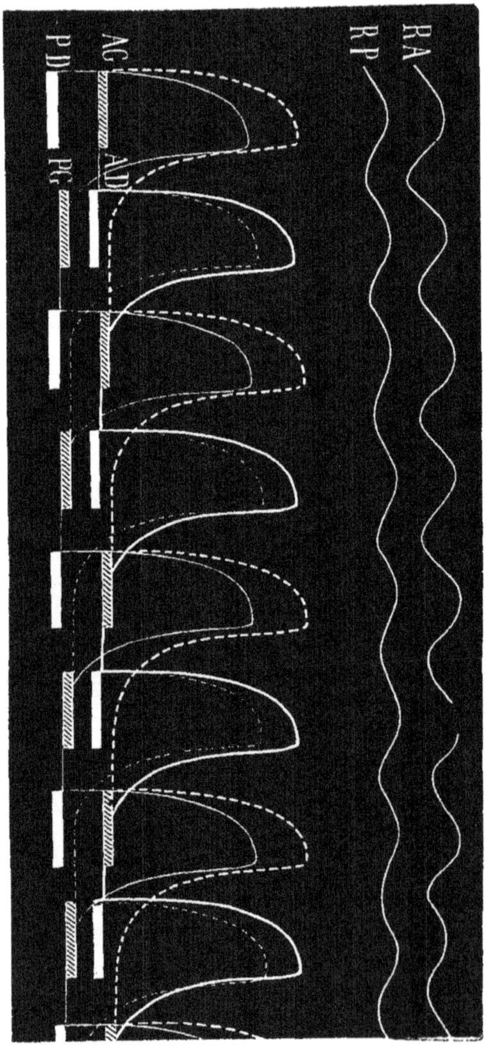

Fig. 45. — Graphiques et notation du trot d'un cheval. RA, réactions de l'avant-main. RP, réaction de l'arrière-main. AG et AD, courbes et notations des membres antérieurs. PD et PG, courbes et notations des membres postérieurs.

avec leurs notations, et d'autre part, les réactions imprimées au cheval par cette allure.

Analysons les détails de ces courbes. En haut, sont les réactions prises au garrot pour l'avant-main, ce qui donne la ligne RA (réactions antérieures), et à la croupe pour l'arrière-main, ce qui donne la ligne RP (réactions postérieures).

Au-dessous, se trouvent les courbes des appuis des quatre pieds; elles sont échelonnées sur deux niveaux différents : en haut, sont les courbes des membres antérieurs; en bas, celles des membres postérieurs. Dans chacune de ces séries, les courbes du pied gauche sont formées de lignes ponctuées; celles du pied droit sont des traits pleins. (Ponctuées ou pleines, ces lignes ont été faites plus épaisses pour les membres d'avant que pour ceux d'arrière; cette différence de trait, peu utile pour les courbes assez simples du trot, le sera davantage pour rendre plus intelligibles les tracés d'allures plus compliquées).

Le moment où chaque courbe s'élève exprime le commencement de l'appui du pied sur le sol. Le moment où la courbe redescend signale le levé du pied[1]. On voit d'après ces tracés que les pieds AG et PD : *antérieur gauche* et *postérieur droit* frappent le sol en même temps. L'abaissement simultané des courbes de ces deux pieds, montre que leurs levés se font aussi d'une manière simultanée. Au-dessous de ces courbes est la *notation* qui exprime la durée de l'appui du bipède diagonal gauche[2].

La seconde battue est fournie par les pieds AD et PG : bipède diagonal droit, et ainsi de suite, sur toute la longueur du tracé.

Cette expérience confirme l'exactitude de la théorie classique du trot, tout en la complétant sur certains points. Ainsi, tous les auteurs s'accordent pour choisir comme type du trot franc l'allure où les quatre pieds ne font entendre que deux battues, et où le sol est frappé tour à tour par les

1. La durée de l'appui devrait s'accuser par une ligne horizontale, mais nous avons donné au tube une étroitesse destinée à atténuer la brusquerie des chocs imprimés au levier enregistreur; cette étroitesse a pour effet de déformer légèrement la courbe, ce qui, du reste, n'a pas d'inconvénient dans cette étude des rhythmes.

2. On désigne chaque bipède diagonal d'après le pied antérieur qui en fait partie.

deux bipèdes diagonaux. On admet aussi que le trot est une allure *haute*, et que, dans l'intervalle de deux battues successives, l'animal est un instant suspendu au-dessus du sol.

Mais le désaccord commence lorsqu'il s'agit d'apprécier la durée de cette suspension ; ainsi, pour Bouley, elle est très-courte par rapport à la durée de l'appui, tandis que, pour Raabe, c'est au contraire l'appui qui serait très-court, de sorte que le cheval qui trotte serait plus longtemps en l'air que sur le sol.

Dans la notation du tracé fig. 45, on voit que les appuis sont deux fois plus longs que les temps pendant lesquels le corps est suspendu au-dessus du sol. Cette expérience donnerait donc raison à la théorie de Bouley contre celle de Raabe : mais il nous a semblé qu'il existe une grande variété dans les durées relatives des appuis et des temps de suspension pendant le trot. Ainsi, certains chevaux attelés nous ont fourni des tracés dans lesquels la phase de suspension était à peine visible ; de sorte que cette forme du trot se rattachait aux allures *basses*, ne gardant du type franc que le synchronisme parfait des battues diagonales. Nous n'avons pu encore étudier les trotteurs rapides ; chez eux peut-être verra-t-on, par une tendance inverse, le temps de suspension s'accroître aux dépens de la durée des appuis.

Si l'on cherche à apprécier les rapports qui existent entre les *réactions* (RA et RP) et les mouvements des membres, on voit : que le moment où le corps de l'animal est au bas de son oscillation verticale coïncide précisément avec celui où les pieds ne touchent pas le sol. Ainsi, le temps de suspension ne tient pas à ce que le corps du cheval est projeté en l'air, mais à ce que les jambes sont fléchies, toutes quatre, pendant ce court instant. Le maximum de hauteur du soulèvement du corps correspond, au contraire, à la fin de l'appui des membres. Il semble, d'après les tracés, que le soulèvement du corps ne commence qu'un peu après chaque double battue, et qu'il continue pendant toute la durée de l'appui.

Enfin, on voit, dans la même figure, que les réactions de l'avant-main sont plus considérables que celles de l'arrière-main. Ce fait nous a paru constant ; du reste, l'inégalité des réactions est plus marquée encore dans l'allure du pas où, presque toujours, l'appareil placé sur le garrot traduit des réactions appréciables, tandis que l'appareil de la croupe n'en donne presque pas.

Du trot décousu. — On appelle trot franc celui qui donne à l'oreille deux bruits nets pour chaque pas, et l'on appelle décousu le trot dont chaque bruit est en quelque sorte dédoublé par le défaut de synchronisme des battues de chaque bipède diagonal.

Le trot décousu s'est rencontré dans plusieurs de nos expériences. Tantôt cette allure était soutenue, et alors le défaut de synchronisme portait soit sur les battues des deux bipèdes diagonaux, soit sur un bipède seulement ; tantôt, au contraire, le trot n'était décousu que pendant un instant, au moment du passage d'une allure à une autre. Dans toutes les expériences que nous avons faites jusqu'ici, le défaut de synchronisme tenait à ce que le membre postérieur était en retard sur l'antérieur qui lui correspond en diagonale.

La figure 46 représente la notation d'un *trot décousu* dans

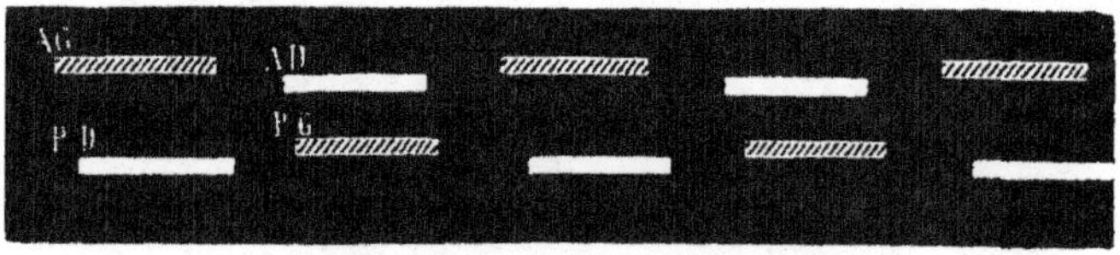

Fig. 46. — Notation du trot décousu.

lequel les battues diagonales laissent entre elles un intervalle de temps appréciable. On en peut juger par l'obliquité de la ligne ponctuée qui réunit entre elles les battues des bipèdes diagonaux.

La *piste* du trot est représentée fig. 47 d'après Vincent et Goiffon. Toutes les empreintes sont doubles, car le pied postérieur vient toujours prendre la place de l'antérieur du même côté.

Dans la figure 47 on a rendu cette superposition imparfaite afin d'éviter la confusion; dans le même but, on a repésenté les empreintes des pieds antérieurs par des lignes ponctuées, celles des pieds postérieurs par les lignes pleines.

Fig. 47. — Piste du trot d'après Vincent et Goiffon.

Au trot, les empreintes des pieds gauches alternent parfaitement avec celles des pieds droits.

Suivant la vitesse du trot et la taille du cheval, la piste varie beaucoup relativement à l'étendue qui sépare les empreintes d'un même côté.

Dans la représentation du cheval au trot, il faut distinguer les différentes formes de cette allure.

Le *trot bas et raccourci* est représenté fig. 48. On l'observe d'ordinaire au départ de l'animal, ou bien au moment où il passe de l'allure du pas à celle du trot. Les appuis diagonaux se succèdent sans intervalles, ainsi qu'on le voit sur la

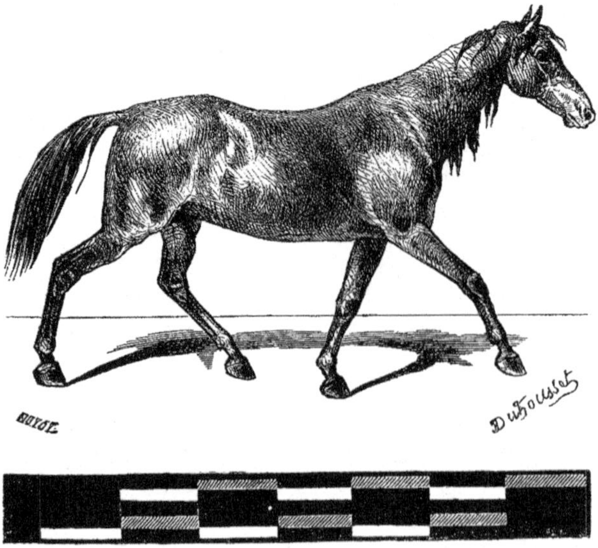

Fig. 48. — Cheval trottant d'une allure basse. L'instant qui correspond à l'attitude représentée sur cette figure est marqué d'un point blanc sur la notation.

notation placée en bas de la figure. C'est d'après cette notation que le cheval a été dessiné.

L'instant que l'artiste a choisi est celui qui, dans la notation, est marqué d'un point blanc. A cet instant, comme la superposition l'indique, le pied antérieur gauche est à la fin de son appui; l'antérieur droit va se poser; le postérieur droit finit son appui; le postérieur gauche va se poser. L'inclinaison des jambes est celle qui correspond à chacune des phases de l'appui et du levé. L'écartement des pieds est celui qu'indiquent les pistes observées sur le sol. Or dans la fig. 48, on voit que le trot est *raccourci* car le pied postérieur, sur le point d'effectuer son posé, n'atteindra pas la place du pied antérieur du même côté.

Le *trot élevé et allongé* est représenté dans la fig. 49 qui a déjà servi à montrer le cavalier et le cheval munis des appareils destinés à inscrire les allures.

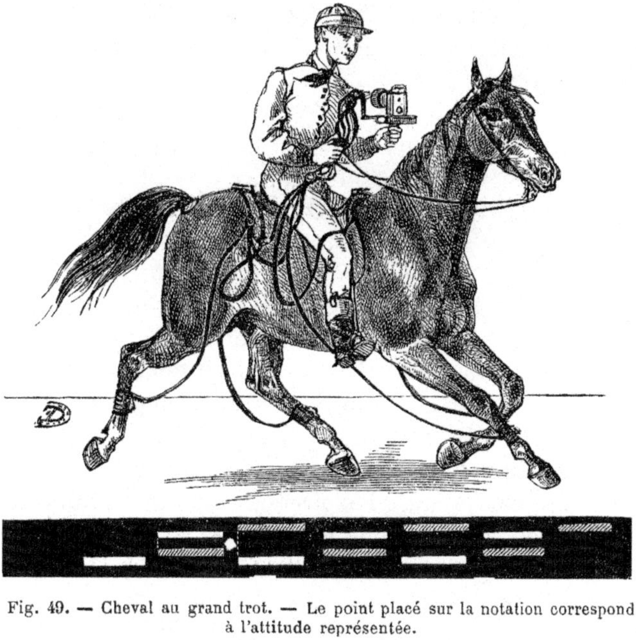

Fig. 49. — Cheval au grand trot. — Le point placé sur la notation correspond à l'attitude représentée.

L'animal est dessiné à l'instant qui, dans la notation, est représenté par un point : c'est-à-dire pendant le temps de suspension, au moment où le bipède diagonal vient d'effectuer son levé et où le bipède diagonal droit va faire sa battue.

DU PAS.

Expériences sur le pas. — Les développements dans lesquels nous sommes entré, à propos de l'analyse d'un tracé du trot, rendront facile l'interprétation de celui du pas qui est représenté fig. 50. Ce tracé a été obtenu sur le même cheval que les précédents.

Si nous prolongeons, par une ligne verticale, les débuts de chacune des courbes, nous aurons la position des battues successives des quatre membres. Comme d'après la grosseur du style employé pour tracer ces courbes, il est facile de reconnaître le pied auquel correspond chacune d'elles, on peut, sur chacune des verticales ainsi prolongées, indiquer par des initiales, le pied qui, à ce moment, opère sa battue. Or, l'ordre de succession des battues est représenté par les lettres AD, PG, AG, PD; c'est-à-dire pieds : *antérieur droit*, *postérieur gauche*, *antérieur gauche*, *postérieur droit*, ce qui est la succession admise par les auteurs.

Reste à déterminer le plus ou moins de régularité dans la succession de ces battues, et la valeur relative des intervalles qui les séparent. Pour cela, il suffit de construire, d'après les courbes enregistrées, la notation du rhythme des appuis de chaque pied. Cette notation, pour la figure 50, montre que l'intervalle qui sépare les battues est toujours le même, et que, par conséquent, le cheval reste appuyé le même temps sur les bipèdes latéraux et sur les bipèdes diagonaux. Mais il n'en est pas toujours ainsi.

Pour faire comprendre les positions successives du centre de gravité, nous exposerons brièvement la manière dont la notation de la figure 50 a été construite. Si l'on abaisse des lignes verticales correspondant à chacune des battues, en commençant par celle du pied antérieur droit qui portera le n° 1, on aura partagé la figure en tranches successives dans lesquelles se trouveront à l'appui, tantôt deux membres du même côté, bipède latéral, tantôt deux membres situés en

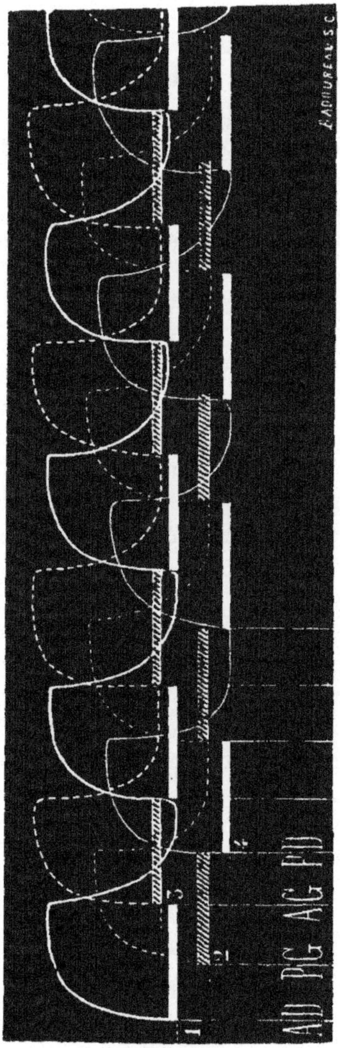

Fig. 50. — Tracés et notations du pas avec égalité des appuis latéraux et diagonaux.

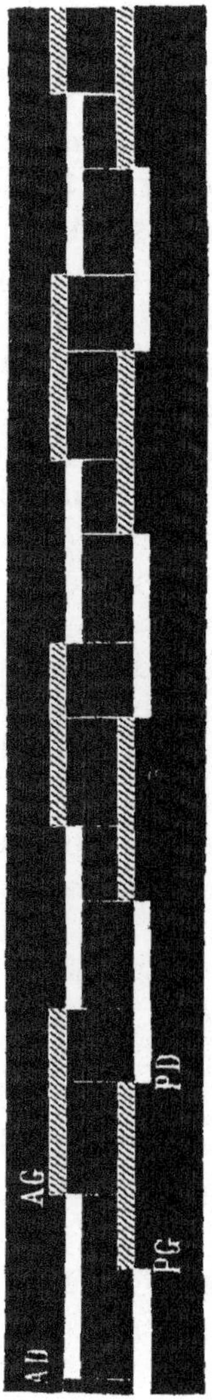

Fig. 51. — Notation du pas avec prédominance des appuis latéraux.

diagonale. Ainsi, de 1 à 2, le cheval reposerait sur le bipède latéral droit ; de 2 à 3, sur le bipède diagonal droit (c'est-à-dire sur celui dans lequel le pied d'avant est le droit); de 3 à 4, sur le bipède latéral gauche; de 4 à 5, sur le bipède diagonal gauche; enfin, de 5 à 6 le cheval se retrouverait, comme au commencement, sur le bipède latéral droit.

Cette expérience se rapporte entièrement à la théorie classique du pas (voy. n° 5 du tableau synoptique), mais certains chevaux marchent un pas assez différent.

La fig. 51 est la notation du pas d'un cheval qui restait plus longtemps sur les appuis latéraux que sur les diagonaux.

D'autres fois l'inverse se produit; dans les transitions du pas au trot, par exemple, nous avons trouvé la durée des appuis diagonaux prédominante.

Cette étude, pour être complète, devrait être faite dans des conditions plus favorables que celles où nous nous sommes trouvé jusqu'ici. Il faudrait pouvoir disposer de chevaux nombreux appartenant à des races différentes, étudier leur marche lorsqu'ils sont tenus en main, montés, attelés; il faudrait faire varier la charge qu'ils portent ou la traction qu'ils développent; opérer tour à tour sur terrain plat ou sur des pentes, etc. Tout cela ne peut être réalisé que par les hommes spécialement intéressés à ces études et placés dans de bonnes conditions pour les entreprendre.

En observant les chevaux de trait, il nous a semblé que dans les descentes, lorsque l'animal doit retenir le poids de la voiture qui tend à le pousser, il peut y avoir à la fois *trois pieds sur le sol.* C'est là ce que Borelli considérait comme le pas normal; on vient de voir, au contraire, que dans le pas franc, il n'y a jamais à la fois que deux pieds sur le sol.

Quant aux *réactions* pendant le pas, elles n'ont pas été représentées sur la figure 50. Nous avons constaté, qu'en général, les réactions de l'avant-main sont seules un peu fortes; il semble, à voir l'extrême faiblesse des mouvements de la croupe, que l'action des membres postérieurs consiste, principalement, en un effet de propulsion en avant, avec très-peu d'impulsion du corps dans le sens vertical. Cela s'accorde avec la théorie assez généralement admise, par laquelle les membres antérieurs n'auraient guère, à l'état normal, que le rôle de supports alternatifs de l'avant-main, tandis qu'aux membres postérieurs appartiendrait l'action propulsive et l'effort de traction développé par l'animal.

La *piste du pas*, d'après Vincent et Goiffon, est analogue à celle du trot, sauf qu'elle présente un moindre intervalle entre deux empreintes successives du même côté.

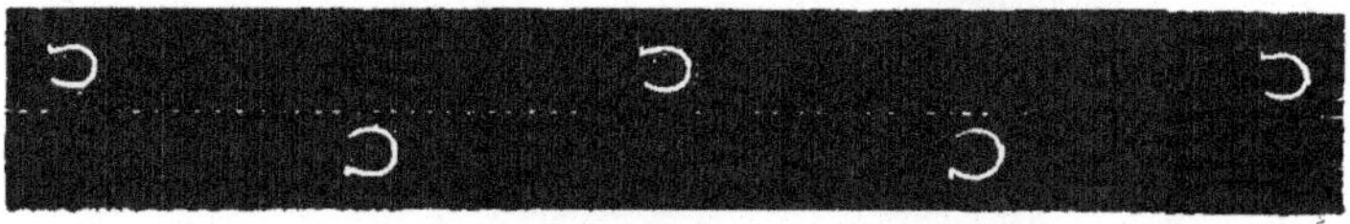

Fig. 52. — Piste du pas, d'après Vincent et Goiffon.

Dans le pas ordinaire, cette distance serait égale à la taille du cheval mesurée au garrot. Comme dans le trot, les empreintes sont doubles dans le pas; celles de droite alternent d'une manière parfaite avec celles de gauche. Ce caractère de la piste du pas ne s'observe du reste que dans certaines conditions de vitesse de l'allure et en terrain plat. Dans une montée, les empreintes des pieds postérieurs restent ordinairement en arrière de celles des pieds d'avant; elles peuvent les dépasser, au contraire, dans les descentes, ce qui donnerait à la piste du pas quelque ressemblance avec celle de l'amble.

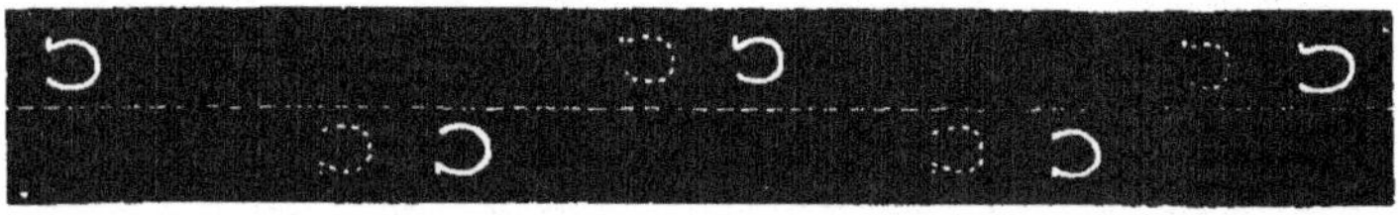

Fig. 53. — Piste de l'amble d'après Vincent et Goiffon; elle ne diffère de celle du pas que par la non superposition des empreintes d'un même côté. Le pied postérieur se pose en avant de l'empreinte antérieure.

Représentation du cheval au pas. — La représentation du cheval au pas a été faite par M. Duhousset dans la fig. 54. L'instant choisi est marqué dans la notation par un point.

Nous ne donnerons pas l'énumération des positions que la notation exprime pour chacun des membres de l'animal à cet instant, nous l'avons déjà fait pour le trot.

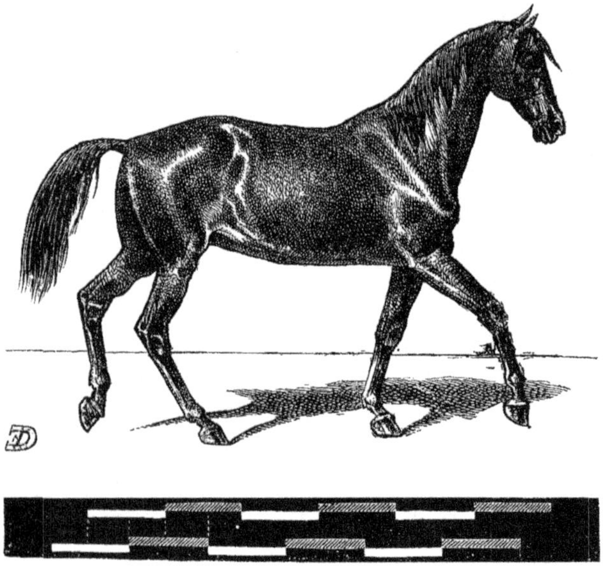

Fig. 54. — Représentation du cheval au pas.

CHAPITRE VI

EXPÉRIENCES SUR LES ALLURES DU CHEVAL (suite).

Expériences sur le galop. — Notation du galop. — Réactions. — Bases de sustentation. — Pistes du galop. — Représentation du cheval au galop et aux différents temps de cette allure.
Transitions, ou passages d'une allure à une autre.
Analyse des allures au moyen de la règle à notation.
Reproduction synthétique des différentes allures du cheval.

DU GALOP.

On désigne sous ce nom plusieurs allures différentes dont le caractère commun est de faire entendre des battues irrégulières à retours périodiques. La plupart des auteurs distinguent trois sortes de galops d'après le rhythme des battues, et les nomment, suivant ce rhythme, galop à *deux*, à *trois* ou à *quatre temps*. La forme la plus ordinaire est le galop à *trois temps ;* nous l'étudierons en premier lieu.

Expériences sur le galop. — La fig. 55 a été obtenue sur un cheval qui galopait à trois temps. A première vue, la notation de cette allure rappelle celle que nous avons représentée à propos du galop humain (fig. 36 p. 141), cette allure que les enfants imitent en gambadant. Il semble qu'on ait obtenu la notation du cheval en superposant deux de ces notations du galop bipède. C'est qu'en effet la comparaison de Dugès est parfaitement juste, même quand elle s'applique au galop.

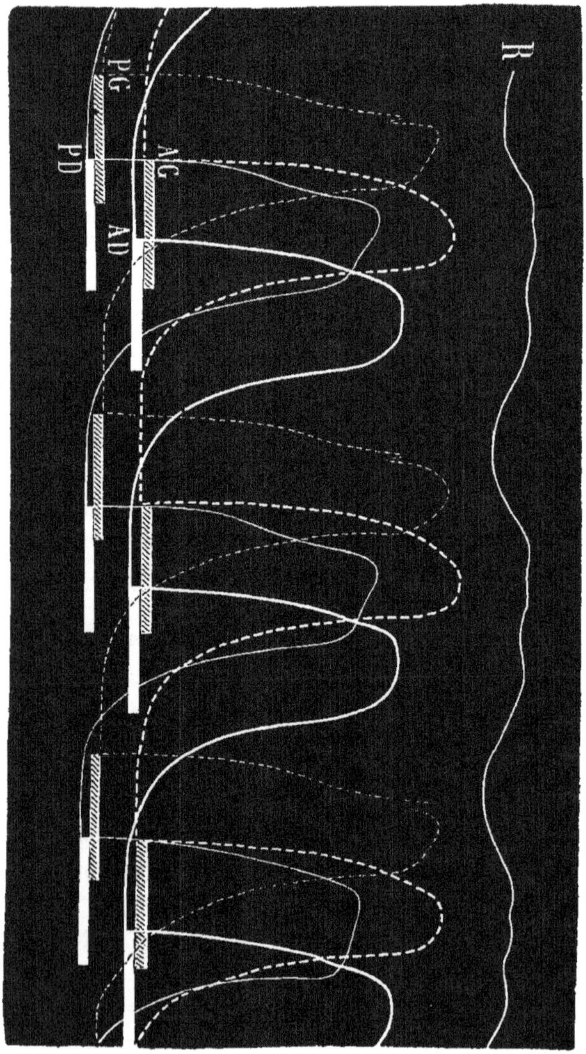

Fig. 55. — Tracés et notation du galop à trois temps. R, courbe des réactions prises au garrot. — Les courbes des appuis des pieds ont une amplitude considérable qui exprime l'énergie des appuis sur le sol. — Le cheval qui a servi à cette expérience galopait à droite comme on le voit d'après la notation.

Analyse du tracé. — Au commencement de la figure, l'animal est suspendu au-dessus du sol; puis, arrive la battue PG qui annonce que le pied postérieur gauche touche terre. C'est le pied diagonalement opposé à celui duquel le cheval galope en avant, et dont la battue AD s'effectuera la dernière.

Entre ces deux battues, et sensiblement au milieu de l'intervalle qui les sépare, s'exécute la battue simultanée des deux pieds du bipède diagonal gauche. La superposition des notations AG, PD, montre bien ce synchronisme.

Dans cette série de mouvements, l'oreille a donc entendu trois *bruits*, à peu près à intervalles égaux. Le premier bruit est produit par un pied d'arrière; le second par un bipède diagonal; le troisième par un pied d'avant.

Entre la battue simple d'avant, qui constitue le troisième bruit, et la première battue du pas de galop qui va suivre, règne un silence dont la durée est sensiblement égale à celle des trois battues prises ensemble; puis la série des mouvements recommence indéfiniment.

A l'inspection des courbes, on voit que la pression des pieds sur le sol doit être bien plus énergique dans le galop que dans les autres allures déjà représentées, car la hauteur des courbes est notablement plus grande que pour le trot, et surtout pour le pas. En effet, l'animal doit non-seulement supporter le poids de son corps, mais lui imprimer de violentes impulsions. C'est à la première battue que semble appartenir l'énergie la plus grande. A ce moment, le corps, un instant détaché du sol, retombe et c'est un seul pied qui soutient ce choc.

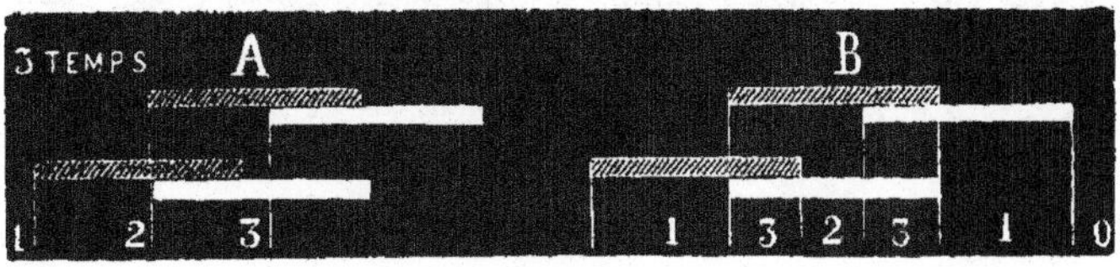

Fig. 56. — Galop à trois temps. A, indication des trois temps; B, indication du nombre des pieds qui forment l'appui du corps à chaque instant du galop à trois temps.

Si l'on veut se rendre compte des *appuis* successifs qui soutiennent le corps pendant chacun des pas de galop, il suffit de partager la durée de ce pas en instants successifs dans lesquels le corps est tantôt supporté par un ou plusieurs pieds, et tantôt suspendu. La notation figure 56 permet de suivre, en A, la succession des battues et montre, en B, la succession des membres qui viennent à l'appui.

Si l'on cherche quelles sont les *réactions* qui se produisent au garrot, on les voit représentées figure 55 (ligne supérieure R). On constate un soulèvement onduleux qui dure pendant tout le temps où l'animal touche le sol; dans ce soulèvement, s'entrevoient les effets des trois battues qui y impriment une triple ondulation. Le minimum d'élévation de la courbe correspond, comme dans le trot, au moment où les pieds ne touchent pas le sol. Ce n'est donc pas non plus une projection du corps en l'air qui constitue le temps de suspension dans le galop. Enfin, en comparant les réactions du galop à celles du trot, figure 45, on voit que, dans le galop, les soulèvements et abaissements se font d'une façon moins brusque. Ces *réactions* sont donc moins dures au cavalier, quoiqu'elles puissent, d'une manière absolue, présenter une amplitude plus grande.

Piste du galop à trois temps. — D'après de Curnieu cette piste est la suivante.

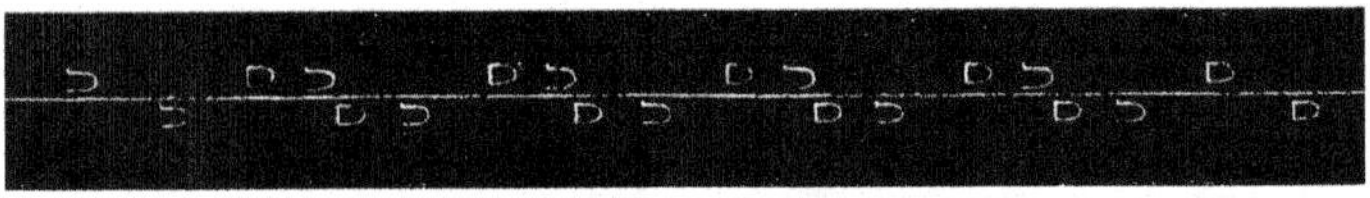

Fig. 57. — Piste du galop à trois temps raccourci. Les pieds postérieurs dont les empreintes ont la forme d'un U prennent terre en avant des empreintes des pieds d'avant. On a représenté ces dernières avec la forme d'un O.

La piste du galop varie suivant la vitesse de cette allure. Dans le galop *raccourci* des manéges, les pieds d'arrière laissent leur empreinte en arrière des pieds antérieurs; dans le galop rapide, au contraire, ils viennent en avant des empreintes des pieds antérieurs. Tel cheval, dans l'allure de manége, galope presque sur place, qui, lancé au galop de course, couvre un espace énorme. D'après de Curnieu, le fameux *Eclipse* couvrait 22 pieds anglais. Voici la piste que laissait sur le sol ce galop si rapide.

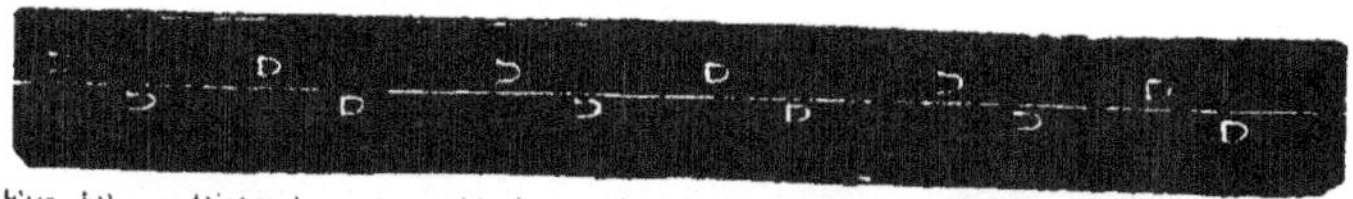

Fig 58. — Piste de galop d'*Eclipse* d'après de Curnieu. Les empreintes des pieds d'arrière se portent très-loin en avant de celles des pieds antérieurs.

Représentation du cheval au galop. — Pour cette représentation, nous donnerons trois attitudes très-différentes les unes des autres et correspondant à peu près aux trois temps de cette allure.

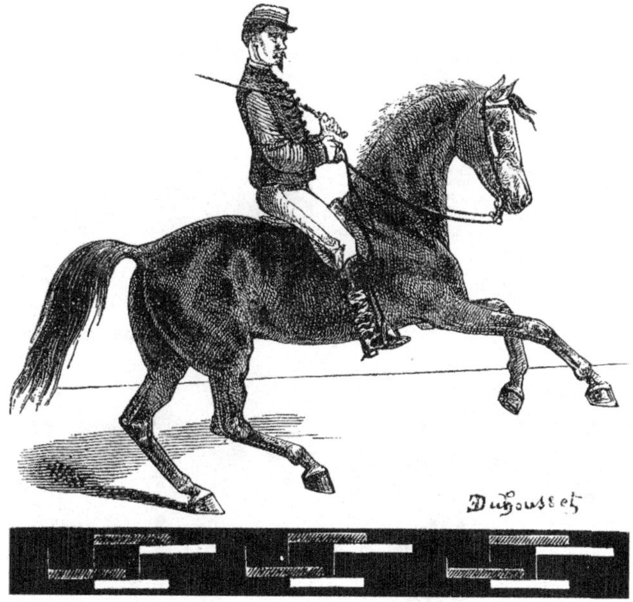

Fig. 59. — Cheval au 1er temps du galop à droite. Appui exclusif du pied gauche postérieur. Le point blanc, dans la notation, correspond à l'instant pendant lequel le cheval a été représenté.

Au 1er temps, fig. 59, appui exclusif du pied postérieur sur lequel le cheval vient de retomber.

Au 2me temps, fig. 60, le bipède diagonal gauche vient d'effectuer sa battue, le pied antérieur droit va se poser sur le sol, le postérieur gauche vient de se lever.

Le 3e temps du galop a été, comme les autres, dessiné,

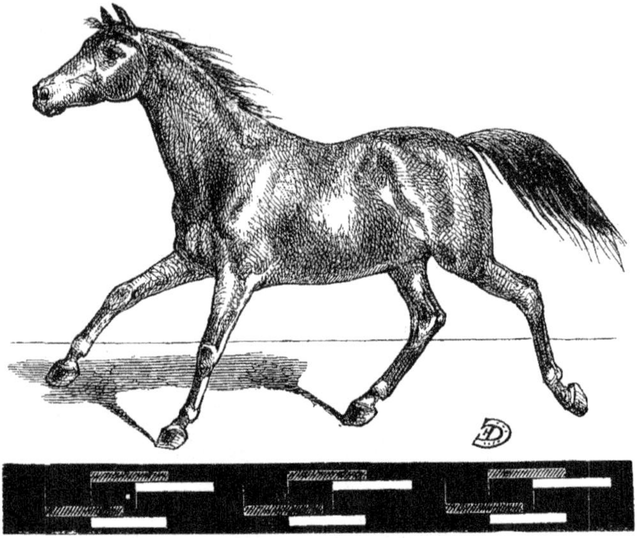

Fig. 60. — Cheval au 2e temps du galop à droite.

d'après la notation, par M. Duhousset, le moment choisi est celui où le pied droit seul repose sur le sol et va s'enlever à

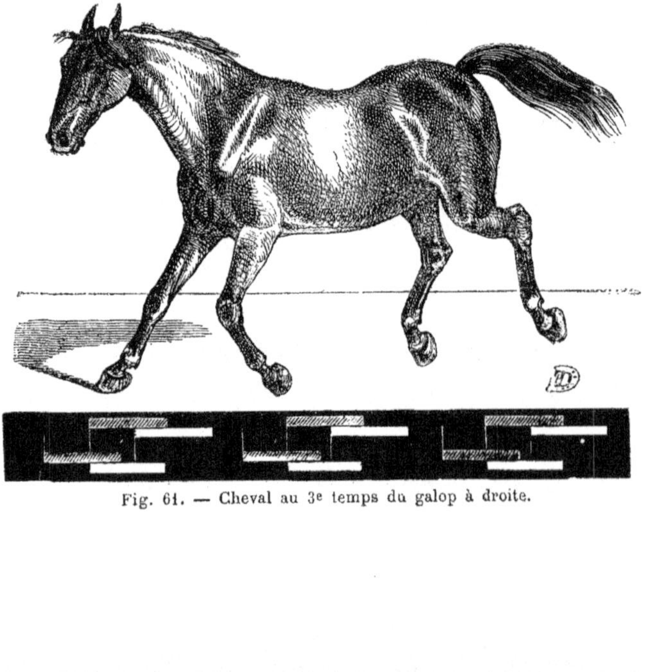

Fig. 61. — Cheval au 3e temps du galop à droite.

son tour. La figure qui le représente est assez étrange; l'œil est peu habitué à voir ce temps du galop qui est sans doute très-bref. En présence de cette figure disgracieuse, on est tenté de dire avec de Curnieu : « le domaine de la peinture est ce qu'on voit et non ce qui a lieu réellement. »

Le galop à *quatre temps* ne diffère de celui qui vient d'être décrit que sur ce point, que les battues du bipède diagonal,

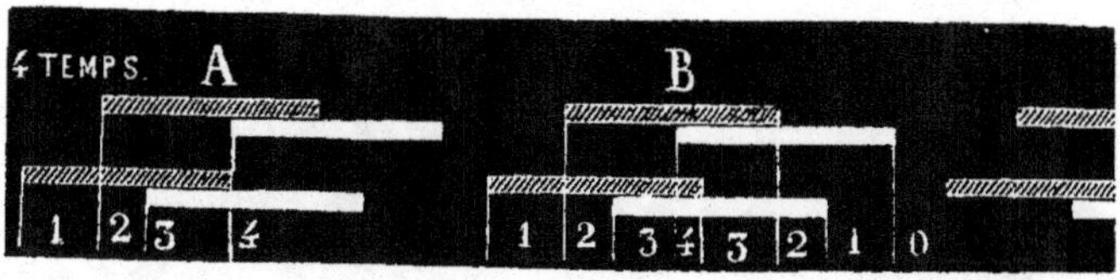

Fig. 62. — Notation du galop à quatre temps. A, détermination de chacun des temps successifs. B, détermination du nombre des pieds qui supportent le corps à chaque instant.

qui constituent le second temps, se désunissent et donnent des bruits distincts; on en voit un exemple dans la figure 62.

D'après cette notation, le corps, d'abord suspendu, est porté successivement sur un pied, sur trois, sur deux, sur trois et sur un, après quoi une nouvelle suspension recommence.

Du galop de course. Cette allure si rapide ne pouvait plus être étudiée à l'aide des appareils que nous avons employés jusqu'ici. Un enregistreur spécial et des appareils explorateurs nouveaux ont dû être construits.

Pour laisser entièrement libres les deux mains du cavalier, l'enregistreur a été renfermé dans une boîte plate qui, à l'aide de bretelles, s'attache sur le dos de l'écuyer comme le sac d'un soldat. Nous n'entreprendrons pas la description détaillée de cet instrument qui portait cinq leviers traçant, sur une glace enfumée, les courbes de l'action des quatre membres, et les réactions du garrot. La violence des battues sur le sol est telle qu'elle eût brisé du premier coup les explorateurs précédemment employés. Nous leur en avons substitué d'autres formés d'un tube de cuivre dans lequel se meut un piston de plomb suspendu entre deux ressorts boudins. Les secousses imprimées à ce piston produisent, à chaque battue, un effet de pompe à air qui agit sur les enregisteurs.

Une boule de caoutchouc que l'on peut, au besoin, serrer entre les dents, met l'enregistreur en marche et permet de recueillir le tracé au moment convenable.

Grâce à l'obligeance de M. H. Delamarre qui a mis à notre disposition ses écuries de Chantilly nous avons pu recueillir des tracés de l'allure de course. Voici la notation de ces tracés.

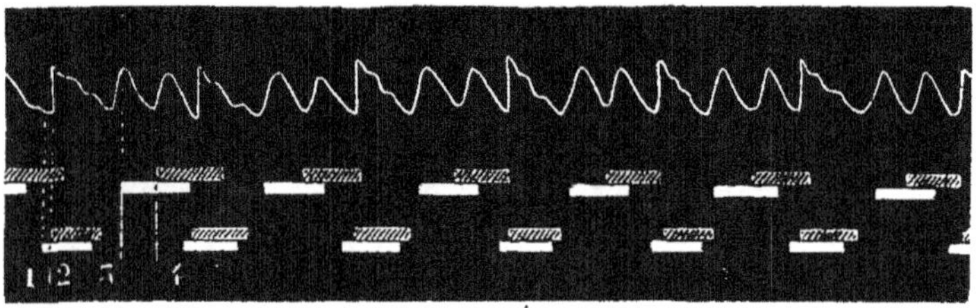

Fig. 63. — Notation du galop de course; réactions de cette allure.

On voit que cette allure est en réalité un galop *à quatre temps*. Les battues postérieures toutefois se suivent à si courts intervalles que l'oreille n'en entend qu'une seule ; mais les battues d'avant sont notablement plus dissociées et peuvent être entendues séparément. Un autre caractère du galop de course, c'est que le plus long silence a lieu pendant la durée des appuis postérieurs. Le temps de suspension semble être extrêmement bref.

Pour tirer tout le parti possible de ces expériences, il faudrait les répéter sur un grand nombre de chevaux et chercher s'il n'existe pas quelque relation entre le rhythme des battues et les autres caractères de la course. Nous laissons cette tâche aux hommes qui s'occupent particulièrement de l'étude du cheval.

Ajoutons, pour terminer, que les *réactions*, dans le galop de course, reproduisent assez exactement le rhythme des battues. Ainsi, on observe, au moment de l'appui presque synchrone de deux membres postérieurs, une réaction vibrante et prolongée après laquelle se produisent successivement deux réactions moins brusques dont chacune correspond à la battue d'un des membres antérieurs.

La ligne placée en haut de la fig. 63, est le tracé des réactions du garrot. Cette courbe placée au-dessus de la notation permet, d'après la superposition de ses divers éléments, de reconnaître à quelle battue des membres correspond chacune des réactions.

DES TRANSITIONS ENTRE LES DIFFÉRENTES ALLURES

C'est une grande difficulté pour un observateur que de saisir comment se fait le passage d'une allure à une autre. La méthode graphique fournit un moyen très-facile de suivre ces transitions ; ce ne sera peut-être pas un des moindres avantages de l'application de cette méthode à l'étude des allures du cheval.

Pour bien comprendre ce qui se passe dans les transitions, il faut revenir à la comparaison de Dugès et se représenter deux marcheurs qui se suivent au pas, au trot ou au galop. Dans les allures soutenues, ces deux marcheurs présentent un rhythme constant dans la relation de leurs mouvements, tandis que dans les transitions, le marcheur d'arrière ou celui d'avant, suivant le cas, précipite ou ralentit ses mouvements de manière à changer le rhythme des battues. Des exemples rendront l'explication plus claire.

Les principales transitions sont représentées page 181.

La figure 64 est la notation d'une *tansition du pas au trot*.

Le caractère dominant de cette transition, indépendamment de l'augmentation de rapidité des mouvements, consiste en ce que les battues postérieures gagnent de vitesse sur les battues antérieures, de sorte que la battue postérieure gauche P G, par exemple, qui, pendant le pas, s'effectuait sensiblement au milieu de la durée de l'appui du membre antérieur droit A D, arrive graduellement à coïncider avec le début de l'appui A D, et avec la battue elle-même, quand le trot est établi.

La figure 65 indique au contraire la *transition du trot au pas*. On y voit, par un phénomène inverse, les battues diagonales, synchrones d'abord, se dissocier de plus en plus.

Une ligne ponctuée, qui réunit les battues diagonales gauches, est verticale au commencement de la figure, dans la partie qui correspond à l'allure du trot ; peu à peu cette ligne devient oblique, annonçant que le synchronisme disparaît. Le sens de l'obliquité de cette ligne montre que c'est l'arrière-main qui retarde dans le passage du trot au pas.

Dans le *passage du trot au galop*, la transition est très-curieuse ; elle est représentée dans la notation fig. 66. On y voit, dès le début de la figure, que le trot est un peu décousu ; la ligne ponctuée qui réunit les battues diagonales gauches A G, P D, est déjà un peu oblique et accuse un léger retard du pied postérieur. Cette obliquité va toujours en augmentant, mais pour le bipède diagonal gauche seulement ; le bipède diagonal droit A D, P G reste uni, même après l'établissement du galop. La transition du trot au galop se fait non-seulement par le retard du pied postérieur, mais par l'avance du pied antérieur, de sorte que deux des battues diagonales, qui dans le trot étaient synchrones, laissent entre elles le plus grand intervalle : celui qui, dans le *galop ordinaire*, constitue le grand silence. Un changement inverse produit la *transition du galop au trot*, ainsi qu'on le voit dans la figure 67.

La transition du galop à quatre temps au galop à trois temps se fait par une anticipation croissante des battues de l'arrière main.

ÉTUDE SYNTHÉTIQUE DES ALLURES DU CHEVAL.

La méthode analytique à laquelle nous avons recouru jusqu'ici pour la description des allures du cheval peut avoir laissé bien des côtés obscurs dans cette question délicate. Nous espérons les éclaircir en recourant à la méthode synthétique.

En traçant, au début de cette étude, le tableau synoptique des diverses allures, nous avons classé leurs notations en une série naturelle dont le premier terme est l'amble et dans laquelle la différence entre une allure et la suivante

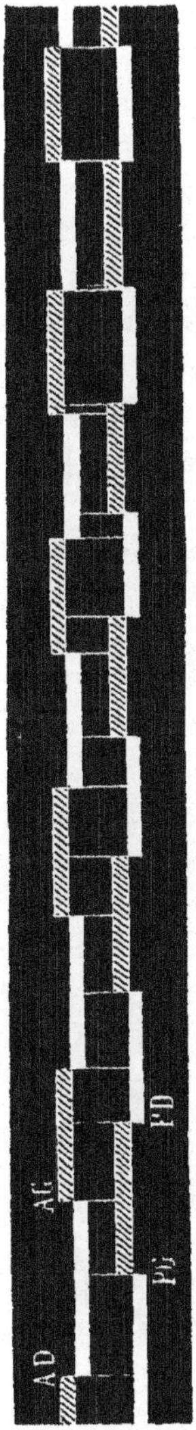

Fig. 64. Transition du pas au trot.

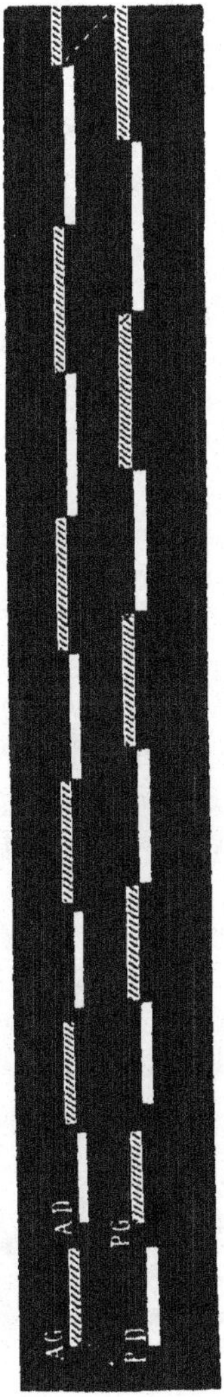

Fig. 65. Transition du trot au pas.

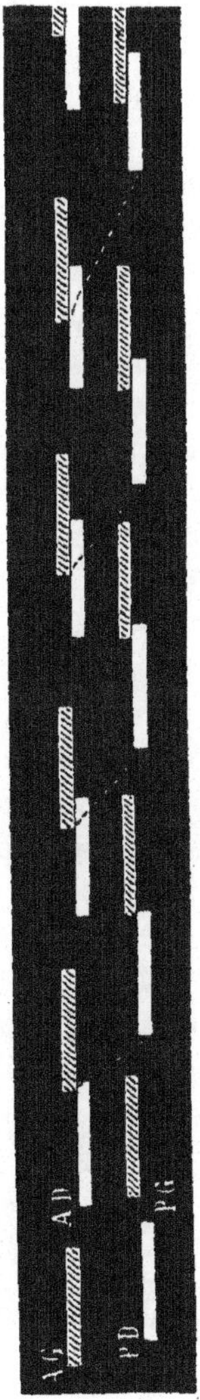

Fig. 66. Transition du trot au galop.

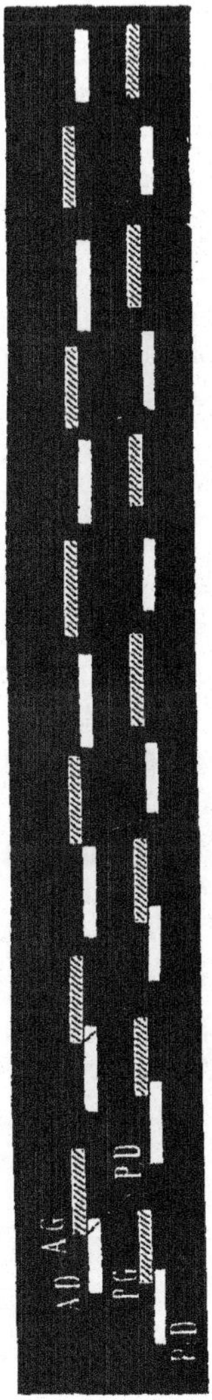

Fig. 67. Transition du galop au trot.

consiste en une anticipation de l'action des membres postérieurs. Cette transition est justement celle qu'on observe chez les animaux. Un dromadaire, par exemple, dont l'allure normale est l'amble rompu (1), nous a fourni toute la série des notations qui, dans notre tableau synoptique, séparent le nº 2 du nº 8. Lorsque en pressant sa marche nous l'avons forcé à prendre le trot, l'animal a d'abord rompu son amble d'une manière exagérée, puis a pris le pas, ensuite un trot décousu qui est bientôt devenu un trot franc.

On vient de voir que les transitions dans les allures du cheval se font dans le même ordre, lorsque l'animal passe du pas au trot.

Quand un cheval ralentit son mouvement, c'est dans l'ordre inverse que se font ses changements d'allures; elles se succèdent en remontant la série représentée sur le tableau.

L'anticipation plus ou moins grande de l'action des membres postérieurs est représentée, dans le tableau, par un glissement de notation vers la gauche de la figure. Ce glissement fictif peut devenir réel au moyen d'un petit appareil qui permet de comprendre et d'expliquer très-simplement la formation des diverses allures.

Il consiste en une petite règle assez analogue à la règle à calculer, et qui porte les notations des quatre membres sur quatre petites règlettes qui peuvent glisser les unes à côté des autres et se grouper dans des rapports variés.

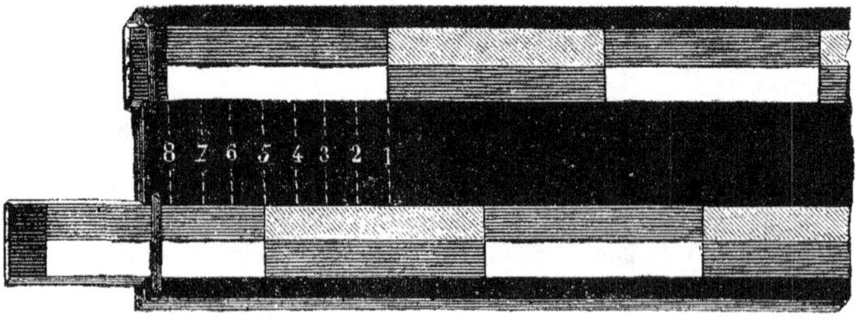

Fig. 68. — Règle à notations pour représenter les différentes allures du pas.

(1) Grâce à l'obligeance de M. Geoffroy St-Hilaire, directeur du jardin d'acclimatation, nous avons pu étudier les allures des différents quadrupèdes et en particulier celle du grand dromadaire que le ardin possède.

Les figures 68 et 69 montrent la disposition de ce petit instrument.

Qu'on imagine une règle de bois noir creusée de quatre rainures étroites dans lesquelles glissent des règlettes alternativement blanches et noires ou grises et noires afin de figurer la notation de l'amble comme dans le n° 1 du tableau.

Si nous poussons vers la gauche les deux règlettes inférieures d'un mouvement simultané, fig. 68, nous formerons, suivant l'étendue du déplacement, l'une ou l'autre des notations du tableau des allures régulières. Une série de repères 1, 2, 3, 4, etc., en face desquels on amène la battue postérieure gauche permet de former sans tâtonnement une notation quelconque.

Pour former les notations du galop, il faut déplacer l'une par rapport à l'autre, les règlettes qui correspondent aux membres antérieurs de manière à les faire chevaucher l'une sur l'autre comme cela se voit dans la notation fig. 69.

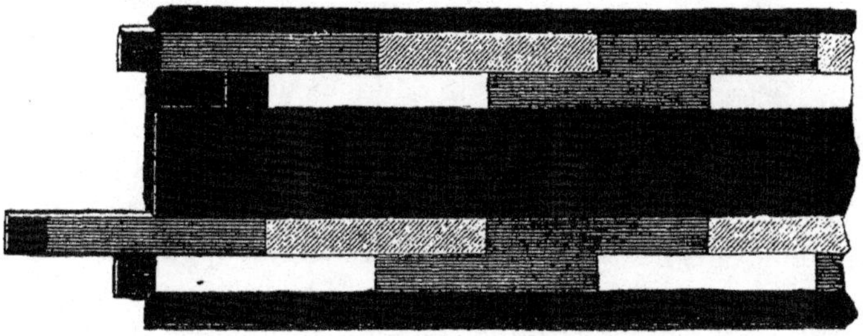

Fig. 69. — Règle à notation formant l'allure du galop à 3 temps.

Voici quel est l'avantage de la règle à notation.

Quand on s'est assuré qu'une allure est régulière, il suffit d'examiner les battues des deux pieds droits, par exemple, pour construire la notation toute entière. En effet suivant que la battue d'arrière est synchrone avec celle d'avant, ou qu'elle la précède d'un quart, de moitié, des trois quarts ou de toute la durée d'un appui, on place les deux règlettes inférieures dans la position qu'elles doivent occuper, et la notation se trouve construite naturellement; elle indique les rhythmes des battues, la durée des appuis latéraux et diagonaux, etc. Il en est de même pour la construction des notations du galop.

L'artiste qui veut représenter un cheval à un instant quelconque d'une allure peut facilement déterminer l'attitude correspondante. Il forme, sur la règle, la notation de l'allure que le cheval doit avoir. Puis, sur la longueur qui correspond dans cette notation à la révolution d'un pas, il tire une ligne verticale et un point quelconque. Cette ligne correspond à un certain instant du pas. Or, comme on peut, sur la longueur qui correspond à un pas, tracer sur la règle un nombre indéfini de lignes verticales, il s'ensuit que l'artiste peut choisir dans la durée d'un pas, à une allure quelconque, un nombre indéfini d'attitudes différentes.

Supposons ce choix fait, et qu'il s'agisse de l'allure du pas (fig. 68) et dans cette allure, que le peintre veuille représenter l'instant qui est marqué par la ligne verticale 7. La notation lui apprendra qu'à cet instant, le pied antérieur droit est au commencement du posé, que l'antérieur gauche est par conséquent au commencement du levé, que le postérieur droit est près de la fin de son appui, enfin que le postérieur gauche est près de la fin de son levé.

Il suffira, pour représenter exactement l'animal, de connaître l'attitude de chaque membre antérieur ou postérieur aux différents instants de son posé et de son appui, ce qui est relativement facile. Mais l'artiste guidé par cette méthode évitera à coup sûr les attitudes fausses qui rendent si souvent les chevaux qu'il représente absolument invraisemblables.

FIGURES SCHÉMATIQUES DES ALLURES DU CHEVAL.

M. Mathias Duval a entrepris de faire, pour la locomotion du cheval, une série de tableaux qui, vus au phénakisticope, représentent l'animal en mouvement et aux diverses allures. Cet ingénieux physiologiste a eu l'idée de reproduire sous une forme animée, pour ainsi dire, ce que la notation des allures donne à l'état de rhythme. Voici la disposition qu'il a employée. Il a dessiné d'abord une série de figures de cheval prises aux divers instants d'un pas de l'amble. Seize figures successives permettent de représenter la série des positions que chaque membre prend successivement dans un pas de cette allure. Placée dans l'instrument, la bande de papier qui porte cette série d'images donne à l'œil l'apparence d'un cheval qui marche l'amble.

Or nous avons dit que toutes les allures marchées peuvent être considérées comme dérivant de l'amble avec une anticipation plus ou moins grande de l'action des membres postérieurs. Cette anticipation, M. Duval la réalise dans ses tableaux de la manière suivante. Chaque planche sur laquelle est dessinée la série des images de cheval à l'amble est formée de deux feuilles superposées. Celle du dessus est fenêtrée de façon que chacun des chevaux est dessiné à moitié sur cette feuille et à moitié sur celle qui est placée au-dessous. L'arrière-main par exemple étant dessinée sur la feuille du dessus, l'avant-main est dessinée sur la feuille du dessous et est visible par la fenêtre taillée dans la feuille supérieure. Supposons qu'on fasse glisser la feuille supérieure de l'intervalle qui sépare deux figures du cheval, on aura une série d'images dans lesquelles l'avant-main sera en retard d'un temps sur l'arrière-main. On reproduira ainsi, sous forme de figures, ce qu'on obtient sous forme de notation en faisant glisser d'un degré les deux règlettes inférieures de la règle à notation. Et comme ce glissement d'un degré, pour chacun des mouvements de l'arrière-main, donne la notation de l'amble rompu, on obtiendra, dans les figures dessinées, la série des positions successives d'un pas de l'amble rompu. Si le glissement est d'un plus grand nombre de degrés on aura la série des attitudes du cheval dans la marche au pas. Un glissement plus grand encore donnera la série des attitudes dans le trot.

Dans tous les cas, ces figures placées dans l'instrument donnent l'illusion complète et font voir un cheval qui va l'amble, le pas ou le trot suivant le cas. Enfin, si l'on gradue la vitesse de rotation de l'instrument, on rend plus ou moins rapides les mouvements que l'animal paraît exécuter, cela permet à l'observateur peu exercé de s'apprendre à suivre la série des positions des membres à chaque allure et le rend bientôt capable de suivre, sur l'animal vivant, la série des mouvements qui paraissent au premier abord d'une confusion absolue.

Nous espérons que ces planches encore un peu défectueuses seront bientôt assez parfaites pour être d'une utilité réelle à tous ceux qui s'occupent de la représentation artistique du cheval.

Après ces études sur la locomotion terrestre, nous devrions exposer le mécanisme de la *locomotion aquatique*. De récentes expériences de M. Ciotti ont grandement éclairé la fonction propulsive de la queue des poissons ; non pas qu'elles aient renversé la théorie admise depuis Borelli sur le mécanisme de la natation, mais elles ont fait entrer cette question dans une voie nouvelle, celle de la reproduction synthétique de ce phénomène. Cette méthode permettra certainement de déterminer, avec une précision inconnue jusqu'ici, le travail moteur et le travail résistant dans la locomotion aquatique. Il est utile d'attendre les résultats des expériences qui sont en voie d'exécution et qui devront profiter également aux mécaniciens et aux physiologistes.

LIVRE TROISIÈME

LOCOMOTION AÉRIENNE

CHAPITRE I

DU VOL DES INSECTES

Fréquence des battements de l'aile de l'insecte pendant le vol ; détermination acoustique; détermination graphique. — Influences qui modifient la fréquence des mouvements de l'aile. — Synchronisme de l'action des deux ailes. — Détermination optique des mouvements de l'aile; sa trajectoire ; ses changements de plan. — Sens du mouvement de l'aile.

Dans la locomotion terrestre, nous avons pu mesurer expérimentalement la pression développée par les pieds sur le sol; nous en avons déduit l'intensité des réactions imprimées au corps de l'animal. Ces deux actes se prêtaient également bien aux mesures directes. Dans le problème qui va nous occuper, les conditions sont bien différentes. L'air fournit un point d'appui aux ailes qui le frappent, mais c'est un point d'appui qui cède à chaque instant, ce n'est même qu'en raison de la vitesse avec laquelle il est déplacé que l'air résiste au choc de l'aile. Il faudra donc, dans l'étude du vol, connaître le mouvement de l'aile avec toutes les phases de sa vitesse, pour pouvoir estimer la résistance que l'air présente à cet organe. Les questions à résoudre se poseront dans l'ordre suivant :

1° Quelle est la fréquence des mouvements de l'aile chez les insectes?

2° Quelles sont les différentes positions successives que l'aile occupe pendant sa révolution complète?

3° Comment se développe la force motrice qui soutient et transporte le corps de l'animal?

I. *Fréquence des mouvements de l'aile chez les insectes.* — La fréquence des mouvements de l'aile varie suivant les espèces. L'oreille entend un son aigu pendant le vol des moustiques et de certaines mouches; le son est plus grave pour le vol de l'abeille ou du bourdon; plus grave encore pour les macroglosses et les sphynx. Quant aux autres lépidoptères, ils ont, en général, un vol silencieux à cause de la rareté des battements de leurs ailes.

Plusieurs naturalistes ont essayé d'estimer la fréquence du battement des ailes d'après la tonalité du son que produit l'animal en volant. Mais pour que cette détermination présentât toute sa valeur, il faudrait qu'il fût bien établi que le son rendu par le vol tient exclusivement à la fréquence des mouvements de l'aile, de même que le son d'un diapason tient à la fréquence de ses vibrations. Or, les opinions varient sur ce sujet : certains auteurs ont pensé que, pendant le vol, il se produit un mouvement de l'air à travers les stigmates de l'insecte et que le son qui se produit tient à ces mouvements alternatifs.

Sans partager cette opinion que bien des faits nous semblent démentir, nous croyons cependant que la méthode acoustique est insuffisante à fournir l'estimation de la fréquence des mouvements de l'aile. La raison qui nous ferait rejeter son emploi, c'est que la tonalité du son produit par l'insecte qui vole varie sous d'autres influences que les changements dans la fréquence des battements de l'aile.

Lorsqu'on observe le bourdonnement d'un insecte qui vole avec une rapidité uniforme, on s'aperçoit que la tonalité ne reste pas constamment la même. Quand l'insecte se rapproche de l'oreille, la tonalité s'élève; elle s'abaisse quand il s'éloigne. Il arrive quelque chose d'analogue lorsqu'on fait rapidement passer devant l'oreille un diapason en vibration : le son rendu s'élève, puis s'abaisse, et la différence peut atteindre un quart de ton et même un demi-ton. Il faudrait donc avoir soin que l'insecte sur lequel on expérimente soit toujours à la même distance de l'observateur. Ce phénomène perturbateur ne présente, du reste, aucune difficulté d'interprétation ; l'acousticien allemand Pisko l'a parfaitement expliqué. Sans doute, les vibrations se reproduisent toujours après le même intervalle de temps ; lorsqu'une lame vibrante reste à la même distance de l'oreille, il faut à ses vibrations le même temps pour parvenir jusqu'à nous, et le phénomène, uniforme pour l'instrument, est uniforme aussi pour notre organe. Au contraire, si l'instrument se rapproche brusquement, la vibration qui se produit à cet instant a moins de chemin à parcourir pour venir frapper notre tympan ; elle est donc plus rapprochée de celle qui la précède, et le son gagne en acuité. Si l'instrument s'éloigne, les vibrations s'espacent davantage et le son devient plus grave. Tout le monde a pu remarquer, en voyageant en chemin de fer, que si une locomotive marchant en sens inverse passe en sifflant, l'acuité du son de cette locomotive s'élève tant que la machine se rapproche, tandis que le son devient plus grave quand le croisement s'est effectué et que le sifflet s'éloigne rapidement.

En somme, il est bien difficile d'estimer, d'après la tonanité du son que produit un insecte en volant, la fréquence absolue des battements de ses ailes. Cela tient d'une part au peu de fixité de la tonalité du son qui se produit alors, et qui, suivant la rapidité ou la direction du vol, passe à chaque instant du grave à l'aigu. En outre, il est difficile d'assigner la part qui revient à chacune des ailes dans la production du son. Enfin on peut se demander si l'aile d'un insecte, dans sa révolution, ne subit pas, par ses frôlements sur l'air dans lequel elle s'agite, des vibrations sonores beaucoup plus nombreuses que chacune des révolutions complètes qu'elle accomplit.

La méthode graphique fournit une solution simple et précise de la question qui nous occupe ; elle permet d'évaluer, à un battement près, le nombre des mouvements que l'aile d'un insecte produit à chaque seconde.

Expérience. — Sur un cylindre, on étend une feuille de papier que l'on noircit à la fumée d'une bougie. Ce cylindre tourne uniformément sur lui-même avec une vitesse d'un tour en une seconde et demie.

On prend alors, avec une pince délicate, l'insecte dont on veut étudier les mouvements alaires au point de vue de la fréquence, et, saisissant l'animal par la partie inférieure de l'abdomen, on le place de telle sorte que l'une des ailes, à chacun de ses mouvements, vienne légèrement frôler contre le papier noirci. Chacun de ces contacts enlève le noir de fumée qui recouvrait le papier, et comme le cylindre tourne, des points nouveaux se présentent sans cesse au devant de l'aile de l'insecte. On obtient ainsi une figure d'une régularité parfaite si l'insecte a été maintenu dans une position bien fixe. Ces figures, dont nous donnons quelques types, diffèrent suivant que le contact de l'aile avec le papier a été plus ou moins étendu. Si le contact est très-léger, on obtient une série de points ou de courtes hâchures comme dans la figure 70.

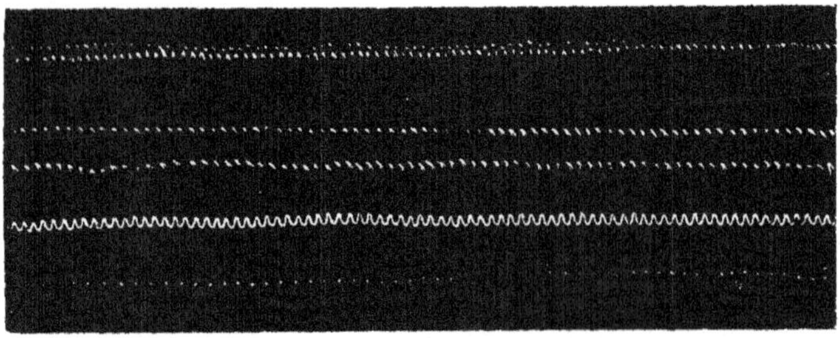

Fig. 70. — Montrant la fréquence des battements de l'aile chez un bourdon (les trois lignes supérieures) et chez une abeille (la ligne ponctuée inférieure). — La quatrième ligne est produite par les vibrations d'un diapason muni d'un style qui exécute 250 vibrations doubles par seconde.

Il est facile, sachant que le cylindre fait un tour en une seconde et demie, de voir combien de révolutions de l'aile sont ainsi notées sur la circonférence totale du cylindre. Mais il est encore plus commode et plus sûr de se servir du diapason chronographe, et d'enregistrer, à côté de la figure tracée par l'insecte, les vibrations du style dont ce diapason est muni.

La figure 70 montre, à côté du graphique produit par l'aile d'un bourdon, celui des vibrations d'un diapason qui, 250 fois à chaque seconde, exécute une double oscillation. Le diapason servant à évaluer les durées qui correspondent à une longueur quelconque du graphique, permet de constater que l'aile du bourdon exécutait 240 à 260 révolutions complètes par seconde.

Influences qui modifient la fréquence des mouvements de l'aile. Ce qu'on sait de l'influence des résistances sur la rapidité des mouvements que produisent les animaux devait faire penser que l'aile qui frotte sur le cylindre n'a pas la rapidité normale de ses mouvements, et que ses révolutions sont d'autant moins nombreuses que le frottement est plus fort. L'expérience a confirmé ces vues. Un insecte exécutant les mouvements du vol en frottant assez fortement son aile sur le papier a fourni 240 mouvements par seconde; en diminuant de plus en plus les contacts de l'aile avec le cylindre, on obtint des nombres de plus en plus grands : 282, 305 et 321. Ce dernier chiffre doit exprimer sensiblement la vitesse de l'aile qui se meut en liberté, car le graphique ne s'accusait plus que par une série de points à peine visibles. Au contraire, en frottant plus fortement on voyait retomber la fréquence des mouvements de l'aile à 240 et même au-dessous.

Une autre cause de modification, dans la fréquence des mouvements de l'aile des insectes, c'est l'*amplitude* même de ces mouvements. On doit rapprocher cette cause de la précédente, car il est naturel d'admettre que les grands mouvements rencontrent, dans la résistance de l'air, plus d'obstacle que les petits.

Quand on tient une mouche ou un bourdon au bout de sa pince, on voit que l'animal exécute parfois de grands mouvements de vol : on entend alors un son grave; tandis que parfois son aile n'est animée que d'un très-léger frémissement qui rend au contraire un son fort aigu. Ce que l'oreille révèle sur la différence de fréquence des battements que l'animal peut imprimer à ses ailes, lorsque rien n'entrave leurs mouvements, est entièrement confirmé par les expériences que nous avons faites au moyen du graphique. Saisissant les moments de grand vol ou de frémissement alaire, on enregistre ces deux sortes de mouvements et l'on trouve que la fréquence varie dans des limites très-étendues, à peu près dans le rapport de 1 à 3; la moindre fréquence appartenant aux mouvements de grande amplitude.

Les *différentes espèces* d'insectes sur lesquelles nous avons expérimenté, ont présenté aussi de très-grandes variations dans la fréquence des mouvements de leurs ailes. Nous avons cherché autant que possible à comparer ces espèces entre elles dans des conditions semblables, c'est-à-dire pendant le grand vol, avec peu de frottement de l'aile sur le cylindre. Voici les chiffres obtenus comme expression du nombre des mouvements de l'aile à chaque seconde dans différentes espèces :

Mouche commune	330
Bourdon	240
Abeille	190
Guêpe	110
Macroglosse du caille-lait	72
Libellule	28
Papillon (Piéride du chou)	9

Synchronisme de l'action des deux ailes. En tenant convenablement l'insecte, on peut faire frôler à la fois les deux ailes sur le cylindre. On voit alors, d'après le tracé, que les deux ailes agissent synchroniquement et que toutes deux exécutent le même nombre de mouvements.

Du reste, on peut se convaincre qu'il existe une sorte de solidarité nécessaire entre les mouvements des deux ailes. Sur un insecte récemment tué, on voit, en imprimant des mouvements à l'une des ailes, que celle de l'autre côté suit, jusqu'à un certain point, les mouvements imprimés à sa congénère; si l'on écarte une aile du corps de l'animal, l'autre s'écarte aussi; si on la porte en haut, l'autre s'élève. La guêpe se prête très-bien à cette expérience.

Toutefois, dans le vol captif, certains insectes peuvent exécuter de grands mouvements de l'une de leurs ailes, tandis que l'autre n'exécute que de petites vibrations. La mouche carnassière, par exemple, affecte ordinairement ce genre de vol alternatif; quant on la tient avec une pince, rarement ses deux ailes se meuvent à la fois. La brusquerie et l'imprévu de ces alternatives, les déviations violentes qu'elles impriment à l'axe du corps de l'animal, nous ont empêché de recueillir le graphique simultané du mouvement de deux ailes et de savoir si, malgré l'inégale amplitude des mouvements, le synchronisme persiste dans ces conditions.

Les figures qu'on vient de voir montrent la périodicité régulière des mouvements du vol de l'insecte, mais elles font voir aussi que le graphique ne saurait représenter la totalité du parcours de l'aile, car celle-ci ne saurait être tangente à une assez grande partie de la surface du cylindre. Quels que soient les mouvements que l'aile décrive, sa pointe se meut évidemment sur la surface d'une sphère qui aurait pour rayon la longueur de l'aile, et dont le centre serait placé au point d'attache de cet organe avec le *mésothorax*. Or, une sphère ne peut être tangente qu'en un point avec une surface plane ou convexe; aussi n'obtient-on, pour une série de révolutions de l'aile, qu'une série de points, si le cylindre tournant n'est que tangent à la pointe de l'aile. Les graphiques plus compliqués ne sont obtenus que par des contacts plus étendus dans lesquels l'aile se plie et frotte par une partie de ses faces ou de ses bords.

Nous dirons comment la méthode graphique peut servir pour déterminer les mouvements de l'aile; indiquons d'abord, pour la clarté de l'exposition, les résultats obtenus par une autre méthode.

II. *Méthode optique pour la détermination des mouvements de l'aile.* — Une fois bien convaincu de la périodicité régulière des mouvements de l'aile des insectes, d'après les expériences précédentes, nous avons pensé qu'on pouvait, par la vue, déterminer la nature de ces mouvements. En effet, si l'on pouvait attacher à l'extrémité de l'aile une paillette brillante, cette paillette parcourant sans cesse les mêmes points de l'espace laisserait une trace lumineuse qui devrait reproduire une figure régulière complète et dépourvue de la déformation que peut donner le frottement à la surface du cylindre. Cette méthode optique a du reste été déjà employée pour un usage analogue, par Wheatstone, qui, terminant par des boules métalliques brillantes des verges à vibrations complexes, obtenait des figures lumineuses variant avec les différentes combinaisons des mouvements vibratoires.

En fixant une paillette d'or battu à l'extrémité de l'aile d'une guêpe et en faisant tomber un rayon de soleil sur l'animal pendant qu'il exécutait les mouvements du vol, nous avons obtenu une image brillante des positions successives de l'aile qui donnait à peu près l'apparence représentée fig. 71.

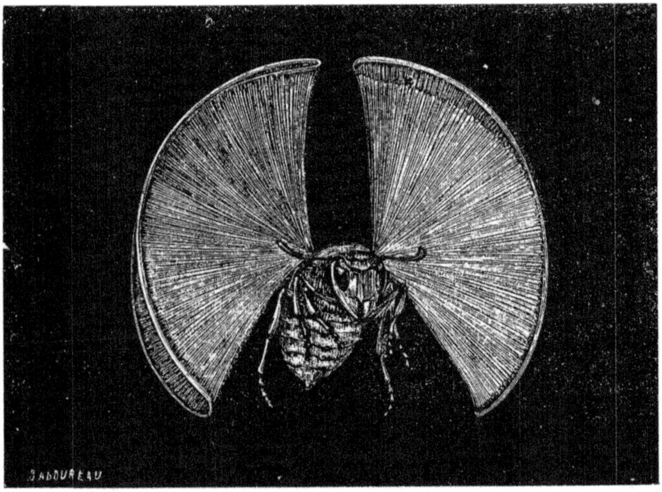

Fig. 71. — Aspect d'une guêpe à laquelle on a doré l'extrémité des deux grandes ailes. L'animal est supposé placé dans un rayon de soleil.

Cette figure montre que la pointe de l'aile décrit un 8 de chiffre très-allongé ; parfois même, l'aile semble se mouvoir absolument dans un plan, puis, l'instant d'après, on voit s'ouvrir davantage les boucles terminales qui forment le 8. Quand cette ouverture devient plus large, une des boucles prédomine en général sur l'autre ; c'est ordinairement la boucle inférieure qui s'accroît et la supérieure qui diminue. Enfin, par une ouverture plus large encore, la figure se transforme quelquefois en une ellipse irrégulière, mais à l'extrémité de laquelle il nous a semblé reconnaître un vestige de la seconde boucle.

Nous pensions avoir indiqué le premier cette forme de la trajectoire de l'aile de l'insecte, mais une réclamation de M. J. B. Pettigrew nous apprit que l'auteur anglais avait déjà signalé cette apparence en 8 de chiffre du parcours de l'aile de l'insecte et qu'il l'avait représentée dans les figures de son ouvrage (1). On verra plus loin que, malgré cette concordance apparente, notre théorie et celle de M. Pettigrew diffèrent radicalement l'une de l'autre.

Changements du plan de l'aile. — La figure lumineuse que donne, dans ses mouvements, l'aile dorée d'un insecte montre encore que pendant les mouvements alternatifs du vol, le plan de l'aile change d'inclinaison par rapport à l'axe du corps de l'insecte, et que la face supérieure de cette aile regarde un peu en arrière pendant la période d'ascension, tandis qu'elle regarde un peu en avant pendant la descente.

En effet, si l'on dore une grande étendue de la face supérieure de l'aile d'une guêpe, en ayant soin que la dorure soit bien limitée à cette face, on voit que l'animal, placé dans un rayon de soleil, donne la figure du 8 avec une intensité très-inégale dans les deux moitiés de l'image, ainsi qu'on l'a représenté figure 71. Le caractère d'imprimerie **8** donne une idée de la forme qui se produit alors, si l'on considère le trait plein de ce caractère comme correspondant à la partie très-éclatante de l'image et le trait délié comme correspondant à la partie peu brillante.

Il est évident que la cause de ce phénomène réside dans un changement du plan de l'aile, changement par suite duquel l'incidence des rayons solaires, favorable pour leur réflexion pendant la période d'ascension, est défavorable pendant la descente. Si on retoure l'animal de façon à observer en sens

1. On the mechanical Appliances by wich Flight is attained in the animal Kingdom *Transactions of the Linnean Society*, 1867, p. 233.

inverse la figure lumineuse, le huit de chiffre présente alors, en sens inverse, l'inégal éclat de ses deux moitiés : il devient brillant dans la portion qui tout à l'heure présentait peu d'éclat et réciproquement.

Nous trouverons, dans l'emploi de la méthode graphique, de nouvelles preuves de ces changements du plan de l'aile des insectes pendant le vol. Ce phénomène est d'une grande importance, car c'est en lui que nous semble résider la cause prochaine de la force motrice qui déplace le corps de l'animal.

Pour contrôler les expériences précédentes et pour nous assurer encore mieux de la réalité des déplacements de l'aile que la méthode optique rend perceptibles, nous avons introduit l'extrémité d'un petit poinçon dans l'intérieur des boucles du **8** de chiffre décrit par l'aile, et nous avons constaté que, dans l'intérieur de ces boucles, il existe réellement des espaces libres, en forme d'entonnoirs, dans lesquels le poinçon pénètre sans rencontrer l'aile, tandis que si l'on veut franchir l'intersection où les lignes se croisent, l'aile vient aussitôt battre contre le poinçon et le vol est interrompu.

III. *Méthode graphique employée à la détermination des mouvements de l'aile.* — Les expériences précédentes éclairent beaucoup l'interprétation des graphiques que l'on obtient par le frôlement de l'aile d'un insecte contre le cylindre noirci. Bien que les figures ainsi obtenues soient incomplètes le plus souvent, on peut, avec leurs éléments épars, reconstituer la figure que la méthode optique nous a indiquée.

On remarque d'abord que, sans gêner sensiblement les mouvements du vol, on peut obtenir des tracés de 7 à 8 millimètres de largeur quand l'aile est un peu longue. La flexion légère que subit l'aile lui permet de rester en contact avec le cylindre dans cette étendue ; on obtient donc un graphique partiel du mouvement. Or, si l'on prend soin de produire le contact de l'aile avec le cylindre en des points différents du parcours de l'organe, on obtient une série de graphiques partiels qui se complètent les uns les autres et qui permettent de déduire la forme qu'aurait le graphique complet d'une révolution alaire. Supposons que, dans la figure 71, la courbe décrite par l'aile dorée soit divisée par des lignes horizontales en trois zones : l'une supérieure, formée par la boucle du haut ; l'autre moyenne, comprenant l'entrecroisement des deux branches du 8 formant une sorte d'X ; l'autre inférieure, comprenant la boucle du bas.

En enregistrant les mouvements de la zone moyenne, on

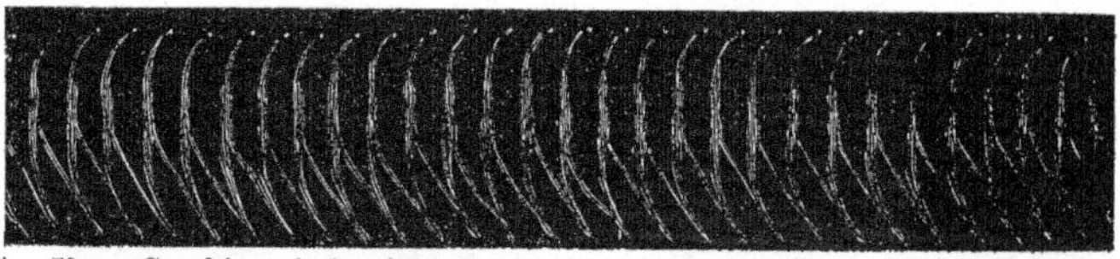

Fig. 72. — Graphique de la région moyenne du parcours de l'aile d'une abeille, montrant l'entrecroisement des deux branches du 8. L'une des branches se prolonge assez bas, toutefois le graphique de la boucle inférieure n'a pas pu se produire.

obtient des figures assez semblables entre elles, et dans lesquelles des lignes, obliques l'une par rapport à l'autre, se coupent entre elles. Il en est ainsi, dans la figure 72, région moyenne du graphique d'une abeille, et dans la figure 73, région moyenne du graphique d'un *macroglosse du caille-lait*.

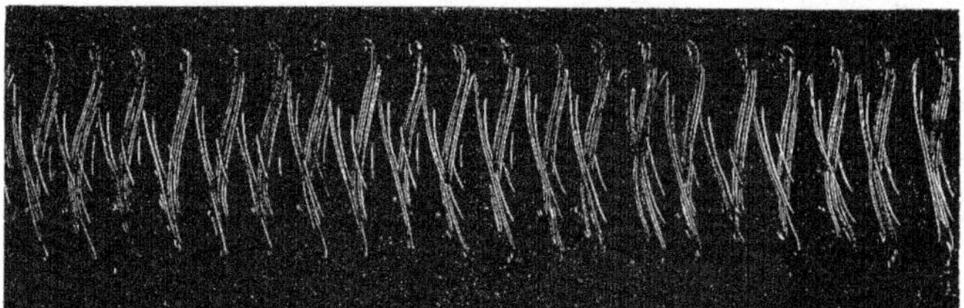

Fig. 73. — Graphique de la zone moyenne du parcours de l'aile d'un macroglosse du caille-lait. Les traits multiples dont ce graphique est formé tiennent à ce que l'extrémité de l'aile est frangée et présente des aspérités multiples.

La zone supérieure de la révolution alaire donne des graphiques analogues à celui de la figure 74 dans lesquels sont bien visibles les boucles supérieures du 8 de chiffre.

Enfin, les graphiques de la zone qui correspond au parcours inférieur de l'aile donnent également des boucles comme celles de l'arc supérieur (la figure 75 en montre un

Fig. 74. — Cette figure montre, dans le graphique d'une guêpe, la boucle supérieure et toute l'étendue d'une des branches du 8. La partie moyenne de cette branche est seulement ponctuée à cause du faible frottement de l'aile.

spécimen), de sorte que le 8 de chiffre peut se reconstruire par le rapprochement des trois fragments de son graphique successivement obtenus.

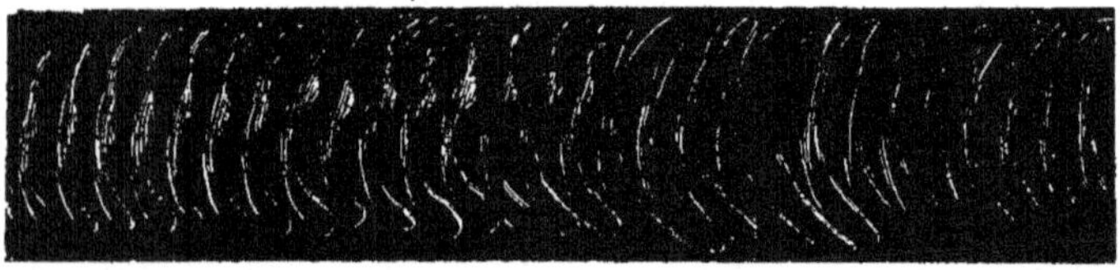

Fig. 75. — Graphique de l'aile d'une guêpe; on y voit nettement plusieurs des boucles inférieures. (Ce graphique est obtenu en tenant l'insecte de façon à frotter le cylindre par la partie postérieure de la pointe de l'aile, ce qui donne des graphiques très-étendus.)

Si l'on pouvait recueillir tout entier, d'une seule fois, le tracé d'une aile d'insecte, on aurait donc une figure identique à celle que notre savant acousticien Kœnig a obtenue le premier avec une verge de Wheatstone accordée à l'octave, c'est-à-dire décrivant un 8 dans l'espace. Cette forme-type, nous la représentons fig. 76.

On va voir que la méthode graphique se prête à d'autres expériences destinées à vérifier celles que nous avons déjà faites par d'autres méthodes. En faisant varier l'incidence de l'aile sur le cylindre tournant, on peut prévoir à l'avance quelle sera la figure tracée, s'il est vrai que l'aile décrive réellement la forme d'un 8. Or, si l'on obtient une figure conforme aux prévisions, ce sera la preuve évidente de la réalité des mouvements que nous avons admis.

Fig. 76. — Graphique d'une verge de Wheatstone accordée à l'octave, c'est-à-dir vibrant deux fois transversalement pour chaque vibration longitudinale (figure em pruntée à R. Kœnig). Le ralentissement du cylindre produit la condensation de courbes vers la fin du graphique.

Supposons que l'aile de l'insecte, au lieu de toucher le cylindre par sa pointe, comme nous l'avons vu tout à l'heure, le touche par un de ses bords, et admettons pour un instant que le huit de chiffre décrit par l'aile soit tellement allongé qu'il s'écarte très-peu du plan qui passerait par l'axe vertical de cette figure. Pour peu que nous pressions l'aile contre le cylindre, le contact sera continu et le graphique non interrompu; mais la figure obtenue ne sera plus celle du 8; ce sera, si le cylindre est immobile, un arc de cercle dont la concavité sera tournée du côté du point d'implantation de l'aile, point qui occupera précisément le centre de la courbe décrite. Si le cylindre tourne, la figure se déploiera comme l'oscillation d'un diapason enregistrée dans les mêmes conditions, et l'on obtiendra un graphique plus ou moins approché de celui qui est représenté figure 77.

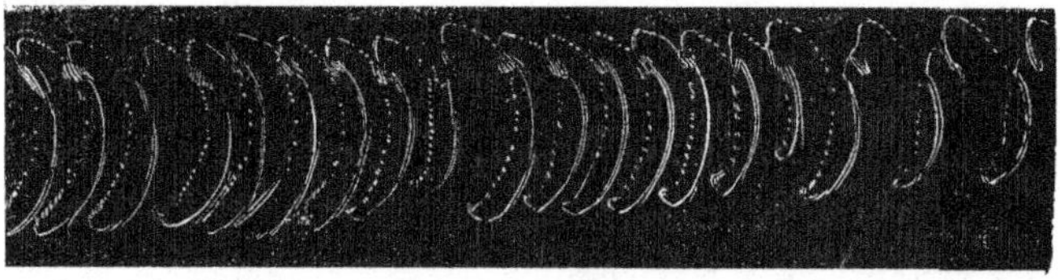

Fig. 77. — Graphique obtenu avec l'aile d'une abeille oscillant dans un plan sensiblement tangent à la génératrice du cylindre de l'enregistreur.

Cette forme, que la théorie faisait prévoir, se retrouve toutes les fois que le plan dans lequel l'aile se meut est rendu tangent à la génératrice du cylindre.

Mais en examinant ces graphiques, il est facile d'y reconnaître des *changements dans l'épaisseur du trait :* des parties qui semblent faites par une friction plus ou moins forte de l'aile sur le cylindre ; c'est précisément là que réside une preuve nouvelle de l'existence du mouvement en 8 de chiffre, ainsi que nous allons le montrer par une contre-épreuve synthétique.

Prenons une verge de Wheatstone accordée à l'octave; munissons-la d'une aile d'insecte en guise de style et traçons les vibrations qu'elle exécute. Nous obtiendrons, si le cylindre est immobile, des figures en 8 lorsque l'aile touche le papier par sa pointe perpendiculairement appliquée sur sa surface, et, si le cylindre tourne, on aura des 8 déployés.

On peut, avec une verge accordée à l'octave, obtenir des tracés identiques avec ceux que donne l'insecte; on en jugera par la comparaison des deux figures suivantes :

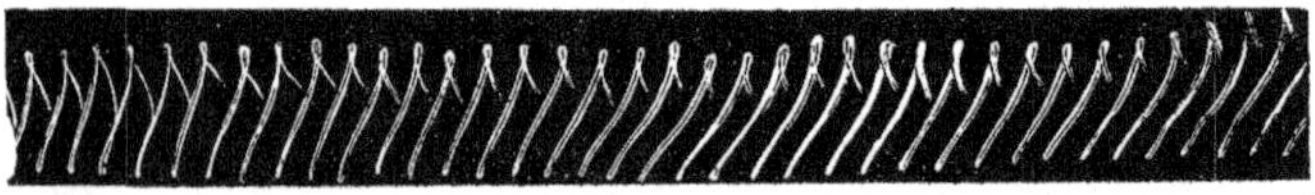

Fig. 78. — Graphique d'une guêpe; on a orienté l'animal de façon que son aile touche le cylindre par sa pointe et trace surtout la boucle supérieure du 8.

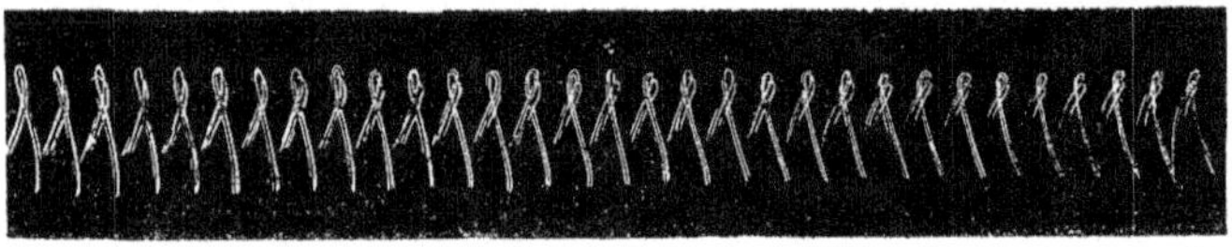

Fig. 79. — Graphique d'une verge de Wheatstone accordée à l'octave, munie d'une aile de guêpe et orientée de manière à enregistrer surtout la boucle supérieure du 8.

Enfin, la méthode graphique fournit aussi la preuve des changements de plan de l'aile de l'insecte pendant les différents instants de son parcours.

La fig. 80 montre le tracé fourni par une aile de macroglosse disposée de manière à toucher le cylindre par son bord postérieur. En n'approchant pas trop l'animal du cylindre, on arrive à ne produire que des contacts intermittents ; ceux-ci ont lieu au moment où l'aile décrit la partie des boucles de 8 dont la convexité est tangente au cylindre. Les frottements qui occupent la moitié supérieure de la figure alternent avec ceux qui en occupent la moitié inférieure. On voit de plus que ce n'est pas la même face de l'aile qui a produit ces deux sortes de frottements. En effet, il est évident

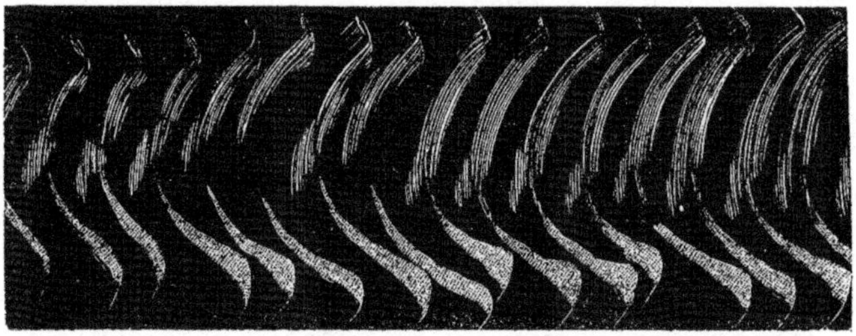

Fig. 80. — Tracé des mouvements de l'aile d'un macroglosse frottant sur le cylindre par son bord postérieur.

que les traits de la moitié supérieure, formés chacun d'une série de hachures, sont produits par le contact d'un bord frangé, tandis que les contacts de la partie inférieure sont produits par une autre partie de l'aile qui présente une région dépourvue de franges, et laisse une trace plus blanche, à contours mieux définis.

Ces changements de plan n'existent que dans les grands mouvements de l'aile. C'est un fait important à signaler, car il nous mettra sur la voie du mécanisme de leur production. La figure 81 est fournie comme la figure 80 par les mouvements de l'aile d'un macroglosse; mais, par l'effet de la fatigue, ces mouvements avaient perdu presque toute leur amplitude.

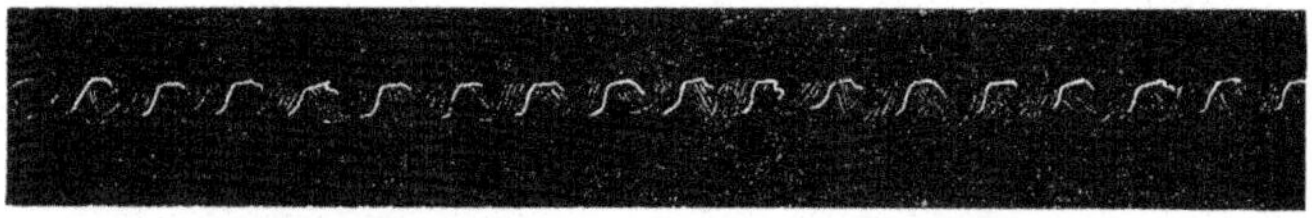

Fig. 81. — Graphique de l'aile d'un macroglosse fatigué. On n'y voit plus la forme en 8, mais une simple oscillation pendulaire.

On ne voit dans cette figure qu'une série d'oscillations pendulaires indiquant que l'aile ne fait que s'élever et s'abaisser sans changer de plan. La ligne brillante qui borde les parties ascendantes et supérieures de ces courbes s'explique par les flexions alternatives de l'aile qui frotte contre le papier et montre que la face supérieure présentait une aspérité qui laissait une trace prononcée, tandis que la face inférieure ne présentait pas d'aspérité semblable.

IV. *Sens du mouvement de l'aile.* — Il manque encore un élément très-important pour avoir la connaissance complète des mouvements que l'aile de l'insecte exécute pendant le vol. En effet, la méthode optique, en nous indiquant tous les points du parcours de l'aile dont la pointe est dorée, ne nous indique pas dans quel sens se fait ce parcours; quel que soit le sens dans lequel l'aile se meuve dans son orbite, l'image lumineuse qu'elle fournit doit toujours être la même.

Un moyen très-simple nous a fourni la solution de cette nouvelle question ; voici en quoi il consiste :

Soit (fig. 82) l'image lumineuse que fournissent les mouvements de l'aile droite d'un insecte. Des flèches indiquent le sens dans lequel s'exécutent ces mouvements que l'œil ne

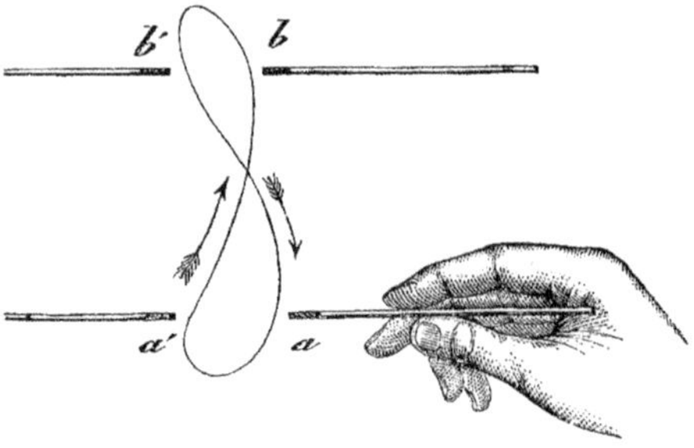

Fig. 82. — Détermination du sens des mouvements de l'aile d'un insecte.

peut suivre. Pour déterminer le sens de ces mouvements, on prend une petite baguette de verre poli et on la noircit à la fumée d'une bougie; puis, tenant cette baguette perpendiculairement à la direction dans laquelle l'aile se meut, on en présente la pointe noircie en *a*, c'est-à-dire en avant de la boucle inférieure. On tâche de faire pénétrer cette pointe dans l'intérieur du parcours alaire, mais dès qu'elle pénètre dans cette région, la baguette reçoit une série de chocs de l'aile qui frotte à sa surface et enlève le noir qui la recouvrait. En examinant la surface du verre, on voit que le noir a été essuyé à sa partie supérieure seulement, ce qui montre qu'au point a de son parcours, l'aile est descendante. La même expérience étant répétée en a', c'est-à-dire à la partie postérieure du parcours alaire, on trouve que la baguette a été frottée par en bas, c'est-à-dire qu'en a' l'aile était ascendante. On peut constater de la même façon que l'aile remonte aussi en b et descend en b'.

Nous connaissons maintenant tous les mouvements que l'aile d'un insecte exécute dans son parcours, ainsi que le double changement de plan qui les accompagne. La connaissance de ce changement de plan nous a été donnée par l'inégal éclat des deux branches du 8 lumineux. Or on peut s'assurer que dans le parcours de l'aile descendante, c'est-à-dire de b' en a dans la figure 1, la face supérieure de l'aile regarde un peu en avant, tandis que de a' en b, c'est-à-dire dans la remontée, cette face regarde un peu en arrière.

CHAPITRE II

MÉCANISME DU VOL DES INSECTES

Causes des mouvements de l'aile des insectes. — Les muscles ne commandent que des mouvements de va-et-vient, la résistance de l'air modifie le parcours de l'aile. — Reproduction artificielle des mouvements de l'aile des insectes. — De l'effet propulseur des ailes de l'insecte; construction d'un insecte artificiel qui se déplace horizontalement. — Planement de l'insecte.

I. *Causes des mouvements de l'aile.* — Ces mouvements si complexes tendraient à faire admettre l'existence d'un appareil musculaire très-complexe lui-même. Mais l'anatomie de l'insecte ne révèle pas l'existence de muscles capables de commander tous ces mouvements. On ne reconnaît guère, dans les muscles moteurs de l'aile, que des élévateurs et des abaisseurs; du reste, en examinant de plus près les conditions mécaniques du vol de l'insecte, on va voir que pour produire tous ces actes successifs, si bien coordonnés, il suffit d'un va-et-vient alternatif imprimé par les muscles; la résistance de l'air entraîne tous les autres mouvements.

Si l'on arrache l'aile d'un insecte (fig. 83) et si, la tenant par l'espèce de pédicule qui l'attache au thorax, on la soumet à un courant d'air, on voit que le plan de l'aile s'incline d'autant plus que l'on souffle avec plus de force. La nervure antérieure résiste, tandis que le voile membraneux qui se prolonge en arrière fléchit à cause de sa plus grande souplesse. En soufflant sur la face supérieure de l'aile, on voit cette face se porter en arrière, tandis qu'en soufflant par dessous, on tourne la face supérieure en avant. D'après Félix Plateau, chez certaines espèces d'insectes l'aile résisterait plus à la pression de l'air qui agit de bas en haut qu'à celle qui agit dans le sens inverse.

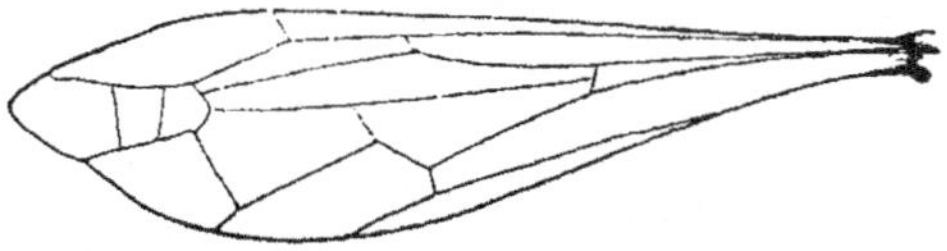

Fig. 83. — Structure de l'aile d'un insecte.

N'est-il pas clair que, dans les mouvements qui se passent dans le vol, la résistance de l'air produira sur le plan de l'aile les mêmes effets que les courants d'air que nous venons d'employer tout à l'heure? Du reste, les changements de plan que la résistance de l'air amènerait dans ces conditions, sont précisément ceux que l'on observe pendant le vol. Nous avons vu, en effet, que l'aile descendante présente sa face antérieure en avant, ce qui s'explique par la résistance de l'air agissant de bas en haut; tandis que l'aile ascendante tourne sa face supérieure en arrière, ce qui tient à ce que la résistance de l'air agit alors de haut en bas.

Il n'est donc pas besoin d'admettre des actes musculaires spéciaux pour opérer les changements de plan de l'aile; ceux-ci, à leur tour, vont nous donner la clef des mouvements obliques et curvilignes qui produisent le parcours en 8 de chiffre suivi par l'aile de l'insecte.

Reportons-nous à la figure 82; l'aile qui descend se porte en même temps d'arrière en avant. Or l'inclinaison que prend le plan de l'aile, sous l'influence de la résistance de l'air, commande nécessairement cette descente oblique de b' en a. Un plan incliné qui frappe l'air tend à se mouvoir dans le sens de sa propre inclinaison.

Supposons donc que, par l'action musculaire, l'aile ne fasse que s'élever et s'abaisser; la résistance de l'air, grâce à la pression qu'elle exercera sur le plan de l'aile, forcera l'organe à se porter en avant pendant qu'il s'abaisse. Mais cette déviation ne pourra se produire sans une flexion légère subie par la nervure. D'autre part, la force qui dévie l'aile en avant devra nécessairement varier d'intensité suivant la vitesse avec laquelle l'organe s'abaisse. Aussi, lorsqu'à la fin de sa course descendante. l'aile s'abaissera d'un mouvement plus lent, on verra la nervure, moins énergiquement déviée, ramener l'aile en arrière suivant un trajet curviligne. Ainsi s'explique naturellement la formation de la branche descendante du **8** parcouru par l'aile.

La même théorie s'applique à la formation de la branche ascendante de cette figure. En somme, une sorte d'oscillation pendulaire exécutée par la nervure de l'aile suffit, avec la résistance de l'air, pour engendrer tous les mouvements que l'observation révèle.

II. *Reproduction artificielle des mouvements de l'aile des insectes.* — Ces déductions théoriques, pour être inattaquables, ont besoin d'une vérification expérimentale. Nous avons réussi à l'obtenir dans les conditions suivantes.

Soit (fig. 84) un appareil qui, sous l'influence d'une manivelle et d'une bielle, imprime à une tige flexible des mouvements rapides de va et-vient dans un plan vertical. Adaptons une membrane semblable à celle des ailes de l'insecte à cette tige qui en constituera la nervure; nous verrons se produire tous les mouvements que l'aile d'un insecte décrit dans l'espace.

Si nous éclairons l'extrémité de cette aile factice, nous verrons que sa pointe décrit la figure 8, comme cela se passe pour une aile véritable; nous constaterons aussi que le plan de l'aile change deux fois à chaque révolution : toujours comme cela se passe chez l'insecte.

Or, dans l'appareil dont il s'agit ici, le mouvement communiqué à l'aile ne consiste qu'en élévations et abaissements alternatifs. Sans la résistance de l'air, l'aile devrait s'élever et s'abaisser en restant dans un plan vertical; c'est donc la résistance de l'air qui produit toutes les complications de ces mouvements. C'est la résistance de l'air, par conséquent, qui courbe la nervure de l'aile, la portant dans un sens perpendiculaire au plan dans lequel se fait son oscillation.

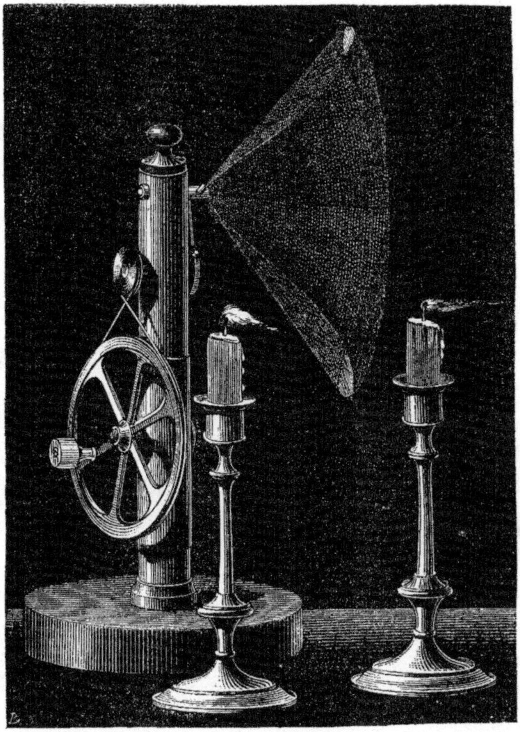

Fig. 84. — Reproduction artificielle des mouvements de l'aile d'un insecte.

Mais, si l'aile est poussée du côté de sa nervure à chacun de ses mouvements alternatifs, il est clair que l'air, frappé par cette aile, subira une impulsion de sens inverse. C'est-à-dire qu'il s'échappera du côté du bord flexible de l'aile en produisant, dans ce sens, une soufflerie. On voit dans la fig. 84, qu'une bougie, placée du côté du bord mince de l'aile, est soufflée énergiquement par le courant d'air qui se produit. En avant de l'aile, au contraire, une aspiration devra se produire. La flamme d'une autre bougie placée en avant de la nervure est attirée fortement.

III. *De l'action propulsive des ailes de l'insecte.* — De même qu'une fusée progresse en sens contraire du jet de gaz qu'elle lance, de même l'insecte se propulse en sens inverse de la soufflerie que produit le mouvement de ses ailes.

Chaque coup d'aile frappe l'air obliquement et décompose la résistance de ce fluide, de telle sorte qu'il résulte une composante horizontale pour pousser l'insecte en avant. Cette composante agit dans la descente de l'aile aussi bien que dans son élévation, de façon que les deux temps de l'oscillation de l'aile ont une action également favorable à la propulsion de l'animal.

Il se produit un effet analogue à celui qu'on obtient dans l'eau par les mouvements de la godille. Chaque coup de la rame qui présente un plan incliné à la résistance de l'eau décompose cette résistance en deux forces : l'une qui agit en sens contraire du mouvement de la rame, l'autre dont la direction est perpendiculaire de celle de ce mouvement, c'est cette dernière qui pousse le bateau.

La plupart des propulseurs qui agissent dans l'eau décomposent ainsi la résistance du fluide par le mouvement d'un plan incliné. La queue des poissons produit une propulsion de ce genre, celle du castor agit de même, avec cette différence qu'elle oscille dans un plan vertical. L'hélice elle-même peut être considérée comme un plan incliné dont le mouvement serait continu et toujours de même sens.

Si l'on voulait représenter l'inclinaison du plan de l'aile aux différents points de son parcours, on obtiendrait la fig. 85, où des flèches indiquent le sens du parcours de l'aile et où des lignes ponctuées ou pleines expriment l'inclinaison de son plan.

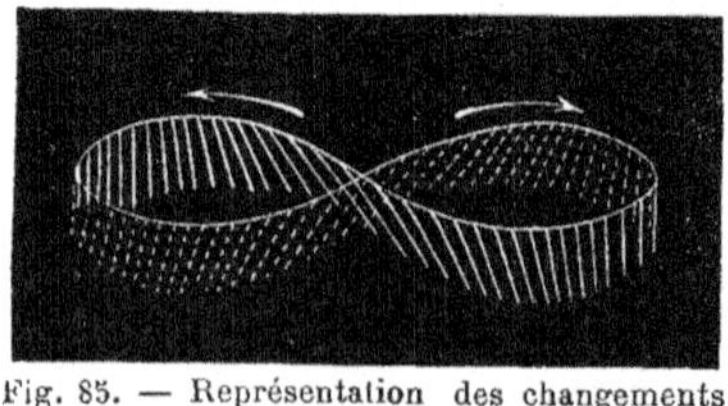

Fig. 85. — Représentation des changements du plan de l'aile des insectes

Il suffit, après cela, de montrer la figure tracée par M. Pettigrew dans son ouvrage sur le vol, pour faire comprendre jusqu'à quel point les idées de l'auteur anglais diffèrent des nôtres.

La trajectoire de l'aile est représentée par M. Pettigrew au moyen de la figure 86. Quatre flèches indiquent, d'après

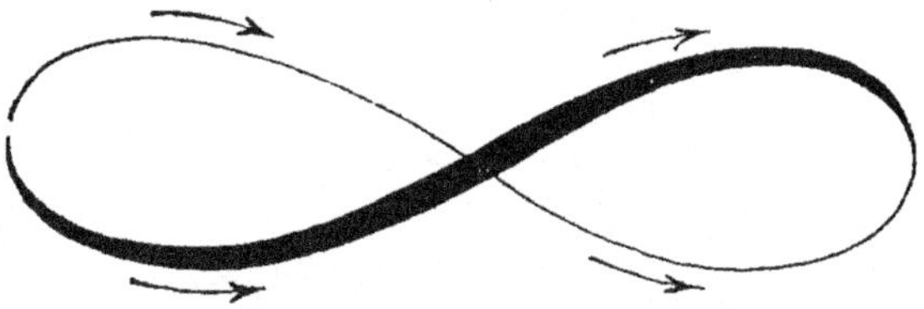

Fig. 86. — Trajectoire de l'aile.

cet auteur, le sens du mouvement dans les différents points de cette trajectoire. Or ces quatre flèches sont du même sens. Ce premier fait est en contradiction avec l'expérience décrite p. 202 où nous avons exploré le sens du mouvement de l'aile et où nous l'avons trouvé de sens inverse dans les deux branches du 8. Pour expliquer la forme qu'il assigne à cette trajectoire, M. Pettigrew admet que, dans son transport de droite à gauche, l'aile décrit la branche épaisse du 8 par son bord épais, et la branche mince par son bord mince. L'entrecroisement du 8 serait donc formé par un retournement complet du plan et l'aile pendant l'une des phases de sa révolution. Enfin, dans ce retournement du plan de l'aile, l'auteur croit voir une action semblable à celle d'une hélice dont l'air serait l'écrou. Nous n'insistons pas plus longuement sur cette théorie, mais nous avons cru devoir l'exposer à cause de la réclamation dont elle a été le sujet.

IV. *Reproduction artificielle du vol de l'insecte.* — Pour rendre plus saisissable l'action de l'aile de l'insecte et les effets de la résistance de l'air, voici l'appareil que nous avons construit. Soit, figure 87, deux ailes artificielles composées d'une nervure rigide prolongée en arrière par un voile flexible fait de baudruche soutenue par de fines nervures d'acier ; le plan de ces ailes est horizontal ; un mécanisme de leviers coudés les élève ou les abaisse sans leur im-

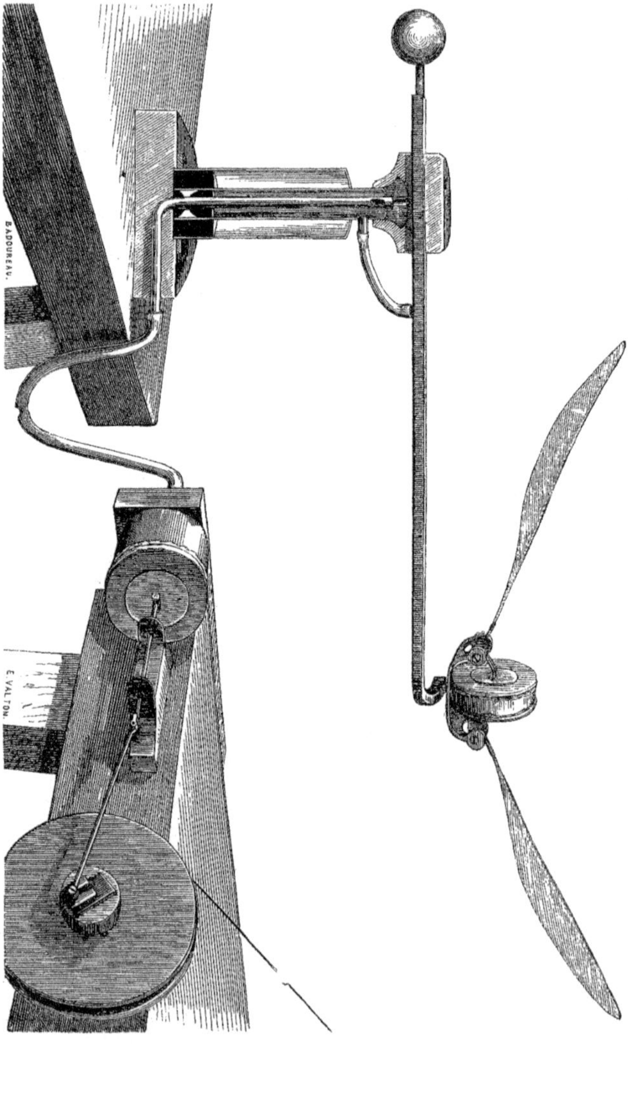

Fig. 87. — Représentant l'*insecte artificiel* ou schéma du vol des insectes.

primer aucun mouvement de latéralité. Le mouvement des ailes est commandé par un petit tambour de cuivre dans lequel de l'air est foulé ou raréfié alternativement par l'action d'une pompe. Les faces circulaires de ce tambour sont formées de membranes de caoutchouc articulées aux deux ailes par des leviers coudées ; l'air comprimé ou raréfié dans le tambour imprime à ces membranes flexibles des mouvements puissants et rapides qui se transmettent aux deux ailes en même temps.

Un tube horizontal, équilibré par un contre-poids, permet à l'appareil de pivoter autour d'un axe central et sert, en même temps, à conduire l'air de la pompe dans le tambour moteur. L'axe est formé d'une sorte de gazomètre à mercure qui produit une clôture hermétique des conduits de l'air, tout en permettant à l'instrument de tourner librement dans un plan horizontal.

Ainsi disposé, l'appareil montre le mécanisme par lequel la résistance de l'air combinée avec les mouvements de l'aile produit la propulsion de l'insecte.

En effet, si, au moyen de la pompe à air, on met en mouvement les ailes de l'insecte artificiel, on voit que l'appareil prend bientôt une rotation rapide autour de son axe. Le mécanisme de la translation de l'insecte est donc éclairé par cette expérience qui confirme pleinement les théories que nous avions déduites de l'analyse optique et graphique des mouvements de l'aile pendant le vol.

On peut se demander si les mouvements en 8 de chiffre décrits par la pointe de l'aile d'un insecte captif se produisent aussi lorsque l'animal vole. Nous venons de voir que la flexion de la nervure est due précisément à la force qui pousse l'insecte en avant quand il est devenu libre. On pourrait donc supposer que la nervure de l'aile ne cède pas à cette force quand l'insecte vole librement et que la composante horizontale se traduit uniquement par une impulsion de la totalité de l'insecte en avant.

Si, après avoir doré l'aile de l'insecte artificiel, on regarde l'image lumineuse produite pendant le vol, on voit le 8 de chiffre persister dans cette circonstance pourvu que le vol ne soit pas trop rapide. A la vérité, cette figure est modifiée par la translation de l'appareil ; elle subit une sorte de déploiement et prend l'aspect du 8 de chiffre enregistré sur un cylindre tournant, mais elle ne se réduit pas à une simple courbe pendulaire, ce qui arriverait si la nervure restait toujours rigide. On comprend qu'il en soit ainsi à cause de l'inertie de l'appareil qui ne peut subir les mouvements variables que chaque coup d'aile tend à lui imprimer. L'insecte artificiel, une fois en mouvement, est tantôt en avance, et tantôt en retard sur la force horizontale que développent ses ailes ; c'est pourquoi la nervure alaire est obligée de s'infléchir, parce que la masse à mouvoir ne peut obéir instantanément à la composante horizontale que l'aile emprunte à la résistance de l'air. Le même phénomène doit se passer dans le vol d'un insecte véritable.

V. *Planement de l'insecte.* — L'appareil qui vient d'être décrit ne donne pas encore une idée complète du mécanisme du vol de l'insecte. Nous avons dû, pour la facilité de l'exposition des mouvements de l'aile, supposer que son oscillation se fait de haut en bas, c'est-à-dire du dos au ventre de l'animal couché horizontalement sur l'air. Mais il suffit d'observer le vol de certains insectes, la mouche commune, par exemple, et la plupart des autres diptères, pour voir que le plan dans lequel les ailes se meuvent n'est point vertical, mais au contraire très-voisin de l'horizontalité. Ce plan dirige sa face supérieure un peu en avant ; or, à cette face supérieure répond la nervure de l'aile. C'est donc de bas en haut et un peu en avant que s'exercera la propulsion de l'insecte. La plus grande partie de la force déployée par l'aile aura pour effet de soutenir l'insecte contre l'action de la pesanteur ; le reste de cette force le portera en avant.

En changeant l'inclinaison du plan d'oscillation de ses ailes, ce qui peut se faire par des mouvements de l'abdomen qui déplacent le centre de gravité, l'insecte pourra, suivant le besoin, augmenter sa tendance à voler en avant, perdre sa vitesse acquise, rétrograder, ou enfin, se jeter de côté.

Il est facile de voir, quand un hyménoptère volant à toute

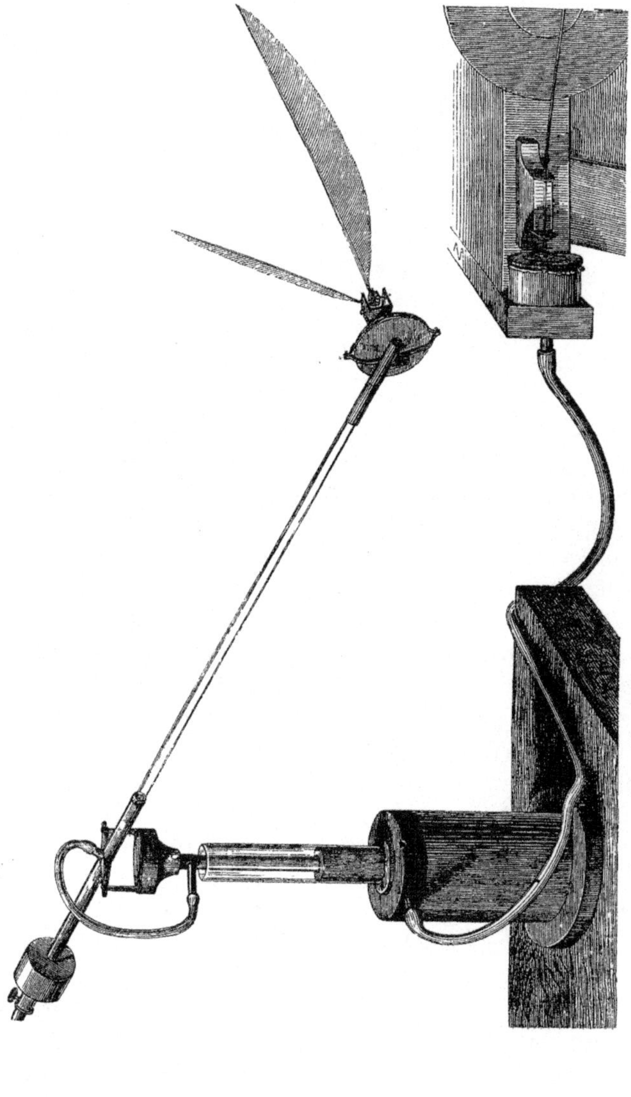

Fig. 38. — Disposition de l'insecte artificiel permettant d'obtenir le planement ou vol ascendant.

vitesse s'arrête sur une fleur, que cet insecte porte fortement le plan d'oscillation de ses ailes en arrière.

Rien de plus variable, du reste, que l'inclinaison du plan dans lequel les ailes oscillent chez les différentes espèces d'insectes. Les diptères nous ont paru avoir ce plan d'oscillation très-voisin de l'horizontalité ; chez les hyménoptères l'aile se meut dans un plan plus voisin de 45 degrés; enfin les lépidoptères battent des ailes presque verticalement à la manière des oiseaux.

Pour rendre saisissable cette influence du plan d'oscillation des ailes et montrer que la force empruntée à la résistance de l'air a le double effet de soulever l'insecte et de le diriger, il faut donner au *schéma* une disposition particulière. Il faut d'abord pouvoir changer le plan d'oscillation des ailes, ce qui s'obtient par un pivotement du tambour à l'extrémité du tube horizontal au bout duquel il tourne. Et pour rendre sensible la force ascensionnelle qui se développe dans cette nouvelle condition, il faut que l'appareil ne se borne plus à un simple mouvement de rotation dans le plan horizontal, mais qu'il puisse osciller dans le plan vertical comme le ferait le fléau d'une balance.

La figure 88 montre la disposition nouvelle que nous avons donnée à l'appareil pour obtenir ce double résultat.

Dans cette disposition, la pompe à air qui constitue la force motrice est conservée ; il en est de même de la colonne tournante qui pivote sur le gazomètre à mercure. Mais au-dessus du disque qui termine en haut cette colonne, est établie une articulation nouvelle qui permet au tube horizontal équilibré, au bout duquel est placé l'insecte artificiel, d'osciller dans le plan vertical comme le fléau d'une balance. Pour établir la communication entre la colonne tournante et le tube qui porte l'insecte, on se sert d'un petit tube de caoutchouc assez flexible pour ne gêner en rien les mouvements oscillatoires de l'appareil.

D'autres modifications accessoires se voient encore dans la figure 88 : l'une consiste dans l'emploi d'un tube de verre pour conduire l'air de la pompe motrice à l'insecte; l'autre consiste en un changement du mécanisme qui fait mouvoir les ailes. La modification la plus importante est l'existence d'une articulation qui permet de donner au plan d'oscillation des ailes toutes les inclinaisons possibles.

L'appareil étant disposé de telle sorte que le contre-poids, assez rapproché du centre de suspension, ne fasse pas équilibre au poids de l'insecte, on oriente celui-ci de façon que ses ailes se meuvent dans un plan horizontal, la nervure étant en haut. Alors, toute la force motrice est dirigée de bas en haut, et dès que la pompe fonctionne, on voit l'insecte s'élever verticalement. On peut estimer facilement le poids soulevé par les battements des ailes, et comme en déplaçant le contre-poids on fait varier à volonté le poids de l'insecte, on peut déterminer l'effort qui est développé suivant la fréquence ou l'amplitude des battements.

En faisant faire un demi-tour à l'insecte, de façon que ses ailes, oscillant toujours dans un plan horizontal, tournent leurs nervures en bas, on développe une force verticale descendante qu'on estime en éloignant plus ou moins le contre-poids et en faisant soulever ce contre-poids par la descente de l'insecte.

Si l'on oriente le plan d'oscillation des ailes verticalement, l'insecte tourne horizontalement autour de son support de la même façon que dans l'appareil décrit précédemment et représenté fig. 87.

Enfin, si l'on donne au plan d'oscillation des ailes la position oblique qu'il présente chez la plupart des insectes véritables, c'est-à-dire si la nervure regarde à la fois en haut et un peu en avant, on voit l'insecte se soulever contre la pesanteur et tourner en même temps autour de l'axe vertical; en un mot, l'appareil présente le double effet qu'on observe chez un insecte qui vole, trouvant à la fois, dans le battement de ses ailes, la force qui le soutient en l'air et celle qui le dirige dans l'espace.

De ces deux forces, la première est de beaucoup la plus considérable : aussi, lorsqu'un insecte plane sur une fleur et qu'on l'observe obliquement éclairé par le soleil couchant, peut-on constater que le plan d'oscillation de ses ailes est presque horizontal. L'inclinaison doit évidemment se modifier dès que l'insecte veut se porter rapidement dans une direction quelconque, mais alors l'œil ne peut plus guère le suivre et constater ce changement de plan dont la théorie et les expériences ci-dessus indiquées autorisent à admettre l'existence.

Un point curieux serait l'étude des mouvements préparatoires au vol. Nous ne parlons pas seulement du déploiement des ailes que les coléoptères exécutent avant de s'envoler, mouvement qui est parfois assez lent pour qu'on puisse bien l'observer, ni du déplissement des premières ailes qui, chez les guêpes, s'exécute avant le vol. D'autres insectes, les diptères, présentent un mouvement très-remarquable de pivotement de l'aile autour de sa nervure, au moment où les ailes qui étaient étendues sur le dos dans l'attitude du repos se portent en dehors et en avant pour le vol. Les mouches, les tipules et d'autres espèces encore, présentent ce mouvement préparatoire qui s'observe très-facilement quand l'insecte épuisé n'a plus la même énergie dans le vol. On voit la nervure de l'aile rester sensiblement immobile, et autour d'elle, tourne le voile membraneux dont le bord libre passe directement en bas. Cette position étant obtenue, l'insecte n'a plus qu'à faire osciller son aile dans la direction presque horizontale d'arrière en avant et d'avant en arrière. Si ce pivotement n'existait pas, l'aile couperait l'air par sa tranche et serait entièrement incapable de produire le vol. Chez d'autres espèces, les agrions par exemple, les quatre ailes, au repos, sont adossées les unes aux autres au-dessus de l'abdomen de l'animal. Leurs nervures sont en haut et gardent leur position quand les ailes se portent en bas et en avant; ici, aucune préparation au vol n'est nécessaire. Chez ces insectes, comme chez les papillons, l'aile n'a qu'à entrer en mouvement pour que l'animal s'envole.

Il sera intéressant de suivre dans la série des insectes les variations que présente le mécanisme du vol.

La théorie que nous venons d'exposer trouve sa confirmation dans les expériences que certains naturalistes ont faites au moyen de vivisections. Les plus intéressantes de ces expériences sont dues au professeur M. Girard. Toutes ces expériences prouvent que l'aile d'un insecte a besoin, pour sa fonction, d'une nervure rigide et d'un voile flexible. Si, par un enduit qui durcisse en se séchant, on arrive à rendre rigide le bord flexible de l'aile, le vol est aboli. On le supprime de même en détruisant la rigidité de la nervure antérieure. Lorsqu'on se borne, au contraire, à retrancher une partie du voile flexible, en le coupant parallèlement à son bord postérieur, le vol est conservé, car l'aile conserve les conditions essentielles à la fonction, à savoir : une nervure rigide et une surface flexible. Enfin, chez certaines espèces, le concours de deux ailes est indispensable au vol : une sorte de pseudélytre constitue la nervure, et derrière celle-ci se déploie une aile membraneuse qui engrène avec le bord postérieur de la première. Cette seconde aile ne présente pas la rigidité suffisante pour frapper l'air utilement, chez ces insectes, le vol est aboli lorsqu'on coupe la pseudélytre; c'est comme si l'on avait détruit la nervure d'une aile parfaite.

CHAPITRE III

DU VOL DES OISEAUX.

Conformation de l'oiseau dans ses relations avec le vol. Structure de l'aile, ses courbures, son appareil musculaire. — Force musculaire de l'oiseau, rapidité de la contraction de ses muscles. — Forme de l'oiseau; stabilité, conditions favorables au planement. — Rapports de la surface des ailes au poids du corps chez les oiseaux de différentes tailles.

Le plan qui nous a guidé dans l'étude du vol de l'insecte devra également être suivi pour celle du vol de l'oiseau Il faudra, par une analyse délicate, déterminer tous les mouvements que produit l'aile pendant le vol; de ces mouvements, on devra conclure à la résistance de l'air qui fournit à l'oiseau son point d'appui. Enfin, après avoir émis des idées théoriques sur le mécanisme du vol, sur la dépense de travail effectuée par l'oiseau, etc., nous devrons, comme nous l'avons fait pour l'insecte, entreprendre la reproduction de ces phénomènes au moyen d'appareils artificiels.

Mais, avant d'aborder méthodiquement cette étude, il est utile de la préparer par quelques observations générales sur l'organisation de l'oiseau, la structure de ses ailes, la force de son système musculaire, ses conditions d'équilibre dans l'air, etc.

Conformation de l'oiseau. — A la simple inspection de l'aile d'un oiseau, il est facile de voir que le mécanisme de son vol n'est plus le même que celui de l'insecte. D'après la façon dont s'imbriquent les pennes, il est évident que la résistance de l'air ne peut agir que de bas en haut, car en sens inverse, l'air se frayerait une issue facile en fléchissant les longues barbes des plumes qui ne sont plus soutenues.

Cette disposition bien connue, et que Prechlt a soigneusement décrite, a pu faire croire que l'aile n'a besoin que d'osciller dans un plan vertical pour soutenir l'oiseau contre la pesanteur, à cause de la prédominance de la résistance de l'air qui agit de bas en haut sur celle qui s'exerce en sens inverse.

L'auteur a eu tort de baser sur l'inspection de l'organe du vol toute la théorie de sa fonction. On verra que l'expérience dément de la manière la plus formelle ces inductions prématurées.

Si l'on prend un oiseau mort et si l'on étend ses ailes de façon à les mettre dans la position représentée fig. 89, on

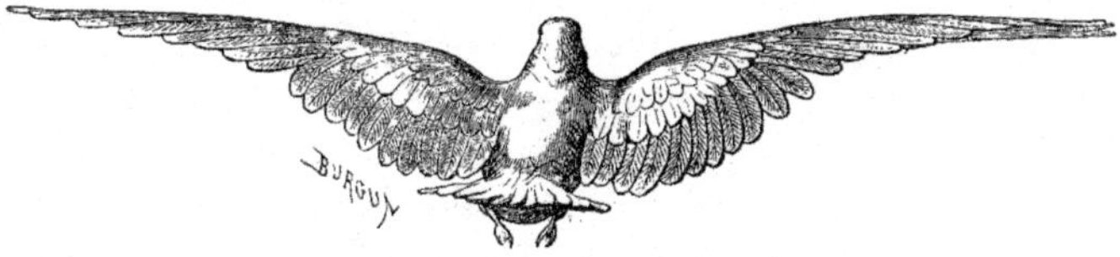

Fig. 89. — Courbures différentes de l'aile de l'oiseau aux différents points de sa longueur.

voit que, dans les différents points de sa longueur, l'aile présente des changements de plan très-prononcés. En dedans, c'est-à-dire dans le voisinage du corps, l'aile s'incline fortement en bas et en arrière, tandis que, près de son extrémité, elle est horizontale et parfois retournée, de sorte que sa face inférieure regarde un peu en arrière.

M. Pettigrew a cru voir dans cette courbure une surface gauche helicoïdale; frappé de cette coïncidence entre la forme de l'aile et celle de l'hélice propulsive des navires, il arriva à considérer l'aile de l'oiseau comme une vis dont l'air

1. *Untersuchungen über den Flug der Vögel*, in-8. Wien, 1846.

serait l'écrou. Nous ne croyons pas devoir réfuter une pareille théorie. Il est trop évident que le type alternatif qui appartient à tout mouvement musculaire ne saurait se prêter à produire l'action propulsive d'une hélice; car en admettant que l'aile pivote sur son axe, cette rotation se borne à une fraction de tour, puis, est suivie d'une rotation de sens inverse qui, dans une hélice, détruirait complétement l'effet produit par le mouvement précédent. Et cependant, l'auteur anglais dont nous rapportons les idées a été tellement convaincu de la vérité de sa théorie qu'il a voulu l'étendre à tout le règne animal. Pour lui, la locomotion, sous toutes ses formes : terrestre, aquatique et aérienne, se fait par un mouvement d'hélice.

Ne demandons à l'anatomie des organes du vol que ce qu'elle peut fournir : c'est-à-dire la prévision des forces que l'oiseau peut développer dans le vol, et du sens dans lequel ces forces sont dirigées.

L'anatomie comparée nous montre, dans l'aile des oiseaux, l'analogue du membre antérieur des mammifères. Réduite à son squelette, l'aile présente, comme le bras humain : l'humérus, les deux os de l'avant-bras, et une main rudimentaire dans laquelle on retrouve encore des métacarpiens et des phalanges. Les muscles aussi offrent de nombreuses analogies avec ceux du membre antérieur de l'homme ; de part et d'autre, quelques-uns ont une telle ressemblance d'aspect et de fonctions, qu'on a pu les désigner sous le même nom.

Dans l'aile de l'oiseau, les muscles les plus développés sont ceux qui ont pour action d'étendre ou de fléchir la main sur l'avant-bras, l'avant-bras sur l'humérus, et enfin de mouvoir l'humérus, c'est-à-dire le bras tout entier, autour de l'articulation de l'épaule.

Chez la plupart des oiseaux, surtout chez les grandes espèces, l'aile semble rester toujours étendue pendant le vol. Ainsi, les muscles extenseurs des différentes pièces de l'aile serviraient à donner à cet organe la position nécessaire pour que le vol soit possible, et à le maintenir dans cette position ; quant au travail moteur, il serait exécuté par d'autres muscles, beaucoup plus forts que les précédents : *les pectoraux*.

Toute la face antérieure du thorax de l'oiseau est occupée par des masses musculaires puissantes, et surtout par un grand muscle qui, d'après ses attaches au sternum, aux côtes et à l'humérus, est l'analogue du *grand pectoral* de l'homme et des mammifères; son rôle est visiblement d'abaisser l'aile avec force et rapidité, et de prendre sur l'air le point d'appui nécessaire à soutenir, ainsi qu'à mouvoir, toute la masse du corps. Au-dessous du grand pectoral, se trouve le *pectoral moyen* qui a pour action de relever l'aile. Enfin, extérieurement, *le petit pectoral*, accessoire du grand, se porte du sternum à l'humérus.

Puisque la force d'un muscle est proportionnelle au volume de cet organe, en voyant que les muscles pectoraux représentent 1/6e environ du poids total de l'oiseau, on comprend tout de suite que c'est à ces puissants organes qu'est dévolu le rôle principal dans l'acte du vol.

Borelli a voulu déduire du volume des pectoraux la force dont ils sont capables; il a cru pouvoir conclure que la force employée par l'oiseau pour voler égale 10,000 fois son poids. Nous ne réfuterons point l'erreur de Borelli; assez d'autres se sont chargés de la combattre, en cherchant à substituer aux évaluations du physiologiste Italien des chiffres dont l'exactitude ne serait guère plus facile à prouver. Les contradictions si grandes qui existent entre les différentes estimations de la force musculaire des oiseaux tiennent à ce que ces tentatives de mesures étaient prématurées.

C'est ainsi que Navier, d'après des calculs qui n'avaient pour point de départ aucune donnée fournie par l'expérience, s'est cru autorisé à admettre que les oiseaux fournissaient un travail mécanique énorme : 17 hirondelles dépenseraient le travail d'un cheval-vapeur. « Autant vaudrait, » dit spirituellement M. Bertrand, « prouver par le calcul que les oiseaux ne peuvent pas voler, ce qui ne laisserait pas d'être « compromettant pour les mathématiques. »

Ailleurs, nous voyons Cagniard-Latour admettre, en vertu d'une théorie, que l'aile s'abaisse 8 fois plus vite qu'elle ne se relève. L'expérience prouve, au contraire, que l'aile de l'oiseau remonte plus vite qu'elle ne descend.

Evaluation de la force musculaire de l'oiseau. — C'est sous forme de travail qu'on doit aujourd'hui mesurer les forces mécaniques. Il faut pour cela connaître : d'une part la résistance que l'aile éprouve à chaque instant de ses mouvements, et d'autre part, le chemin qu'elle fait parcourir à cette résistance. Une telle mesure suppose préalablement connue la résistance de l'air contre les surfaces de diverses courbures qui se meuvent avec différentes vitesses; elle suppose également connus les mouvements de l'aile avec leur vitesse et leur direction à chaque instant.

Ce problème sera peut-être le dernier dont nous puissions espérer la solution; mais nous pouvons dès maintenant étudier, à d'autres points de vue, la force des muscles de l'oiseau, et apprécier quelques-uns des caractères de cette force.

Ainsi, on peut obtenir expérimentalement une mesure de l'effort maximum que développent les muscles de l'oiseau. Cette mesure pourra bien ne pas correspondre à l'effort réel qui est effectué pour le vol, mais elle nous empêchera de tomber dans des estimations exagérées.

Si les estimations de Borelli et même celles de Navier étaient justes, on devrait trouver aux muscles de l'oiseau une force statique très-considérable. L'expérience montre que les muscles de l'oiseau ne semblent pas capables d'efforts plus énergiques que ceux des autres animaux.

Expérience. — Une première expérience fut faite sur une buse. L'animal chaperonné fut étendu sur le dos, les ailes fixées sur la table par des sacs remplis de grenaille de plomb. — L'application du chaperon plonge ces animaux dans une sorte d'hypnotisme pendant lequel on peut faire sur eux toute espèce d'opérations, sans qu'ils trahissent aucune douleur. — On mit à nu le grand pectoral et la région humérale, on lia l'artère et on désarticula le coude en faisant l'ablation de tout le reste de l'aile. Une corde fut fixée à l'extrémité de l'humérus et, au bout de la corde, on plaça un plateau dans lequel on versa de la grenaille de plomb. Le tronc de l'oiseau étant parfaitement immobilisé, on excita le muscle par des courants induits interrompus ; pendant que se produisait la contraction artificielle, un aide versait la grenaille de plomb, jusqu'à ce que la force de raccourcissement du muscle fût surmontée. A ce moment, le poids supporté était de 2 kilogrammes 380 grammes.

Si l'on tient compte de l'inégale longueur des bras de levier de la puissance et de la résistance, on trouve que le muscle pectoral avait dû produire un effort total de 12 kil. 600 grammes, ce qui correspondait à une traction de 1298 grammes pour chaque centimètre carré de la coupe transversale du muscle.

Un pigeon placé dans les mêmes conditions a donné, comme effort total, un poids de 4,860 grammes, ce qui, d'après la section transversale de son muscle, portait environ à 1,400 grammes l'effort que pouvait développer chaque faisceau musculaire d'un centimètre carré de section.

Admettons que l'excitation électrique, employée dans ces expériences pour faire contracter les muscles, développe un effort moindre que celui que la volonté commande, il n'en est pas moins vrai que ces valeurs, plus faibles que celles qu'on obtient, en général, sur les muscles des mammifères, dans les mêmes conditions, n'autorisent point à admettre chez l'oiseau une puissance musculaire spéciale.

Enfin, s'il était permis d'invoquer, dans cette estimation, les lois de la thermo-dynamique, on pourrait affirmer que l'oiseau ne doit pas développer, dans le vol, un travail bien considérable. Tout travail, en effet, ne pouvant s'effectuer que par une consommation de substance, si l'acte de voler constituait une grande dépense de travail, on devrait constater une notable diminution du poids d'un oiseau lorsqu'il revient d'un long voyage. Rien de pareil ne s'observe. Des personnes qui élèvent des pigeons voyageurs nous ont fourni sur ce point des renseignements d'où il résulte qu'un oiseau qui a traversé, d'un seul vol, un espace d'une cinquantaine de lieues (ce qu'il fait, paraît-il, sans prendre de nourriture), pèse à peine quelques grammes de moins qu'au départ. Il serait intéressant de reprendre ces expériences avec des mesures rigoureuses.

De la rapidité des actes musculaires chez l'oiseau. — Une des particularités les plus frappantes de l'action des muscles de l'oiseau est la rapidité extrême avec laquelle la force s'engendre dans ces muscles. Parmi les différentes espèces animales sur lesquelles nous avons déterminé les caractères de l'acte musculaire, l'oiseau est, après l'insecte, celui qui a donné les mouvements les plus rapides.

Cette rapidité est une condition indispensable du vol. En effet, l'aile qui s'abaisse ne peut trouver sur l'air un point d'appui suffisant, qu'autant qu'elle se meut avec une grande vitesse. La résistance de l'air, au-devant d'un plan qui le refoule, croît sensiblement en raison du carré de la vitesse avec laquelle ce plan se déplace. Il ne servirait de rien à l'oiseau d'avoir des muscles énergiques, capables de produire un travail considérable, si ces muscles n'imprimaient à l'aile que des mouvements lents ; leur force ne trouverait pas à s'exercer, faute de résistance, et aucun travail ne pourrait être produit. Il en est autrement des animaux terrestres qui courent ou rampent sur le sol, avec une allure plus ou moins rapide suivant la nature de leurs muscles, mais qui, en définitive, utilisent toujours leur force musculaire à cause de la parfaite résistance du point d'appui. Chez les poissons déjà, le besoin de rapidité dans les mouvements se faisait sentir; l'eau dans laquelle ils nagent résiste plus ou moins, suivant la vitesse avec laquelle la queue ou les nageoires la repoussent ; aussi, l'acte musculaire est-il bref chez les poissons, mais il l'est beaucoup moins que chez les oiseaux qui se meuvent dans un milieu bien plus mobile encore.

Pour comprendre la production si rapide du mouvement dans les muscles de l'oiseau, il faut se rappeler que ces mouvements sont liés à des actions chimiques, produites dans la substance même du muscle, où elles engendrent, comme dans nos machines, la chaleur et le mouvement. Or il faut admettre que ces actions naissent et se propagent plus facilement dans les muscles des oiseaux que chez toute autre espèce animale. C'est ainsi que les différentes poudres de guerre présentent des durées variables dans leur déflagration, et par suite, impriment des vitesses très-différentes aux projectiles qu'elles lancent.

Enfin, la *forme du mouvement* présente, chez les différentes espèces d'oiseaux, des particularités que nous avons déjà signalées. On a vu, chapitre VIII, comment varient les dimensions des muscles pectoraux, suivant que les battements de l'aile doivent avoir beaucoup de force ou beaucoup d'étendue; nous ne reviendrons pas sur ce sujet.

Forme de l'oiseau. — Tous ceux qui se sont occupés de l'étude du vol des oiseaux ont insisté, avec grande raison, sur la forme de ces animaux qui les rend éminemment propres au vol. Ils y ont vu les conditions de stabilité parfaites dans le milieu aérien. Ils ont bien compris le rôle de ces grandes surfaces que forment les ailes et qui peuvent, parfois, agir comme un parachute, pour produire une descente très-lente de l'animal; tandis que, d'autres fois, ces surfaces glissent sur l'air, et, suivant l'inclinaison de leur plan, permettent à l'oiseau de descendre très-obliquement, de s'élever même, ou de planer en tenant ses ailes immobiles. Des observateurs sont allés jusqu'à admettre que certaines espèces d'oiseaux avaient, dans le vol, un rôle tout passif, et que livrant leurs ailes au souffle du vent, ils lui empruntaient une force capable de les diriger en tout sens et contre le vent lui-même. Il nous semble important de discuter, en quelques mots, ce point capital de la théorie du vol.

La stabilité de l'oiseau a été bien expliquée; il n'y a rien à ajouter aux remarques qui ont été faites à ce sujet. L'attache des ailes se fait précisément au point le plus élevé du thorax, et, par conséquent, lorsque les ailes déployées prennent un point d'appui sur l'air, tout le poids du corps se trouve placé au-dessous de cette surface de suspension. On sait, en outre, que dans le corps lui-même, les organes les plus légers : les poumons et les sacs aériens, sont en haut; que la masse intestinale, déjà plus dense, est située plus bas; enfin, que les muscles thoraciques, si volumineux et si lourds, occupent le point inférieur du système. Ainsi, la partie la plus lourde est placée le plus bas possible au-dessous du point de suspension.

L'oiseau qui descend, les ailes déployées, présentera donc toujours sa région ventrale en bas, sans avoir besoin de faire des efforts d'équilibre; il prendra cette attitude passivement : comme la prend un parachute abandonné dans l'espace, comme la prend aussi le volant qui retombe sur la raquette.

Mais cette chute verticale est un cas exceptionnel : l'oiseau qui se laisse tomber est presque toujours animé d'une vitesse horizontale préalable ; il glisse donc obliquement sur l'air, comme glisse tout corps léger et à grande surface placé dans les conditions de stabilité qui viennent d'être indiquées. M. J. Pline a très-bien étudié les différentes sortes de glissement qui peuvent alors avoir lieu ; il les a même reproduites au moyen de petits appareils qui imitent l'insecte ou l'oiseau quand ils volent sans agiter leurs ailes.

Que l'on prenne une feuille de papier de forme carrée, et

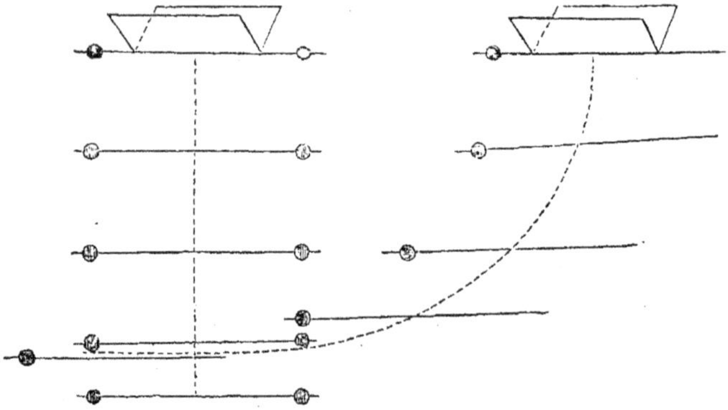

Fig. 90. — Représentant : à gauche, un appareil de planement équilibré par deux masses égales placés aux extrémités de la tige qui est logée dans le fond de l'angle dièdre. Cet appareil tombe verticalement comme l'indiquent les positions successives de la tige munie de deux masses. — A droite, on voit le même appareil muni d'une seule masse. La chute est parabolique, ainsi que le montre la trajectoire ponctuée.

qu'on la ploie par le milieu, de manière à former un angle dièdre très-obtus (fig. 90); puis, au fond de cet angle, fixons avec un peu de cire une tige de métal munie de deux masses de même poids; on aura un système stable dans l'air. Si le centre de gravité passe exactement par le centre de figure, en abandonnant cet appareil dans l'espace, on le verra tomber verticalement, la convexité de son angle étant tournée en bas.

Si l'on enlève l'une des deux masses, de manière à déplacer le centre de gravité, l'appareil, au lieu de tomber verticalement, suivra une trajectoire oblique et glissera sur l'air d'un mouvement accéléré (fig. 90 moitié droite).

La trajectoire parcourue par ce mobile sera située dans un plan vertical, si les deux moitiés de l'appareil sont bien symétriques; dans le cas contraire, elle s'infléchira du côté où l'appareil, coupant l'air, trouve le plus de résistance. Ces effets, bien faciles à comprendre, sont identiques avec ceux que produit, dans la marche d'un navire, la résistance du gouvernail. Ils peuvent aussi se produire dans le sens vertical; de sorte que la trajectoire de l'appareil peut être une courbe à concavité supérieure ou inférieure, suivant le cas.

Tout corps mince qui est courbé, tend à glisser sur l'air suivant la direction de sa propre courbure.

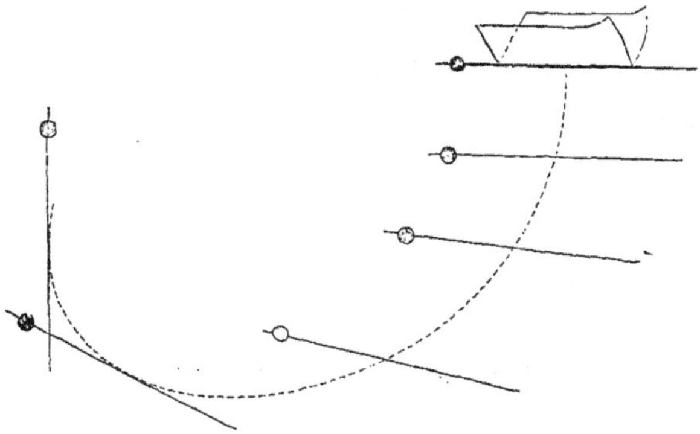

Fig. 91. — On a relevé le bord postérieur des deux plans de l'angle dièdre. Après une chute descendante parabolique, l'appareil remonte, ainsi que la trajectoire ponctuée.

Si, dans notre petit appareil, nous relevons le bord postérieur ou le bord antérieur des plans latéraux, nous verrons, à un moment donné de sa chute oblique, l'appareil remonter contre la pesanteur, mais perdre bien vite son mouvement de translation (fig. 91). Que s'est-il passé ?

Tant que le mobile, dans sa chute, n'a eu que peu de vitesse, l'effet de sa courbure est resté insensible, parce que l'air ne présente de résistance aux surfaces qu'en raison de la vitesse dont elles sont animées. Mais lorsque la vitesse a été assez grande, un effet de gouvernail s'est produit, qui a relevé l'extrémité antérieure du mobile et lui a imprimé une direction ascendante. Alors la pesanteur qui était la force accélératrice du glissement de l'appareil dans l'air est devenue retardatrice : à mesure que le mobile s'élevait, il a perdu sa vitesse et est arrivé à l'immobilité. Après cela, une rétrogradation a commencé, puis une remontée en arrière, de façon que l'appareil est arrivé sur le sol par oscillations successives.

Enfin si l'on donne au mobile une légère concavité par en bas, l'inverse se produit : on voit (fig. 92), à un certain

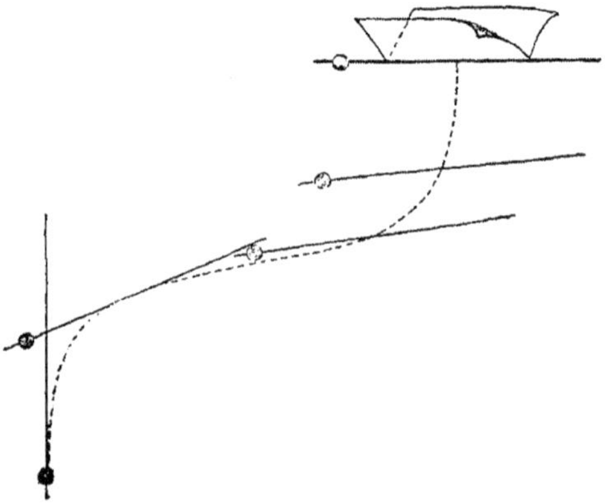

Fig. 92. — La partie postérieure du plan de l'angle dièdre a été recourbée en bas. Après une chute parabolique, le mobile prend une marche descendante très-rapide.

moment, la trajectoire s'infléchir brusquement en bas et le mobile frapper le sol avec une grande violence. Dans ce second cas, au moment où l'effet de gouvernail s'est produit, la direction nouvelle s'est trouvée favorisée par la pesanteur qui a précipité la chute, tandis que, tout à l'heure, elle ralentissait la remontée.

Nous avons insisté sur ces effets, parce qu'ils se produisent fréquemment dans le vol des oiseaux. Ils sont signalés dans les anciens traités de fauconnerie qui décrivent les évolutions des oiseaux chasseurs. Sans remonter plus haut, on trouve dans Huber (1) la description de ces mouvements curvilignes des faucons, auxquels on donnait le nom de *passades*, et qui consistaient en une descente oblique de l'oiseau suivie d'une *ressource* ou remontée (du latin *resurgere*). « L'oiseau, dit Huber, emporté par sa propre vitesse, irait toucher la terre et s'y fracasser, s'il n'usait de certaine faculté « qu'il a de s'arrêter au plus fort de sa vitesse et de se porter « droit en haut, au degré nécessaire pour être à même de « faire une seconde descente. Ce mouvement suffit, non-« seulement pour arrêter sa descente, mais encore pour le « porter, sans qu'il fasse aucun effort, aussi haut que le niveau d'où il est parti. »

Assurément, il y a de l'exagération à dire que l'oiseau remonte sans faire d'effort actif, jusqu'au niveau d'où il est parti ; la résistance de l'air doit éteindre une partie de la force qui a été acquise pendant la chute et qui doit se transformer en remontée. On voit cependant que le phénomène de la *ressource* est bien constaté par les observateurs, et qu'il a été considéré par eux comme un acte en quelque sorte passif, dans lequel l'oiseau n'a pas à dépenser de force musculaire.

Le *planement* présente, dans certains cas, une grande analogie avec les phénomènes décrits précédemment. Lorsqu'un oiseau, un pigeon par exemple, a parcouru une certaine distance en battant des ailes, on le voit suspendre tout battement pendant quelques instants et glisser sur l'air, soit horizontalement, soit en s'abaissant ou en s'élevant. Le planement descendant est celui qui présente la plus longue durée ; en effet, ce n'est qu'une chute extrêmement ralentie, mais dans laquelle la pesanteur entretient le mou-

1. In-8°, Genève, 1784.

vement, tandis qu'elle le ralentit dans le planement horizontal ou ascendant. Dans ces deux dernières formes, l'aile, plus ou moins obliquement dirigée, prend son point d'appui sur l'air, comme ce jouet d'enfant que l'on appelle *cerf-volant;* avec cette différence : que la vitesse est imprimée au cerf-volant par la traction exercée sur la ficelle lorsque l'air est calme, tandis que l'oiseau utilise, dans le planement, une vitesse qu'il a acquise : soit par une chute oblique, soit par des coups d'ailes préalables.

Nous avons dit que les observateurs avaient admis que certains oiseaux qu'ils appellent voiliers pouvaient, par la seule action du vent, se soutenir et se diriger dans l'air. Cette théorie a toute l'apparence d'un paradoxe ; on ne comprend pas, en effet, que l'oiseau, immobile dans le vent, ne subisse pas l'entraînement de l'air.

Si les passades ou les planements qu'il exécute peuvent le porter parfois en sens contraire de la direction du vent, ce n'est là que des effets passagers compensés, à un autre instant, par un entraînement plus rapide.

Cependant la théorie du *vol à voile* a été soutenue avec un grand talent par certains observateurs, et particulièrement par le comte d'Esterno, auteur d'un remarquable mémoire sur le vol des oiseaux.

Tout le monde, dit cet auteur, peut voir certains oiseaux pratiquer le vol à voile; le nier, c'est nier l'évidence.

On connaît encore si insuffisamment les lois de la résistance de l'air, surtout en ce qui concerne la décomposition de cette résistance quand elle agit contre des plans inclinés sous différents angles, qu'il n'y a pas lieu de se prononcer sur la question du vol à voile. Il serait téméraire de condamner absolument l'opinion des observateurs, en s'appuyant sur une théorie et sur des notions aussi vagues que celles que nous possédons sur ce sujet.

Rapport de la surface des ailes au poids du corps. Un des points les plus intéressants de la conformation des oiseaux consiste dans la détermination du rapport de la surface des ailes avec le poids de l'animal. Existe-t-il un rapport constant entre ce poids et ces surfaces ? Cette question a été l'objet de nombreuses controverses.

Il est déjà démontré que si l'on comparait des oiseaux d'espèces très-différentes et de poids égaux, on pourrait trouver que les uns ont des ailes deux, trois ou quatre fois plus étendues que les autres. Les oiseaux à grandes surfaces sont ceux qui se livrent le plus ordinairement au *vol plané*, et qu'on a appelés voiliers ; tandis que ceux dont l'aile est courte ou étroite sont plus ordinairement assujettis au *vol ramé*.

Mais, si l'on compare deux oiseaux rameurs entre eux ou deux oiseaux voiliers ; si, pour faire mieux encore, on les choisit dans une même famille, afin de n'avoir entre eux que des différences de taille, on trouvera un rapport assez constant entre les poids de ces oiseaux et la surface de leurs ailes. Mais la détermination de ce rapport doit être basée sur certaines considérations qui ont longtemps échappé aux naturalistes.

M. de Lucy a cherché, pour tous les êtres qui volent, à comparer la surface des ailes au poids de l'animal. Puis, afin d'établir une unité commune entre ces animaux d'espèces et de tailles si différentes, il rapportait toutes ces mesures à un type idéal dont le poids était toujours de 1 kilogramme. Ainsi, après avoir constaté que le cousin, qui pèse 3 milligrammes, possède des ailes de 30 millimètres carrés de surface, il concluait que dans le type cousin, le kilogramme d'animal était supporté par une surface alaire de 10 mètres carrés.

Dressant un tableau comparatif des mesures prises sur un grand nombre d'animaux d'espèces et de tailles différentes, M. de Lucy est arrivé aux chiffres suivants :

Espèces.	Poids de l'animal.	Surface des ailes.	Surface pour 1 kilogr.
Cousin.	3 milligr.	30 mm. carrés.	10 m. carrés.
Papillon.	20 centigr.	1663 mm. carrés.	8 1/3
Pigeon.	290 gram.	750 c. carr.	2586 c. carr.
Cigogne	2265 gram.	4506 c. carr.	1988 c. carr.
Grue d'Australie.	9500 gram.	8543 c. carr.	899 c. carr.

De ces mesures, ressort ce fait bien saisissant : que les

animaux de grande taille et de grand poids se soutiennent avec une surface d'ailes beaucoup moindre que les petits.

Un pareil résultat montre déjà que le rôle de l'aile dans le vol n'est pas seulement passif, car une voile ou un parachute doivent toujours avoir des surfaces proportionnelles aux poids sur lesquels ils doivent agir. Considérée au contraire à son point de vue véritable, c'est-à-dire comme un organe qui devra frapper l'air, l'aile de l'oiseau devra, ainsi qu'on va le voir, présenter une surface relativement moindre chez les oiseaux de grande taille et de grand poids.

L'étonnement qu'on éprouve en présence du résultat obtenu par M. de Lucy disparaît lorsqu'on songe qu'il y a une raison géométrique pour laquelle la surface des ailes ne saurait croître en raison du poids de l'oiseau. En effet, si nous supposons deux objets de même forme, deux cubes, par exemple, dont l'un serait deux fois aussi grand que l'autre (en diamètre), chacune des faces du grand cube sera quatre fois aussi grande que celle du petit ; enfin, le poids du grand cube sera huit fois celui du petit. Ainsi pour tous les solides géométriquement semblables, les dimensions linéaires étant dans un certain rapport, les surfaces croîtront comme les carrés et les poids comme les cubes de ce rapport. Deux oiseaux semblables de forme, mais dont l'un sera deux fois plus large d'envergure que l'autre, auront des surfaces d'ailes dans le rapport de 1 à 4, et des poids dans le rapport de 1 à 8.

Le docteur Hureau de Villeneuve, s'appuyant sur ces considérations, a cherché à déterminer la surface d'aile qui pourrait faire voler une chauve-souris dont le poids serait celui d'un homme ; il a trouvé que chacune des ailes n'aurait pas 3 mètres de longueur.

Dans un remarquable travail sur l'étendue relative des ailes et sur le poids relatif des muscles pectoraux chez les différentes espèces d'animaux vertébrés volants (1), Hartings montre que l'on peut, dans la série des oiseaux, établir l'existence d'un certain rapport entre la surface des ailes

1. *Archives néerlandaises*, t. IV, p. 1869.

et le poids du corps. Mais il faut avoir soin de ne comparer que les éléments comparables : c'est-à-dire les longueurs des ailes, les racines carrées de leurs surfaces, et les racines cubiques des poids, chez les différents oiseaux.

Soient : l, la longueur de l'aile; a, son aire ou surface, et p le poids du corps, on pourra comparer entre eux l, $\sqrt{a}$, $\sqrt[3]{p}$.

Opérant sur différents types d'oiseaux, Hartings fit des mensurations et des pesées desquelles il obtint le tableau suivant :

	Nom de l'espèce.	Poids. p.	Surface. a.	Rapport. $\frac{\sqrt{a}}{\sqrt[3]{p}}$
1.	Larus argentatus	565,0	541	2,82
2.	Anas nyroca.	508,0	321	2,26
3.	Fulica atra	495,0	262	2,05
4.	Anas crecca.	275,5	144	1,84
5.	Larus ridibundus.	197,0	331	3,13
6.	Machetes pugnax	190,0	164	2,23
7.	Rallus aquaticus	170,5	101	1,81
8.	Turdus pilaris.	103,4	101	2,14
9.	Turdus merula	88,8	106	2,31
10.	Sturnus vulgaris	86,4	85	2,09
11.	Bombicilla garrula. . . .	60,0	44	1,69
12.	Alauda arvensis.	32,2	75	2,69
13.	Parus major.	14,5	31	2,29
14.	Fringilla spinus.	10,1	25	2,33
15.	Parus cæruleus.	9,1	24	2,34

A cette liste de Hartings nous en ajouterons une autre que nous avons dressée d'après la même méthode. Toutes les déterminations ont été faites sur des oiseaux tués au fusil et peu d'instants après la mort. Nous avons pris la surface des deux ailes, au lieu de n'en prendre qu'une seule à la manière de Hartings; cette modification qui nous a paru nécessaire est la principale cause des différences que le lecteur constatera entre nos chiffres et ceux du physiologiste Hollandais. Pour rendre les deux tableaux comparables il faut, dans celui de Hartings, doubler le nombre obtenu comme expression du rapport $\frac{\sqrt{a}}{\sqrt[3]{p}}$.

Nom de l'espèce.	Poids = p.	Surf. alaires = 2a.	Rapp. $\frac{\sqrt{2a}}{\sqrt[3]{p}}$
	gr.	cc.	
Vultur	1663,94	3131	4,722
Vultur cinereus.	1535,00	3233	4,929
Falco tinnunculus. . . .	128,94	642	5,015
Falco tinnuncul. minor .	147,36	546	4,424
Falco Kobek	282,44	970	4,747
Falco sublatio ?.	509,62	1684	5,138
Falco palustris	208,76	1188	5.810
Falco milvus	620,14	1904	5,117
Strix passerina.	122,80	394	3,993
id.	128.94	442	4,162
Saxicola œnanthe. . . .	56,05	125	2,922
Alauda cristata	36,80	202	4,273
Corvus cornix.	374,54	1156	4,717
Upupa epops	49,12	329	4,952
Merops apiaster.	18,30	117	4,105
Alcedo ispida.	82,89	270	3,769
Alcedo afra ?	85,96	288	3,845
Columba vinacea	112,00	292	3,545
Vanellus spinosus. . . .	159,64	636	4,649
Glareola	95,17	343	4,056
Buteo vulgaris	785,00	1651	4,405
Perdix cinerea	280,00	320	2,734
Sturnus vulgaris	78,00	202	3,326
Corvus pica.	212,00	540	3,906
id.	275,00	690	4,039
Hirundo urbica.	18,00	120	4,180
Turdus merula.	94,00	230	3,335

Les écarts que l'on observe dans le rapport du poids du corps à la surface des ailes, chez les différentes espèces d'oiseaux, tiennent, en grande partie sans doute, à la forme des ailes. En effet, il n'est pas indifférent que la surface qui frappe l'air ait son maximum près du corps ou près de l'extrémité; ces deux points ont des vitesses bien différentes. Pour une égale étendue de surface, la résistance sera donc plus grande à la pointe de l'aile qu'à sa base. Il suit de là que deux oiseaux de surfaces d'ailes inégales pourront trouver sur l'air la même résistance pourvu que ces surfaces soient différemment réparties.

Le poids des muscles pectoraux est au contraire dans un rapport simple avec le poids total de l'oiseau, et, malgré les écarts qui correspondent aux divers degrés d'aptitude au vol dont chaque espèce est douée, on voit qu'il est environ de 1/6e dans le plus grand nombre des oiseaux.

En résumé, chaque animal qui se soutient en l'air doit développer un travail proportionnel à son poids; il devra, à cet effet, posséder des masses musculaires proportionnées à ce poids ; car, ainsi que nous l'avons vu, si les actions qui se passent dans les muscles des oiseaux sont toujours de même nature, ces actions et le travail qu'elles engendrent seront proportionnels aux masses des muscles.

Mais comment se fait-il que des ailes dont les surfaces varient comme le carré des dimensions linéaires des oiseaux suffisent à mouvoir des poids qui varient dans le rapport des cubes de ces dimensions?

On peut prouver que si les battements des ailes avaient la même fréquence chez les gros oiseaux que chez les petits, chaque coup d'aile aurait une vitesse dont la valeur croîtrait avec la taille de l'oiseau, et comme la résistance de l'air augmente, pour chaque élément de la surface de l'aile, suivant le carré de la vitesse de cet organe, il en résulterait, au point de vue du travail effectué sur l'air, un avantage considérable pour l'oiseau de grande taille.

Il suit de là que, pour se soutenir, les oiseaux de grande taille n'auraient pas besoin de donner des coups d'ailes aussi fréquents que les petits oiseaux.

Les observateurs n'ont pu, jusqu'ici, déterminer assez exactement le nombre des battements des ailes pour savoir si leur fréquence présente un rapport exactement inverse de la taille des oiseaux; mais il est facile de voir que c'est dans ce sens que varie la fréquence des coups d'ailes chez les oiseaux de différentes tailles.

CHAPITRE IV

DES MOUVEMENTS DE L'AILE DE L'OISEAU PENDANT LE VOL.

Fréquence des mouvements de l'aile. — Durées relatives de l'élévation et de l'abaissement. — Détermination électrique. — Détermination myographique. — Trajectoire de l'aile de l'oiseau pendant le vol. — Construction des appareils qui enregistrent ce mouvement. — Expérience. — Figure elliptique du trajet de la pointe de l'aile.

Dans les considérations générales sur la conformation de l'oiseau et sur les inductions que l'on en peut tirer, le lecteur a dû voir que bien des hypothèses attendent leur démonstration expérimentale. Aussi, avons-nous hâte d'appliquer au vol de l'oiseau la méthode qui nous a servi déjà pour analyser les autres modes de locomotion.

Fréquence des battements de l'aile. — La méthode graphique dont l'emploi direct était si facile pour la détermination de la fréquence des battements de l'aile de l'insecte ne peut plus s'employer sur l'oiseau dans les mêmes conditions. Il faut établir, entre l'oiseau qui vole et l'appareil enregistreur, une transmission de signaux. Nous nous retrouvons en face d'un problème analogue à celui que nous avons résolu pour la locomotion terrestre, quand nous avons enregistré la fréquence et les durées relatives des appuis des membres sur le sol. Nous devons estimer ici : la durée des appuis de l'aile sur l'air et celle de ses périodes de relèvement.

Méthode électrique. — La télégraphie électrique nous a a servi d'abord.

L'expérience consiste à placer à l'extrémité de l'aile un appareil qui, à chacun des mouvements alternatifs qu'il reçoit, rompe ou ferme un circuit électrique. Sur le trajet de ce circuit est placé un appareil électro-magnétique qui écrit sur un cylindre tournant. La figure 94 montre ce mode de télégraphie appliqué à l'étude du vol d'un pigeon, concurremment avec un autre moyen de transmission de signaux qui sera exposé plus tard. Dans cette figure, les deux fils électriques sont séparés l'un de l'autre.

La pointe écrivante tracera une ligne crénelée dont chacun des changements de niveau correspondra à un changement dans la direction du mouvement de l'aile. Pour que l'oiseau vole le plus librement possible, un câble fin et souple, contenant deux fils conducteurs, établit la communication entre l'oiseau et le télégraphe écrivant. Les deux bouts des fils sont adaptés à un petit appareil très-léger qui exécute, par l'effet de la résistance de l'air, une sorte de mouvement de soupape. Quand l'aile s'élève, la soupape s'ouvre, le courant est rompu, et la ligne du tracé télégraphique s'élève. Quand l'aile descend, la soupape se ferme, le courant se ferme aussi, et le tracé télégraphique s'abaisse.

Appliqué à différentes espèces d'oiseaux, cet appareil permet de constater la fréquence propre aux mouvements de chacun d'eux. Le nombre des espèces que nous avons pu étudier est encore assez restreint; voici les chiffres obtenus :

	Révolutions de l'aile par seconde.
Moineau	13
Canard sauvage	9
Pigeon	8
Busard	5 3/4
Chouette effraie	5
Buse	3

La fréquence des battements varie, du reste, suivant que l'oiseau est au départ, en plein vol, ou à la fin de son vol. Quelques oiseaux présentent, comme on sait, des temps d'arrêt complet de leurs ailes; ils glissent sur l'air, en utilisant leur vitesse acquise.

Durées relatives de l'abaissement et de l'élévation de l'aile.

Contrairement à l'opinion émise par certains auteurs, la durée de l'abaissement de l'aile est plus longue, en général, que celle de l'élévation. L'inégalité de ces deux temps se prononce surtout chez les oiseaux dont les ailes sont à grandes surfaces et les battements peu fréquents. Ainsi, tandis que ces durées sont presque égales chez le canard dont les ailes sont très-étroites, elles sont inégales chez le pigeon et bien plus encore chez la buse. Voici les chiffres obtenus dans nos expériences.

	Durée totale d'une révolution de l'aile.	Ascension.	Descente.
Canard. . .	11 2/3 centièmes de seconde.	5	6 2/3
Pigeon . . .	12 1/2	4	8 1/2
Buse. . . .	32 1/2	12 1/2	20

Il est plus difficile qu'on ne pouvait le prévoir de déterminer l'instant précis où change la direction de la ligne tracée par le télégraphe. Les attractions et les relâchements du fer doux ont une durée qui devient appréciable quand le cylindre noirci tourne avec la rapidité nécessaire pour la mesure des mouvements rapides qu'il s'agit d'analyser. Les inflexions de la ligne tracée par le télégraphe deviennent alors des courbes dont il est assez difficile de déterminer l'origine précise. Il y a donc une limite à la précision des mesures qu'on peut faire avec la méthode électrique; mais on peut estimer ainsi la durée d'un mouvement avec une approximation bien suffisante.

Méthode myographique. — On a vu qu'un gonflement accompagne la contraction des muscles dont il suit toutes les phases.

Un raccourcissement rapide ou lent, faible ou énergique du muscle, s'accompagnera donc d'un gonflement qui affectera les mêmes caractères de vitesse ou d'intensité. A chaque abaissement de l'aile d'un oiseau, *le grand pectoral* subira donc un gonflement qu'il s'agit de transmettre à l'appareil enregistreur.

Nous recourrons, à cet effet, aux appareils qui ont déjà servi, dans la locomotion humaine, à des déterminations du même genre. De très-légères modifications les mettront en état de signaler les phases alternatives de durcissement et de relâchement du muscle grand pectoral.

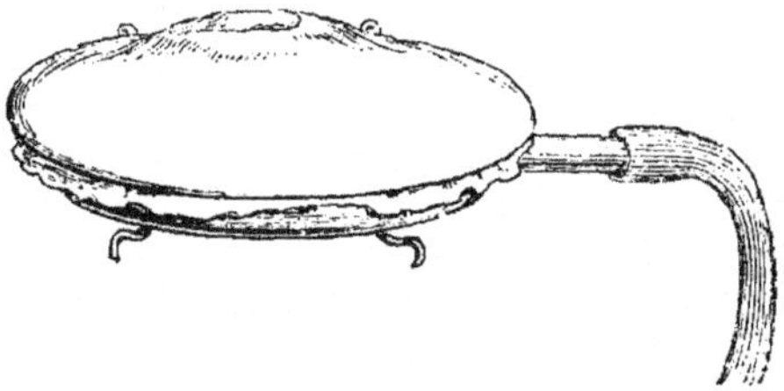

Fig. 93. — Appareil explorateur de la contraction des muscles thoraciques de l'oiseau. La face supérieure convexe est formée par la membrane de caoutchouc soulevée par le ressort-boudin; c'est elle qui s'applique sur les muscles. La face inférieure, en contact avec le corset, porte quatre petites griffes qui s'implantent dans l'étoffe et maintiennent l'appareil en place.

L'oiseau vole dans un espace de 15 mètres carrés et de 8 mètres de hauteur. Les appareils enregistreurs étant placés au centre de la salle où l'expérience se fait, il suffit de 12 mètres de tube de caoutchouc pour établir une communication constante entre l'oiseau et les appareils.

Une sorte de corset est appliqué à un pigeon (voyez fig. 94). Sous ce corset, entre l'étoffe bien tendue et les muscles pectoraux, est glissé un petit appareil destiné à percevoir le gonflement des muscles, et dont voici la disposition.

Une petite cuvette de métal (fig. 93), contenant à son intérieur un ressort-boudin, est fermée par une membrane de caoutchouc. Cette cuvette, ainsi close, communique avec le tube de transmission.

Toute pression sur la membrane de caoutchouc la déprime, en faisant céder le ressort; l'air est chassé de la cuvette et s'échappe par le tube. Si la pression cesse, l'air rentre dans la cuvette par l'élasticité du ressort qui soulève la membrane. Une soufflerie et une aspiration alternatives s'établissent ainsi dans le tube, et le mouvement de l'air transmet à l'appareil enregistreur le signal des pressions plus ou moins fortes qui ont été exercées sur la membrane de la cuvette.

L'enregistreur est le tambour à levier que le lecteur connaît déjà. Il fournit une courbe ascendante pendant la phase de contraction du muscle et descendante pendant celle de relâchement.

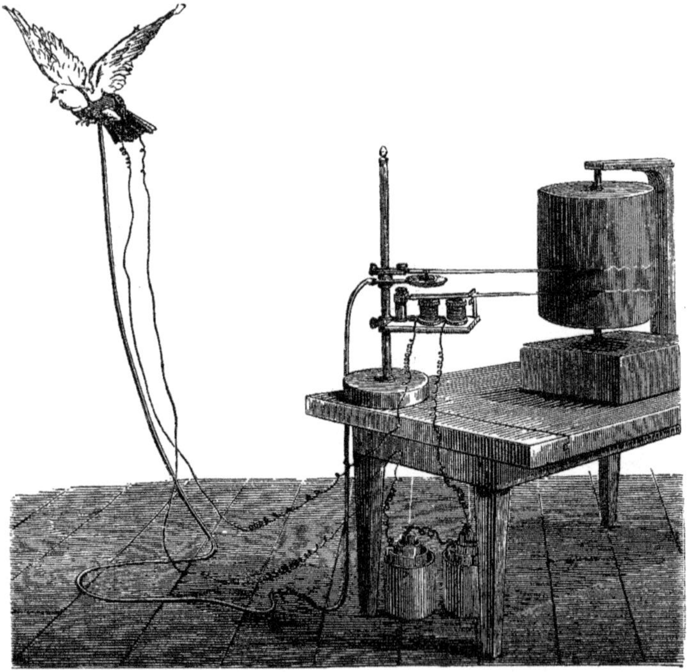

Fig. 94. — **Expérience pour déterminer par la méthode électrique et par la méthode myographique, à la fois, la fréquence des mouvements de l'aile et les durées relatives de ses temps d'élévation et d'abaissement.**

La figure 94 représente la disposition générale de l'expérience, dans laquelle la télégraphie électrique et la transmission par l'air sont employées concurremment.

Elle montre un pigeon muni de son corset, sous lequel est glissée l'ampoule exploratrice des muscles pectoraux.

Le tube de transmission aboutit à un appareil enregistreur qui écrit sur un cylindre tournant.

A l'extrémité de l'aile du pigeon, est l'appareil qui ouvre ou ferme un courant électrique, suivant que l'aile s'élève ou s'abaisse. Les deux fils du circuit sont représentés séparés l'un de l'autre; on voit, sur leur trajet, deux éléments de pile de Bunsen et l'électro-aimant qui, muni d'un levier, enregistre les signaux télégraphiques des mouvements de l'aile.

Expérience. — On lâche l'oiseau à l'une des extrémités de la salle, la volière dans laquelle on le tient d'ordinaire étant placée à l'extrémité opposée. L'oiseau s'envole en se dirigeant habituellement vers sa volière sur laquelle il va se reposer. Pendant la durée du vol, on obtient les tracés représentés par la figure 95.

On voit que le tracé diffère suivant l'espèce d'oiseau sur laquelle l'expérience a été faite. Toutefois, dans chacun des tracés II, III, IV, V, on observe le retour périodique de deux mouvements *a* et *b* qui se produisent à chaque révolution de l'aile.

A quoi tiennent ces deux actes musculaires?

Il est facile de reconnaître que l'ondulation *a* correspond à l'action du muscle élévateur de l'aile, et l'ondulation *b* à l'action de l'abaisseur.

On peut le prouver : d'abord en recueillant, en même temps que le tracé musculaire, celui des mouvements d'ascension et de descente de l'aile transmis par l'électricité. Ces deux tracés lorsqu'ils sont bien superposés l'un à l'autre, montrent que le temps d'élévation de l'aile concorde avec la durée de l'ondulation *a*, et que le temps d'abaissement coïncide avec l'ondulation *b*.

D'après cela, on comprend comment se produisent les ondulations *a* et *b* dans tous les tracés musculaires des oiseaux. En effet, au niveau de la région explorée et près de l'arête du sternum, il existe deux plans musculaires distincts : le plus superficiel est formé par le grand pectoral, ou abaisseur de l'aile; le plus profond par le pectoral moyen, ou élévateur de l'aile, dont le tendon passe derrière la fourchette du sternum pour s'attacher à la tête de l'humérus.

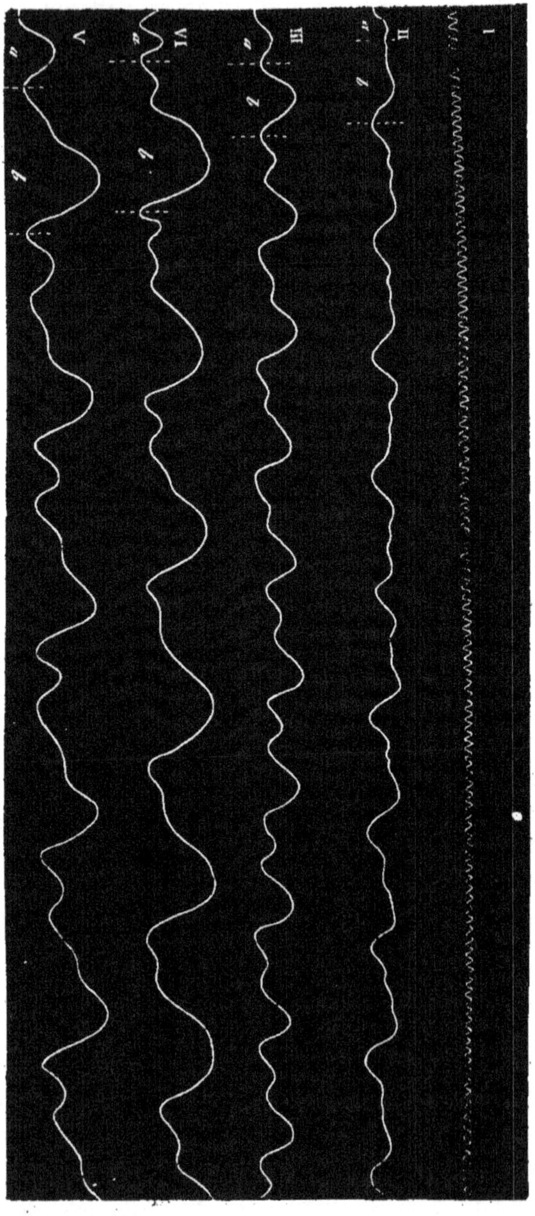

Fig. 95. — Tracés myographiques des pectoraux obtenus sur différentes espèces d'oiseaux pendant le vol. — Ligne I, diapason chronographe destiné à mesurer la durée absolue de chaque mouvement musculaire ; ce diapason vibre 60 fois par seconde — Ligne II, tracé des muscles du pigeon : ce tracé a été recueilli dans les conditions représentées figure 94. — Ligne III, tracé du canard sauvage. — IV, tracé du tracé du busard. — Ligne V, tracé de la buse.

Ces deux muscles superposés agiront, par leur gonflement, sur l'appareil qui est appliqué sur eux; l'élévateur de l'aile, se gonflant lorsqu'il se contracte, signale son action par l'ondulation *a*; le grand pectoral signale l'abaissement de l'aile par l'ondulation *b*.

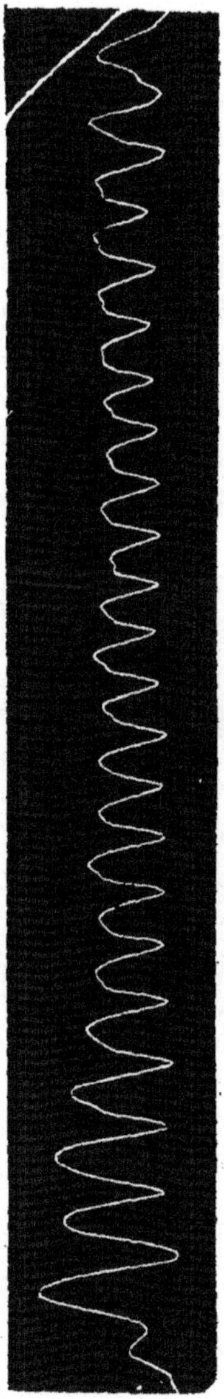

Fig. 96. — Montrant les différences d'amplitude et de fréquence des battements de l'aile d'un pigeon pendant un vol de 15 mètres de longueur. A gauche de la figure, on voit les grands mouvements qui signalent le début du vol. (Ce tracé a été recueilli sur un cylindre dont la rotation était peu rapide, ce qui permet de recueillir un grand nombre de mouvements dans un court espace.)

On peut vérifier encore l'exactitude de cette explication au moyen d'une expérience très-simple. L'anatomie nous montre que le muscle élévateur de l'aile est étroit et ne double l'abaisseur que dans sa partie la plus interne, située le long de la crête du sternum; de sorte que si l'on déplace le petit appareil qui explore le mouvement de ces muscles, et si on le porte plus en dehors, il occupera une région où l'abaisseur de l'aile n'est plus doublé de l'élévateur, et le tracé ne présentera plus qu'une ondulation simple : celle qui correspond à *b* dans les courbes de la figure 95.

Il est donc bien démontré que les ondulations *a* et *b*, dans les tracés musculaires des oiseaux sur lesquels nous avons expérimenté, correspondent exactement à l'action des principaux muscles élévateurs et abaisseurs de l'aile; mais on ne saurait attacher une grande importance à la forme de ces tracés pour en déduire la nature précise du mouvement exécuté par le muscle. Ces mouvements semblent, en effet, empiéter l'un sur l'autre; de sorte que le relâchement de l'élévateur de l'aile n'est probablement pas complet lorsque l'abaisseur commence à agir.

Ne demandons d'abord à ces tracés que ce qu'ils fournissent le plus naturellement, à savoir : le nombre des révolutions de l'aile, le plus ou moins de régularité de ces mouvements, l'égalité ou l'inégalité de l'énergie de chacun d'eux.

En restreignant la question dans ces limites, l'expérience montre que les battements de l'aile de l'oiseau diffèrent d'amplitude et de fréquence dans les différents instants du vol.

Au départ, les battements sont un peu plus rares, mais beaucoup plus énergiques ; ils atteignent, après deux ou trois coups d'aile, un rhythme à peu près régulier qu'ils perdent au moment où l'animal va se reposer (fig. 96).

TRAJECTOIRE DE L'AILE DE L'OISEAU PENDANT LE VOL.

On a vu, à propos du mécanisme du vol chez l'insecte, que l'expérience fondamentale a été celle qui a révélé le parcours de la pointe de l'aile à chacune de ses révolutions. La connaissance du mécanisme du vol découlait, pour ainsi dire, naturellement de cette première notion.

Pour le vol de l'oiseau, la même détermination est également nécessaire ; mais la méthode optique devient ici inapplicable. En effet, le mouvement d'une aile d'oiseau, bien que trop rapide pour être saisissable à l'œil, ne l'est pas assez pour fournir une impression rétinienne persistante qui montre son parcours entier.

La méthode graphique, avec les transmissions de signaux que nous avons employées jusqu'ici, ne fournit que l'expression des mouvements qui se passent suivant une ligne droite, tels sont les raccourcissements et les allongements d'un muscle, les oscillations verticales ou horizontales du corps pendant la marche, etc. Ce n'est qu'en combinant ce mouvement rectiligne avec la translation uniforme de la surface enfumée qui reçoit le tracé qu'on obtient l'expression de la vitesse avec laquelle le mouvement s'effectue à chaque instant.

L'action de l'aile pendant le vol ne consiste pas seulement

en élévations et en abaissements alternatifs. Il suffit de regarder un oiseau qui passe en volant au-dessus de notre tête, pour constater que l'aile se porte aussi d'avant en arrière à chaque battement. De ce double mouvement doit résulter une courbe fermée qu'il s'agit d'inscrire.

Il est démontré géométriquement que toute figure plane, c'est-à-dire susceptible d'être enregistrée sur un plan, peut être engendrée par la combinaison rectangulaire de deux mouvements rectilignes. Les tracés que Kœnig a obtenus en armant d'un style les verges vibrantes de Wheatstone, les figures lumineuses des accords musicaux que Lissajous produit par la réflexion d'un faisceau de lumière sur deux miroirs vibrant perpendiculairement l'un à l'autre, sont des exemples bien connus de la formation d'une figure plane au moyen de deux mouvements rectilignes perpendiculaires entre eux.

Ainsi, en admettant qu'on puisse transmettre, à la fois, les mouvements d'élévation et d'abaissement que l'aile de l'oiseau exécute, aussi bien que les mouvements que fait cet organe d'avant en arrière et d'arrière en avant; en supposant qu'une pointe écrivante puisse recevoir simultanément l'impulsion de ces deux mouvements perpendiculaires entre eux, cette pointe écrira sur le papier la figure exacte des mouvements de l'aile de l'oiseau.

Nous avons cherché d'abord à réaliser l'appareil qui transmettrait ainsi à distance un mouvement quelconque et l'enregistrerait sur un plan, sans nous préoccuper de la façon dont on pourrait adapter sur l'oiseau cette machine plus ou moins pesante. La figure 97 représente ce premier appareil d'essai, dont la description est indispensable pour faciliter l'intelligence de la machine définitive dont on verra tout à l'heure la construction.

Sur deux pieds solides portant des supports verticaux, on voit deux tiges horizontales parallèles entre elles. Ce sont deux leviers d'aluminium qui devront, grâce aux appareils de transmission que nous allons décrire, exécuter tous deux les mêmes mouvements. Chacun de ces leviers est monté sur un Cardan, c'est-à-dire sur une double articulation qui lui permet toute espèce de mouvements : ainsi, chaque levier peut être porté en haut, en bas, à droite, à gauche; il peut, par sa pointe, décrire la base d'un cône dont le Cardan sera le sommet. Enfin, il exécutera toute espèce de mouvement qu'il plaira à l'expérimentateur de lui imprimer.

Il s'agit d'établir la transmission des mouvements d'un des leviers à l'autre, et cela à une distance de 10 à 15 mètres. Cela se fait au moyen du procédé que le lecteur connaît déjà : l'emploi des tambours et des tubes à air.

Le levier qui, dans la figure 97, se voit à gauche, est relié, par une tige métallique verticale, à la membrane d'un tambour placé au-dessous de lui. Dans les mouvements verticaux du levier, la membrane du tambour, tour à tour abaissée ou soulevée, produira un mouvement de soufflerie qui se transmettra, par un long tube à air, jusqu'à la membrane d'un tambour semblable appartenant à l'appareil de droite. Ce 2me tambour, placé au-dessus du levier qui lui correspond, et relié avec lui, transmettra fidèlement tous les mouvements verticaux qui auront été imprimés au tambour n° 1 (celui de gauche). Les mouvements seront de même sens dans les deux leviers, grâce à l'inversion de la position des tambours. En effet, supposons qu'on abaisse le levier n° 1 ; on enfonce la membrane du tambour qui est au-dessous de lui ; il se produit une soufflerie qui soulève la membrane du second tambour, et conséquemment abaisse le levier n° 2. Inversement, l'élévation du levier n° 1 produira une aspiration d'air qui élèvera la membrane et le levier n° 2.

En procédant de la même manière pour la transmission des mouvements dans le plan horizontal, on place, à droite de l'un des leviers et à gauche de l'autre, un tambour dont la membrane, située dans le plan vertical, agit dans les mouvements de latéralité ; la transmission de ces mouvements se fait par un tube spécial comme cela se passe pour les mouvements verticaux.

L'appareil étant ainsi construit, si l'on prend dans les doigts l'extrémité d'un des leviers, et si on lui imprime des mouvements quelconques, on verra l'autre levier répéter ces mouvements avec une fidélité parfaite.

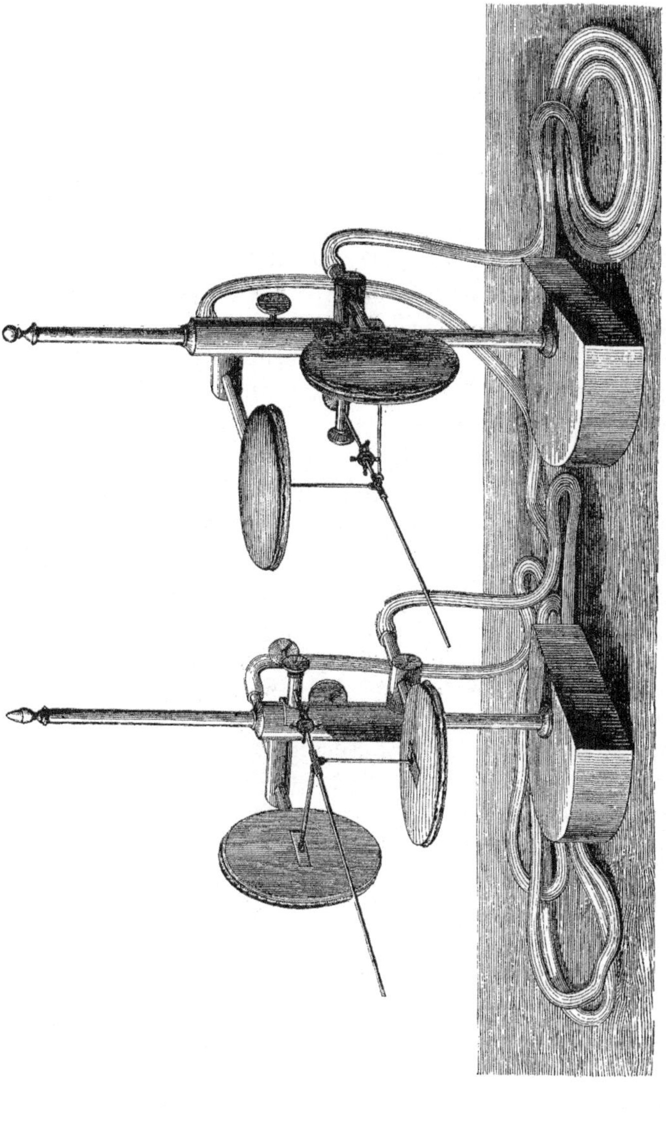

Fig 97. — Appareil destiné à transmettre à un levier enregistreur éloigné, tous les mouvements qu'on imprime à un autre levier.

Toute la différence consiste en une diminution légère de l'amplitude du mouvement dans le levier qui obéit. Cela tient à ce que l'air contenu dans chacun des systèmes de tubes et de tambours se comprime un peu, et par conséquent ne transmet pas la totalité du mouvement qu'il reçoit. Il serait facile de remédier à cet inconvénient, si c'en était un, en sensibilisant l'appareil récepteur, ce qui se fait en plaçant le Cardan un peu plus près du point où le mouvement se transmet au levier du second appareil. Mais il est préférable de ne pas chercher une trop grande amplification des mouvements lorsqu'on veut les écrire, car on augmente alors les frottements et l'on diminue la force qui devra les surmonter.

Après avoir constaté que la transmission d'un mouvement quelconque s'effectue d'une manière satisfaisante au moyen de cet appareil, nous avons cherché le moyen d'écrire ce mouvement sur un plan. La difficulté qui s'était déjà présentée dans l'application de la méthode graphique à l'étude du mouvement de l'aile de l'insecte se présente ici de nouveau; mais, cette fois, il n'y a plus moyen de l'éluder et de se contenter de tracés partiels.

La pointe du levier n° 2 décrit dans l'espace une figure sphérique incapable d'être tangente, autrement qu'en un point, à la surface enfumée qui devait recevoir le tracé. En conséquence, il a fallu enregistrer la projection de cette figure sur le plan et disposer le levier de telle sorte qu'il pût, suivant le besoin, s'allonger ou se raccourcir pour arriver toujours au contact de la glace enfumée. Ce résultat fut obtenu au moyen d'un ressort qui sert de pointe écrivante.

La figure 98 montre, à l'extrémité du levier, le ressort en question. Il est large à sa base, afin de résister à toute tendance aux déviations latérales sous l'influence des frottements; cette base est fixée sur une pièce verticale d'aluminium, qui, par en bas, s'attache à l'extrémité du levier. De cette façon, la pointe du ressort qui fait l'office de style se trouve sensiblement sur le prolongement du levier dont elle enregistrera les mouvements. Supposons que le levier s'élève et prenne la position indiquée par la ligne ponctuée dans la figure 98 ; en parcourant cet espace, il aura décrit un arc de cercle, et son extrémité ne sera plus sur le même plan que tout à l'heure, mais l'élasticité du ressort aura porté plus en avant la pointe écrivante; celle-ci continuera donc

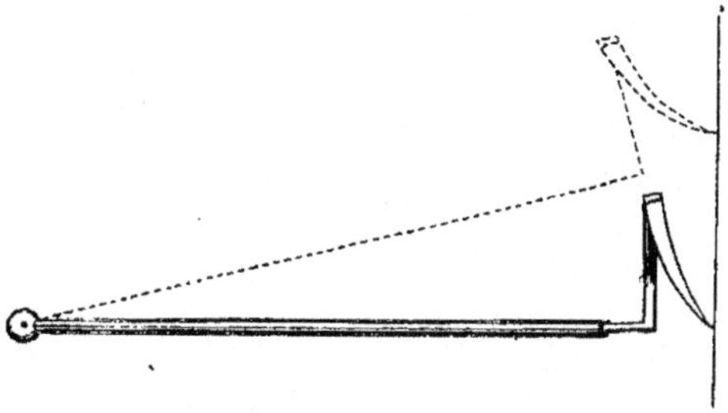

Fig. 98. — Pointe élastique traçant sur une glace enfumée.

à être en contact avec le plan sur lequel elle doit tracer. Ainsi, le levier s'allonge ou se raccourcit, suivant le besoin, et sa pointe frotte toujours sur le plan. La surface sur laquelle on reçoit les tracés est une glace bien polie, et le ressort qui forme le style est d'une telle souplesse, que la pression élastique qu'il exerce sur cette glace ne donne presque pas de frottements.

L'appareil étant ainsi disposé, il faut le soumettre à une vérification, pour savoir si les mouvements sont bien fidèlement transmis et enregistrés.

Pour cela, munissant les deux leviers de la figure 97 de styles semblables, on place les pointes de ces styles contre une même glace enfumée; on conduit à la main l'un des leviers de manière à produire une figure quelconque, à signer son nom, par exemple; l'autre levier doit retracer la même figure, reproduire la même signature.

Il arrive, en général, que la transmission n'est pas également facile dans les deux sens; on s'en aperçoit à la déformation de la figure transmise qui s'allonge plus ou moins en hauteur ou en largeur. Ce défaut peut toujours être corrigé : il tient à ce que la membrane de l'un des tambours, plus tendue que celle de l'autre, obéit moins facilement. On arrive bien vite, par le tâtonnement, à donner la même sensibilité aux deux membranes, ce qu'on reconnaît, lorsque la figure directement tracée par le premier levier est identique avec celle que trace le second.

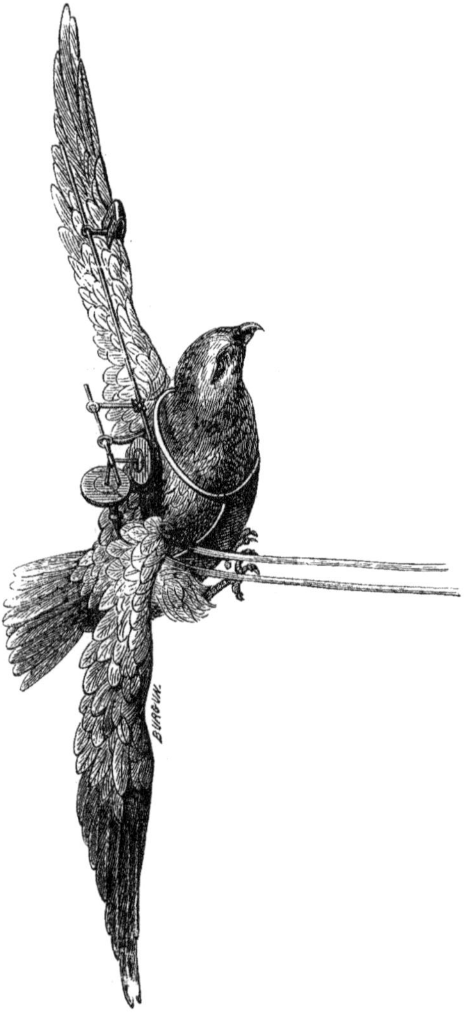

Fig. 99. — Buse volant avec l'appareil qui signale les mouvements décrits par l'extrémité de son aile.

Expérience pour déterminer graphiquement la trajectoire de l'aile. — Voici les modifications qui permettent d'appliquer cette transmission à l'étude des mouvements de l'aile d'un oiseau qui vole.

L'appareil devant nécessairement avoir un assez grand poids, nous prîmes un gros oiseau pour le porter; de fortes buses adultes servirent dans ces expériences. A l'aide d'une sorte de corset qui laissait libres les ailes et les pattes, on fixa, sur le dos de l'oiseau, une planchette de bois léger sur laquelle l'appareil était établi.

Pour que le levier exécutât fidèlement les mêmes mouvements que l'aile, le Cardan de ce levier devait être placé au contact de l'articulation humérale de la buse. Or, comme la présence des tambours à côté du levier ne permettait pas ce contact immédiat, nous avons recouru à l'emploi d'un parallélogramme qui transmettait au levier de l'appareil les mouvements d'une longue tige dont le centre de mouvement était très-voisin de l'articulation de l'aile de l'oiseau. Enfin, pour obtenir la solidarité des mouvements de la tige avec ceux de l'aile de la buse, nous fixâmes sur l'aile bâtarde, c'est-à-dire sur le métacarpien du pouce de l'oiseau, une pince à écrou bien serrée, et munie d'un anneau dans lequel glissait la tige d'acier dont on vient de parler.

La figure 99 représente la buse volant avec l'appareil dont il vient d'être question; au-dessous d'elle pendent les deux tubes de transmission qui se rendent à l'appareil enregistreur.

Après un grand nombre de tentatives infructueuses et de changements dans la construction de l'appareil, qui, trop fragile, se brisait presque à chaque vol de l'oiseau, nous réussîmes à obtenir des résultats satisfaisants. Pendant toute la durée du vol, le levier enregistreur décrivait une sorte d'ellipse. Cette ellipse enregistrée sur une plaque animée d'un mouvement de translation de droite à gauche donne la figure 100.

Pour comprendre cette figure, il faut se représenter l'oiseau volant de gauche à droite (dans le sens de la lecture du tracé) et frottant l'extrémité de son aile gauche contre une muraille enduite de noir de fumée; la trace que laisserait dans ces conditions le parcours de son aile serait identique au tracé représenté fig. 100.

Cette courbe est bien une ellipse déployée par le mouvement de translation de la plaque qui reçoit le tracé. Sauf quelques tremblements de la ligne, tremblements qui tiennent à des imperfections de l'appareil, la trajectoire de l'aile de l'oiseau est tout à fait comparable au tracé que donnerait, dans les mêmes conditions, une verge de Wheatstone accordée à l'unisson et donnant une vibration elliptique. La fig. 101 représente un tracé de ce genre.

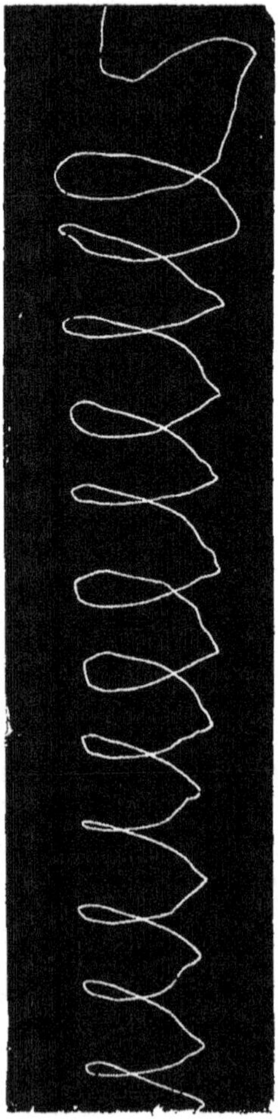

Fig. 100. — Ellipse tracée par une verge de Wheatstone accordée à l'unisson, lorsqu'elle écrit sur un cylindre tournant.

La détermination du parcours de l'aile, avec les différentes phases de sa vitesse, est tellement importante que nous avons tenu à vérifier, de plusieurs façons, la réalité de cette forme elliptique. Toutes nos expériences ont fourni des résultats concordants; elles ont montré que des oiseaux de différentes espèces décrivent, avec leurs ailes, une trajectoire elliptique. D' Esterno avait déjà conclu de ses observations à l'existence de cette trajectoire; il a même figuré, dans son ouvrage, l'ellipse parcourue, seulement, pour cet observateur, le grand axe de l'ellipse serait dirigé en bas et en arrière, ce qui est contraire au résultat de nos expériences.

On remarque en outre l'amplitude inégale des battements d'aile du commencement à la fin de la figure 100. Cette variation de l'amplitude concorde avec ce que nous avons déjà constaté sur la figure 96. Celle-ci montrait qu'au commencement du vol, l'oiseau donne de plus grands coups d'aile.

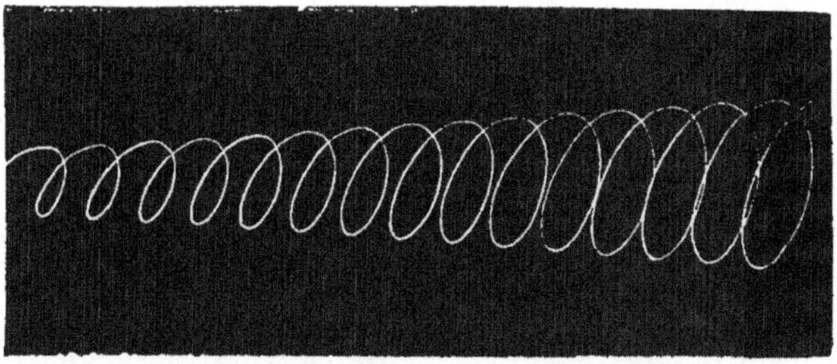

Fig. 101. — Parcours elliptique de la pointe de l'aile d'un oiseau.

C'est alors, en effet, qu'il doit effectuer le maximum de travail, car il doit s'élever au-dessus du sol. Plus tard il n'aura plus besoin que de conserver la hauteur acquise.

CHAPITRE V

DES CHANGEMENTS DU PLAN DE L'AILE DE L'OISEAU AUX DIFFÉRENTS POINTS DE SON PARCOURS.

Nouvelle détermination de la trajectoire de l'aile. — Description des appareils. — Transmission d'un mouvement par la traction d'un fil. — Manége et appareil suspenseur de l'oiseau ; appareil enregistreur. — Expérience sur le vol du pigeon. — Analyse des courbes. — Description des appareils destinés à fournir l'indication des changements de plan de l'aile pendant le vol. — Rapport de ces changements de plan avec les autres mouvements de l'aile.

NOUVELLE DÉTERMINATION DE LA TRAJECTOIRE DE L'AILE.

L'analyse simultanée des changements du plan de l'aile et des phases diverses de son parcours eût présenté de grandes difficultés, si nous n'eussions trouvé une nouvelle disposition des appareils permettant d'explorer, à la fois, un nombre presque illimité de mouvements différents.

Cette simplification de la méthode consiste dans l'emploi de fils pour transmettre le mouvement d'un point quelconque à l'appareil explorateur qui, à son tour, l'envoie par les procédés ordinaires à l'appareil enregistreur.

Description des appareils. — Soit fig. 102, deux tambours à levier conjugués, semblables à ceux que nous avons déjà représentés fig. 21. Le levier L appartient à l'appareil explorateur, c'est-à-dire à celui sur lequel doit agir le mouvement qu'on étudie. Sur la monture de ce premier appareil, établissons une potence en fil de fer, de l'extrémité de laquelle un fil de caoutchouc F partira pour se rendre au levier L. Du même levier se détache un cordonnet de soie CC auquel est suspendue une balle de plomb.

Supposons que la balle soit dans la position la plus basse, c'est-à-dire au point A, le levier L prend la position marquée par une ligne ponctuée, tandis que, dans l'appareil enregistreur, l'air refoulé soulève le levier L′ qui trace le mouvement.

Soulevons maintenant la balle, et portons-la dans la position B, l'élasticité du fil de caoutchouc remontera le levier.

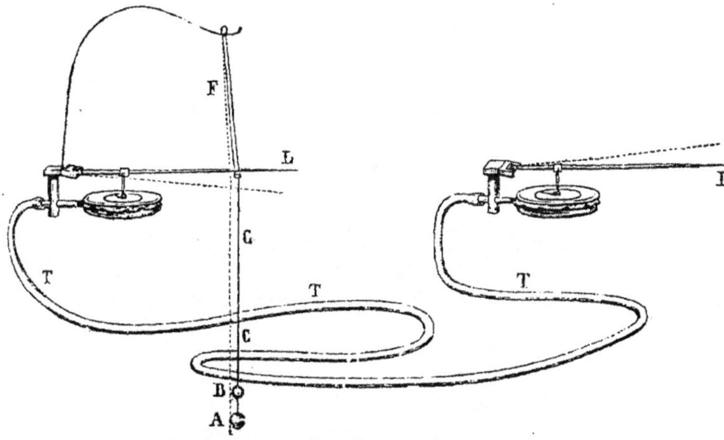

Fig. 102. — Transmission d'un mouvement de va-et-vient au moyen d'un simple de traction.

Ainsi, le levier L est sollicité tour à tour par deux forces : c'est tantôt la traction exercée sur le fil de soie qui l'abaisse, en tendant le caoutchouc, et tantôt le retrait du caoutchouc qui réagit, aussitôt que la traction cesse. Ainsi, le levier suivra fidèlement tous les mouvements qu'on imprimera à l'extrémité du fil de tirage.

Le levier L′, qui doit tracer sur le cylindre les mouvements qui lui sont transmis, se meut en sens inverse du mouvement qu'on imprime au cordon CC ; le tracé sera donc renversé, et s'il y avait quelque importance à l'obtenir dans le sens direct, il faudrait renverser le tambour enregistreur, de manière à tourner la membrane en bas[1].

Avec deux appareils de ce genre, l'un soumis aux tractions verticales d'un fil attaché à l'aile de l'oiseau, l'autre soumis aux tractions horizontales d'un second fil également attaché à l'aile, on peut vérifier l'expérience qui nous a fourni la trajectoire de cet organe, et obtenir, dans des conditions de précision beaucoup plus grande, la courbe de ces mouvements. C'est ce que nous avons tenté de faire avec un succès complet ainsi qu'on le verra plus loin.

Mais ce n'est pas encore tout ce que nous voulions obtenir. On eût pu faire porter par l'oiseau les appareils que nous venons de décrire, les mettre en communication, au moyen de tubes, avec les enregistreurs, comme cela s'est fait dans l'expérience représentée fig. 99. Mais en cherchant à perfectionner l'analyse des mouvements du vol, nous désirions trouver un procédé qui fût également applicable à l'oiseau vivant et à toute espèce de machine destinée à reproduire artificiellement la locomotion aérienne.

Dans notre projet de reproduction artificielle des mouvements du vol, il faudra, pour ainsi dire, copier la nature dans sa fonction, comme un artiste la copie dans sa forme. Il faudra donner plus de vitesse aux mouvements trop lents, ralentir ceux qui sont trop rapides, jusqu'à ce qu'ils aient absolument les mêmes caractères et les mêmes effets mécaniques que ceux de l'oiseau.

Cette incessante comparaison exige que nous nous placions dans des conditions nouvelles. En effet, nos études analytiques ont porté jusqu'ici sur un oiseau qui vole en liberté; or, tant que nous n'aurons pas entièrement réalisé l'imitation du vol par des procédés mécaniques, il nous est impossible d'abandonner à lui-même un appareil artificiel; il se briserait à chaque expérience.

1. Autant on voudra étudier de mouvements, autant il faudra d'appareils de ce genre. Mais trois leviers conjugués suffiront toujours pour explorer les mouvements d'un point dans l'espace, puisque chacune des positions de ce point est définie lorsqu'elle est déterminée par rapport à trois axes perpendiculaires entre eux.

La comparaison des mouvements de l'oiseau avec ceux d'un *schéma* n'exige pas que ces mouvements s'effectuent dans les conditions du vol libre. Pourvu que l'oiseau, même entravé dans des mouvements, batte des ailes avec l'intention de voler, nous pourrons étudier ses actes musculaires avec leurs caractères, de force, d'étendue, de durée. Un oiseau qu'on aurait suspendu avec un fil, et qui battrait des ailes, pourrait, par exemple, être comparé à un appareil artificiel qui serait suspendu de la même façon.

Nous avons essayé d'un mode de suspension moins imparfait qui permet, d'une part, à l'oiseau de voler dans des conditions presque normales, et qui, d'autre part, fournira aux appareils artificiels le moyen de s'essayer dans leurs tentatives de vol, sans qu'on ait à craindre de les voir tomber, si les mouvements qu'ils produisent sont insuffisants à les soutenir en l'air. Voici la description de cet appareil suspenseur.

Il s'agit d'une sorte de manége de 6 à 7 mètres de diamètre, dans lequel l'oiseau se meut sans cesse, pouvant ainsi fournir à l'observation un vol circulaire de longue durée. On donne au manége un grand rayon, afin que sa courbe, étant moins brusque, modifie moins la nature du mouvement que l'oiseau devra exécuter. Attelé, en quelque sorte, à l'extrémité d'un long bras qui tourne sur un pivot central, l'oiseau doit être, autant que possible, libre d'exécuter des mouvements d'oscillation verticale. On verra plus loin qu'un oiseau qui vole en liberté exécute un double mouvement d'oscillation, dans le plan vertical, à chacune des révolutions de ses ailes.

Disposition du manége. — Les conditions à remplir sont les suivantes : en premier lieu, une grande mobilité du manége, afin que l'oiseau éprouve le moins possible de résistance à vaincre pour sa translation; ensuite, une parfaite rigidité des bras de la machine, pour empêcher qu'elle ne prenne des vibrations propres, capables de dénaturer les mouvements exécutés par l'oiseau.

La figure 103 montre la disposition générale du manége. Un pivot d'acier, planté dans un socle de fonte massif et d'un

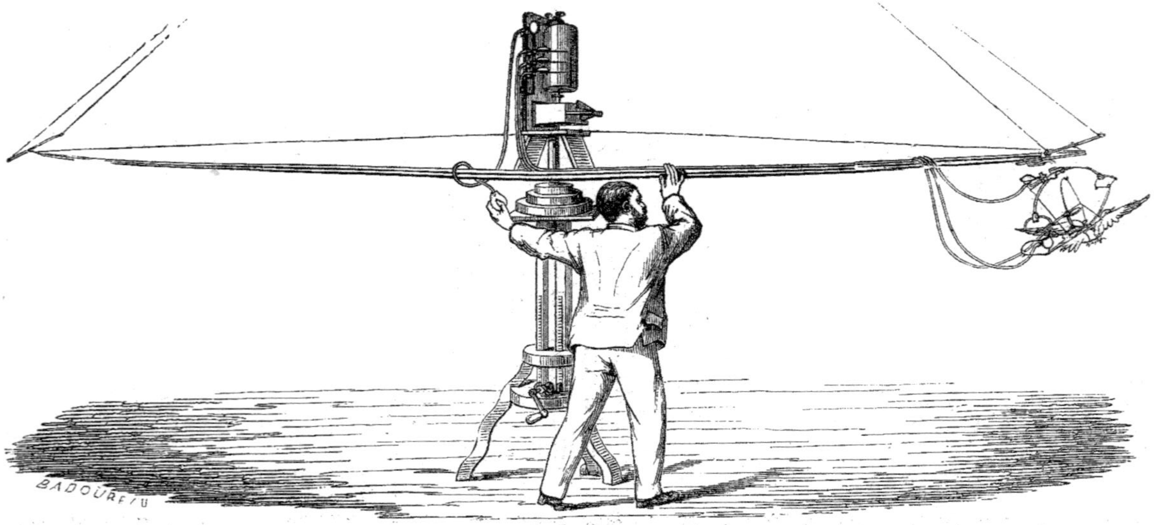

Fig. 103. — Disposition générale du manége. Un pigeon est attelé à l'appareil; trois signaux à la fois sont transmis à l'enregistreur placé au centre du manége. L'opérateur recueille les tracés au moment où le vol s'exécute régulièrement.

grand poids, est placé sur la plate-forme d'une table de photographe. Cette table s'élève au moyen d'une crémaillère, de façon que l'opérateur, après avoir disposé ses appareils suivant les besoins de l'expérience, puisse remonter la plate-forme assez haut pour que le manége tourne librement au-dessus de sa tête.

Le manége proprement dit est un arc formé d'une longue planchette de sapin légèrement courbée. La corde de cet arc est un fil de fer qui, à sa partie moyenne, se fixe sur une cage de bois traversée par le pivot central. On a soin d'équilibrer les deux bras de l'appareil, c'est-à-dire d'ajouter des poids gradués au bras qui ne porte pas l'oiseau mis en expérience. Sans cette précaution, l'appareil, en tournant, imprimerait des mouvements de latéralité au pivot sur lequel il repose et à la base elle-même.

Pour fournir à l'oiseau un point de suspension solide qui fût à l'abri, non-seulement des oscillations verticales, mais des mouvements de torsion, nous avons terminé chaque bras du manége par une traverse de bois aux deux extrémités de laquelle sont fixés des cordons qui se rendent au plafond de la salle. En ce point est un crochet à pivot qui tourne librement avec le manége lui-même.

De l'appareil suspenseur de l'oiseau. — La figure 104 montre les détails de cette suspension qui relie l'animal à l'extrémité du bras du manége, tout en gênant le moins possible la liberté de ses mouvements.

De l'appareil enregistreur. — Les tubes de transmission sont disposés le long d'un bras du manége; ils y sont maintenus sur toute la longueur et aboutissent à un enregistreur qui porte trois tambours à levier écrivant sur le cylindre tournant. Le manége, dans sa rotation, enroulerait autour de son axe les tubes de transmission, si l'enregistreur auquel ils se rendent ne participait pas à la rotation générale.

On voit dans la figure 103 comment cet appareil est disposé. Le cylindre est placé verticalement au dessus de l'axe du manége; sur lui viennent écrire les trois leviers. L'appareil, dans son ensemble, repose sur une tablette qui tourne sur le pivot central.

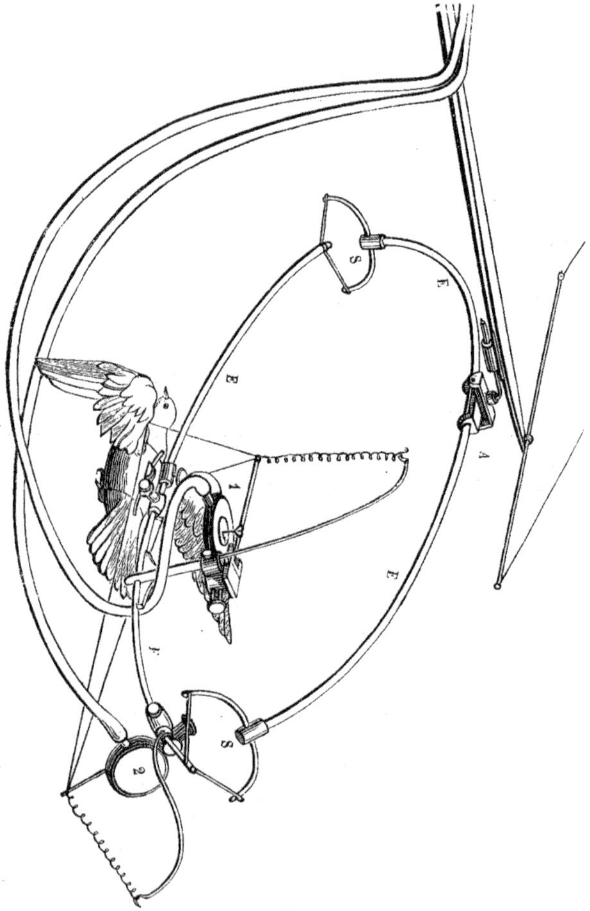

Fig. 104. — Suspension de l'oiseau au manège, EEEE ellipse de métal pouvant librement osciller en tous sens au moyen de la double suspension A. — SS suspentes en caoutchouc permettant à la moitié inférieure de l'ellipse d'osciller dans le sens vertical. — L'appareil suspenseur est fixé au dos du pigeon. — Le tambour à levier 1, reçoit les mouvements que l'aile exécute dans le sens vertical ; le tambour à levier 2, reçoit les mouvements de sens horizontal.

Nous nous trouvons dans les conditions bien connues où plusieurs mouvements à la fois s'enregistrent sur le même cylindre : il est donc inutile de rappeler les précautions à prendre dans l'installation de l'appareil, telles que l'exacte superposition des pointes écrivantes, etc.

Les mouvements de l'aile sont d'une rapidité extrême ; ils ne peuvent être enregistrés que sur un cylindre qui tourne avec une très-grande vitesse ; celui qui est employé ici fait un tour en une seconde et demie. La brièveté du temps disponible pour écrire les mouvements de l'oiseau nous force à n'écrire ces mouvements qu'à l'instant précis où l'animal présente le phénomène que l'on veut observer : soit le plein vol, soit le ralentissement, soit les efforts du départ. Si les trois leviers frottaient constamment sur le cylindre, on n'aurait bientôt plus qu'un tracé confus. Il est indispensable de disposer l'appareil de façon que les pointes des leviers ne touchent le cylindre qu'au moment où se produit le phénomène que l'on veut enregistrer, et de faire cesser ce contact après une ou tout au plus deux révolutions du cylindre, afin d'éviter la confusion des traits.

Nous avons recouru pour cela aux dispositions déjà indiquées à propos des expériences sur la marche.

La figure 103 montre l'expérimentateur au moment où il recueille un tracé du vol d'un pigeon. Observant l'allure de l'oiseau, il saisit le moment du vol régulier et serre la boule de caoutchouc ; le contact des leviers se produit aussitôt et le tracé s'écrit. Après une seconde et demie, on cesse de serrer la boule, le ressort produit l'éloignement des leviers, et le tracé finit. Avec un peu d'habitude il est très-facile d'apprécier la durée d'une révolution du cylindre et de réduire à cette durée la longueur du tracé.

Cette longue description était indispensable car nous tenions à faire connaître cet appareil, le plus important de tous à cause de sa double fonction. Nous aurons à l'employer non-seulement dans la phase analytique de ces études, mais aussi dans la phase synthétique, lorsque nous tenterons de reproduire les mouvements du vol de l'oiseau.

Détermination nouvelle de la trajectoire de l'aile d'un oiseau. — Un pigeon servit dans cette expérience. C'était un mâle de la race dite *Pigeon romain*, très vigoureux et assez habitué à voler (1). La figure 104 montre la disposition des appareils que nous avons appliqués à l'étude de ses mouvements.

C'est à l'humérus que nous nous adressons directement pour obtenir le mouvement de l'aile dans l'espace. A cet effet, l'os est contourné par un fil métallique qui l'étreint comme un anneau et vient, par ses bouts libres, fournir, à l'extérieur de l'aile, une attache solide pour de nouveaux fils qui exercent leurs tractions sur les tambours explorateurs.

Les mouvements des deux ailes étant parfaitement symétriques dans le vol régulier, on fait converger, à chacun des tambours explorateurs, deux fils qui se détachent symétriquement des ailes. Ainsi, le tambour n° 1, destiné à signaler les mouvements d'élévation et d'abaissement de l'aile, reçoit deux fils dont chacun se détache de l'un des humérus du pigeon, à 3 centimètres en dehors de l'articulation de l'épaule; ces fils s'élèvent en convergeant, pour aller s'attacher à la pointe du levier n° 1, tandis que, de cette même pointe, part un fil de caoutchouc (2) qui sert de ressort antagoniste et s'élève verticalement jusqu'à un crochet qui le retient par en haut. On a vu précédemment (fig. 102) comment le levier du tambour explorateur reçoit, dans ces conditions, tous les mouvements d'élévation et d'abaissement que l'humérus de l'oiseau exécute.

Deux autres fils, détachés également, chacun d'un humérus du pigeon et partant du même point de l'os qui donnait attache aux fils du tambour n° 1, convergent aussi, en se portant en arrière, et se rendent au levier du tambour n° 2. Ce dernier est l'explorateur des mouvements que l'aile exécute dans le sens antéro-postérieur. Les deux tambours envoient leurs mouvements par des tubes à air, jusqu'à l'enregistreur situé au centre du manége.

1. Ce dernier point est d'une extrême importance, car la plupart des oiseaux de volière sont incapables de servir, à cause de leur inexpérience du vol.

2. Dans la figure 104, on a remplacé le fil de caoutchouc par un ressort boudin.

Expérience. — Après s'être assuré que les deux leviers qui vont écrire ont bien leurs pointes situées sur la même verticale, on lâche le pigeon. L'animal fait les mouvements du vol, et bientôt entraîne assez rapidement le manége auquel il est attelé. L'opérateur, placé au centre du manége, n'a qu'à faire quelques pas pour suivre la rotation de l'appareil. Pendant ce temps, il tient à la main la boule de caoutchouc qu'il lui suffira de presser pour que les deux leviers appuient leurs pointes contre le papier noirci et pour que le tracé commence à s'écrire. Dès que le vol est bien établi et qu'il semble s'exécuter dans des conditions satisfaisantes on serre la boule et on recueille le tracé représenté figure 105.

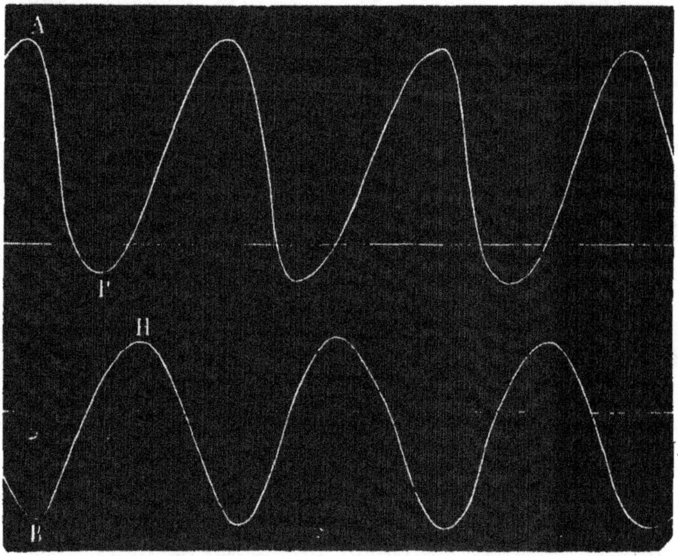

Fig. 105. — Tracés des mouvements de l'aile du pigeon. — Ligne supérieure AP mouvements d'avant en arrière. Ligne inférieure HB mouvements de haut en bas.

Interprétation des tracés. — Les courbes se lisent de gauche à droite, comme l'écriture ordinaire. La courbe supérieure est celle que décrit l'humérus de l'oiseau dans ses mouvements d'arrière en avant et d'avant en arrière; le sens de ces mouvements est indiqué par les lettres A et P, qui veulent dire que tous les sommets des courbes, de même que le sommet A, correspondent au moment où l'aile a atteint la partie la plus *antérieure* de son parcours ; les parties inférieures de ces courbes, au contraire, correspondent toutes, ainsi que le point P, au moment où l'aile a atteint la limite *postérieure* de son parcours.

La ligne horizontale qui coupe cette courbe a été tracée dans une expérience préalable par la pointe du levier, au moment où les ailes de l'oiseau, maintenues immobiles par un aide, pouvaient être considérées comme horizontalement étendues et ne se portant ni en avant, ni en arrière. Cette ligne représente donc, en quelque sorte, le *zéro* de la graduation des mouvements de l'aile dans le sens antéro-postérieur. L'inspection de la courbe nous montre encore que, dans ses mouvements, l'aile du pigeon se portait surtout dans le sens des sommets homologues du point A ; en d'autres termes, que le mouvement en avant prédominait sur le mouvement en arrière.

Les mêmes explications s'appliqueraient à la courbe inférieure HB qui exprime les mouvements que l'aile exécute de haut en bas.

Pour savoir si, dans l'expérience présente, le parcours de l'aile du pigeon est sensiblement le même que celui de la buse dans l'expérience décrite au précédent chapitre, nous avons construit la courbe complète du parcours de l'aile pendant une de ses révolutions, en nous servant pour cette construction des deux courbes partielles de la figure 105. Voici comment on procède pour cette construction.

Afin de donner plus de facilité à la mesure des positions des différents points de ces courbes, on les décalque toutes deux (fig. 106) sur un papier gradué en centimètres et en millimètres. On trace en ligne pleine l'une des deux courbes, celle des mouvements dans le sens antéro-postérieur, dont le sens est désigné par les lettres A et P ; puis on reproduit par une ligne ponctuée, la courbe des hauteurs avec les lettres H et B. On superpose ces deux tracés de manière à confondre l'une avec l'autre les deux lignes des *zéros*. De plus, on a soin de conserver, dans le décalque des deux courbes, la superposition verticale des points correspondants de chacune d'elles; on peut donc être sûr que, partout où une ligne verticale quelconque vient à couper les deux courbes, les intersections correspondent à la position que l'humérus de

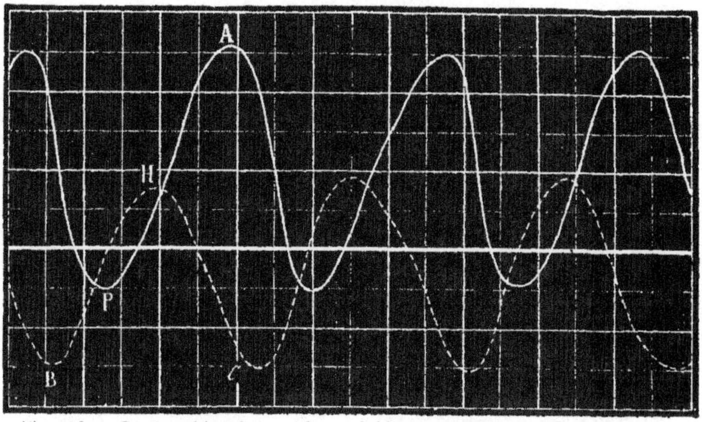

Fig. 106. — Superposition des courbes précédentes sur papier millimétriquement divisé. Les deux courbes ont une droite commune pour axe des abscisses.

l'oiseau occupe, à cet instant, par rapport à deux plans perpendiculaires l'un à l'autre. L'intersection avec la courbe ponctuée exprimera, par la longueur de l'ordonnée menée de ce point à l'axe des abscisses, la position que l'aile occupe à cet instant par rapport à un plan horizontal; l'intersection avec la courbe pleine exprimera la position de l'aile par rapport à un plan vertical.

Cette détermination est réalisée (fig. 107) pour la trajectoire de l'aile qui se trouve construite, par points successifs, de la manière suivante :

Soient deux lignes : *xx* formant l'axe des abscisses et *yy* celui des ordonnées. Convenons que tout ce qui est en haut de la ligne des *zéros*, dans la courbe pleine, c'est-à-dire tout ce qui correspond à un mouvement dans le sens *antérieur*, devra se pointer à droite de la ligne des *y*. Inversement, que tout ce qui est au-dessous des *zéros*, dans la courbe pleine, se pointera à gauche de l'axe des *y*. — La position par rapport à cet axe sera comptée, parallèlement à lui, au moyen des divisions millimétriques.

D'autre part, les différentes mesures prises sur la courbe ponctuée (celle qui exprime les hauteurs de l'aile) devront se

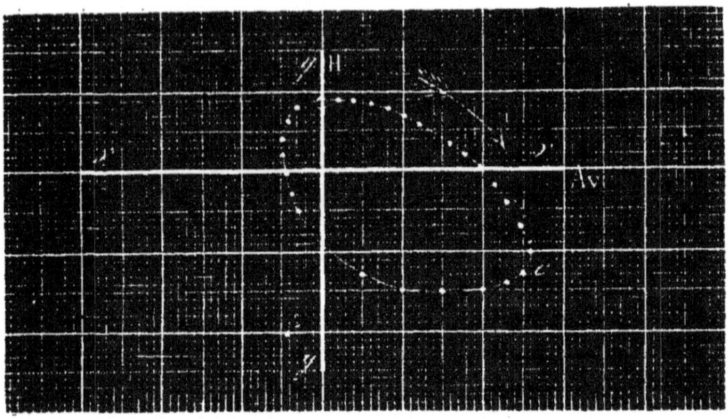

Fig. 107. — Construite d'après les courbes précédentes. — Une flèche indique le sens du mouvement. — L'écartement des points exprime la vitesse du mouvement de l'aile dans les divers instants de son parcours.

pointer à la hauteur correspondante, comptée en dessus ou en dessous de la ligne des x, selon que ces points, dans la courbe des hauteurs, s'éloignent d'un certain nombre de millimètres, soit en haut, soit en bas de la ligne des *zéros*.

Prenons, comme point de départ, dans la construction de la courbe nouvelle, le point c choisi (fig. 107) sur la courbe ponctuée, à l'un des instants où l'aile est arrivée à l'une de ses limites antérieures. Ce point, d'après la graduation millimétrique, nous indique que l'aile est abaissée de 13 divisions au-dessous de l'horizontalité. Suivons la verticale qui passe par le point c, jusqu'à sa rencontre avec la courbe du mouvement de sens antéro-postérieur ; l'intersection de cette verticale avec la courbe nous indique que l'aile, en ce moment, était portée en avant de 26 divisions. Sur la courbe nouvelle, le point a devra donc être marqué en un lieu bien déterminé c, qui se trouvera à l'intersection de la treizième division au-dessous de l'axe des x avec la vingt-sixième à droite de l'axe des y (ce qui, d'après notre convention, correspond à 26 divisions du côté de l'avant).

Pour déterminer un second point de notre courbe, portons-nous, dans la lecture des tracés, d'une division millimétrique plus loin vers la droite : nous relèverons, comme tout à l'heure, l'intersection de la verticale de ce point avec les deux courbes, et nous aurons, dans la construction nouvelle, un second point déterminé.

La série des points successifs obtenus de cette manière forme une courbe qui traduit le parcours de l'aile; la flèche indique la direction du mouvement.

En construisant ainsi la figure entière, on voit qu'après s'être portée en bas et en avant, cette courbe s'élève en revenant en arrière.

En rapprochant cette figure de celle que nous avions obtenue déjà avec un autre appareil (fig. 100) sur une autre espèce d'oiseau, et en explorant le mouvement d'une autre partie de l'aile, on peut constater entre les deux courbes de frappantes ressemblances qui montrent bien que, dans le vol, les oiseaux procèdent par des mouvements à peu près identiques. En effet, de part et d'autre, l'os de l'aile décrit une sorte d'ellipse irrégulière à grand axe incliné en bas et en avant. L'importance de cette détermination est tellement grande qu'elle fera pardonner les longs et fastidieux détails des expériences qui l'ont fournie.

DES CHANGEMENTS DU PLAN DE L'AILE

On a vu, au chapitre I, que l'aile de l'insecte éprouve, sous l'influence de la résistance de l'air, des torsions qui changent, à chaque instant, l'inclinaison de son plan. Ces mouvements, tout à fait passifs, constituent l'essence du mécanisme du vol de l'insecte ; l'aile, à chacun de ses mouvements alternatifs, décompose la résistance de l'air et lui emprunte une force qui agit du côté de la nervure, servant à soutenir et à propulser l'animal. La structure de l'aile de l'oiseau ne permet pas d'admettre chez lui l'existence d'un mécanisme semblable. Pendant l'ascension, cette aile ne présente pas à l'air un plan résistant, à cause de l'imbrication des pennes qui s'ouvriraient pour lui livrer passage. La phase d'abaissement est donc la seule où le vol de l'oiseau présente des conditions analogues à celui de l'insecte. Du reste, la courbe décrite par la pointe de l'aile de l'oiseau diffère assez de celle que parcourt l'aile de l'insecte pour prouver que, de part et d'autre, les conditions mécaniques sont bien différentes.

Il était indispensable de déterminer expérimentalement les différentes inclinaisons du plan de l'aile à chaque phase de ses révolutions. En effet, pour estimer la valeur de la résistance que l'air présente à tout instant du vol, il faut connaître les deux éléments de cette résistance : 1° l'angle sous lequel le plan de l'aile vient frapper l'air ; 2° la vitesse avec laquelle l'abaissement s'effectue. Rien n'est plus facile que d'obtenir la seconde donnée du problème ; nous la tirerons, quand nous voudrons, de la courbe qui représente la position de l'aile à chaque instant, courbe dont la figure 108 fournit un exemplaire obtenu sur un pigeon. Mais ce qui présentait plus de difficulté, c'était d'obtenir l'indication des changements de plan de l'aile pendant le vol. Voici le mécanisme auquel nous avons recouru.

On a vu, figure 99, qu'une tige articulée à un mouvement de Cardan, dont le centre de rotation est voisin de l'articulation scapulo-humérale, peut être rendue solidaire des mouvements de circumduction que l'aile exécute. Mais le mouvement de Cardan, tout en obéissant aux flexions de tous sens qu'on imprime à la tige, ne permet nullement les mouvements de torsion suivant l'axe de cette tige.

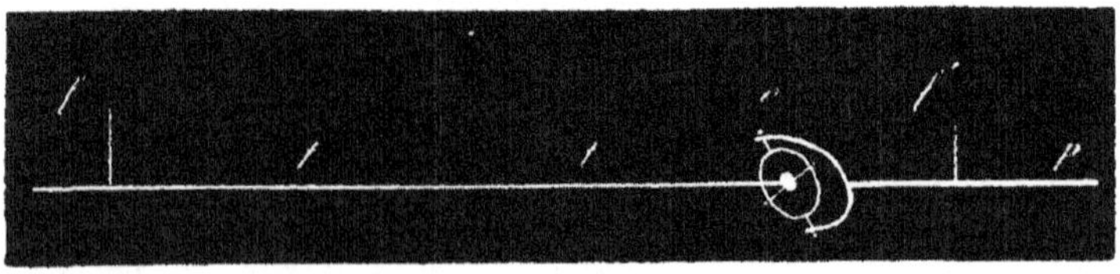

Fig. 108. — Figure théorique de l'appareil explorateur des mouvements de torsion de l'aile.

Soit donc (fig. 108) un appareil de ce genre, on pourra

imprimer à la tige *tt* toute espèce de mouvements dans le sens vertical ou horizontal; elle obéira à toutes les impulsions reçues. Mais si, prenant à la main l'extrémité de cette tige, au niveau du levier *l* qui s'en détache perpendiculairement, on cherche à imprimer au levier un mouvement de torsion, comme lorsqu'on tourne une vis, le Cardan ne permet pas au mouvement de se produire et la tige résiste à l'effort qu'on exerce. Supposons que, derrière le Cardan et sur le prolongement de la tige *tt*, il se trouve une autre tige cylindrique *p* pivotant dans un tube, cette tige tournera sous l'influence des efforts de torsion qu'on exercera en tenant à la main le levier coudé *l*, et si la tige *p* porte elle-même un levier coudé *l'*, situé dans le même plan que *l*, on verra que ces deux leviers sont solidaires l'un de l'autre, et que tout changement de plan subi par le premier se transmettra au second.

Dans ces conditions, si nous rendions le levier *l* solidaire des changements de plan que l'aile éprouve dans les différentes phases de sa révolution, ces changements seraient communiqués au levier *l'* qui pourrait, à son tour, agir sur un appareil explorateur et en transmettre le signal sous forme d'un tracé. C'est précisément le moyen que nous avons employé dans nos expériences. Le levier *l* était couché sur le plan de l'aile de l'oiseau tenu en position horizontale. Le levier *l'*, horizontal lui-même, était relié par un fil au levier d'un tambour explorateur placé au-dessus de lui et disposé de la même façon que dans les expériences décrites au chapitre précédent.

Quand on faisait basculer le plan de l'aile de façon à tourner la face supérieure de cet organe plus ou moins en arrière, la courbe enregistrée s'abaissait; elle s'élevait, au contraire, quand on tournait l'aile de manière à porter sa face supérieure en avant.

Une difficulté se présentait encore. Il n'était pas possible de fixer le levier *l* en un point de la tige *tt*, et, en même temps, de l'immobiliser en un point de l'aile de l'oiseau. En effet, le Cardan n'ayant pas le même centre de mouvement que l'articulation de l'aile, il s'ensuit que, dans les mouvements verticaux, il doit exister un glissement entre l'aile et la tige. Il faut donc que le levier *l*, fixé aux pennes de l'oiseau, puisse glisser librement sur la tige dans le sens de sa longueur, et cependant qu'il lui imprime, sous forme de torsion, tous les changements d'inclinaison que lui transmettent les plumes de l'oiseau. On voit, figure 109, comment ce résultat a été obtenu.

Soit *tt* la tige qui doit suivre les mouvements de circumduction exécutés par l'aile. Cette tige présente des cannelures longitudinales profondes qui donnent à sa coupe l'apparence d'une étoile; elle glisse librement dans un tube qui s'applique à sa surface extérieure. Mais, à l'une des extrémités du tube, est un fond métallique qui est percé d'une ouverture en étoile, à travers laquelle passe la tige dont chaque cannelure est logée dans une branche de l'ouverture étoilée. Or le levier *l* est soudé sur ce tube; il peut donc, avec lui, se porter aux divers points de la longueur de la tige, ce qui assure la liberté des mouvements du vol, mais il ne peut changer de plan sans communiquer à la tige un mouvement de torsion.

Après quelques expériences, il devint nécessaire d'apporter certains perfectionnements à cet appareil. Ainsi, le le-

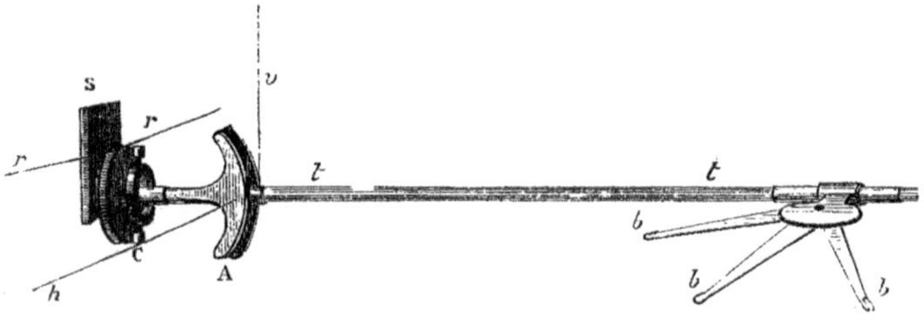

Fig. 109. — Disposition réelle de l'appareil explorateur des mouvements de l'aile et de ses changements de plan.

vier *l* avait des tendances à se tordre à cause du déplacement des pennes aux différents instants du vol; il fut remplacé (fig. 109) par une pièce à trois leviers mobiles *bbb* tournant dans un même plan, autour d'une articulation commune, à la façon des lames d'un éventail. Chacune de ces petites branches finissait par un crochet. Après avoir attaché le tube à glissement sur *l'aile bâtarde* de l'oiseau, on lia l'extrémité de chacune de ces trois lames avec une des longues pennes. Cette ligature, faite avec du fil de caoutchouc, a donné d'excellents résultats.

D'autre part, le levier *l'*, fig. 109, était défectueux à cause de son inégalité d'action. On le remplaça par une poulie d'un court rayon, située sur la tige même qui se prolonge en arrière du Cardan. Le fil *rr*, qui doit transmettre les torsions de la tige, s'enroule dans la gorge de cette poulie. De cette façon, la rotation de la poulie, résultant de la torsion de la tige, transmet toujours avec fidélité cette torsion au levier explorateur.

Pour terminer cette longue description de l'appareil destiné à recevoir les signaux de l'élévation et de l'abaissement de l'aile, bornons-nous à dire que la pièce située à la base du levier *tt* est destinée à transmettre les mouvements verticaux et les mouvements horizontaux par deux systèmes de fils. Pour les mouvements verticaux, un fil *v* se rend au levier d'un tambour explorateur. Le fil *h* transmet à un autre appareil les mouvements dans le sens horizontal, c'est-à-dire antéro-postérieur.

Expérience. — On fait voler une buse attelée au manège et à laquelle cet appareil a été adapté; on obtient à la fois les trois courbes représentées figure 110.

Avec ces triples données, on peut construire, non-seulement la trajectoire de l'aile, mais la série des inclinaisons du plan de cet organe aux divers points de son parcours.

La courbe tracée par un trait plein correspond aux mouvements que l'aile exécute dans le sens antéro-postérieur. Le point A et ses homologues correspondent à la position antérieure extrême de l'aile de l'oiseau; le point P à la position extrême postérieure.

La courbe formée de traits interrompus indique les hauteurs de l'aile dans l'espace; le point H correspond au maximum de l'élévation de l'aile, et le point B à son plus grand abaissement.

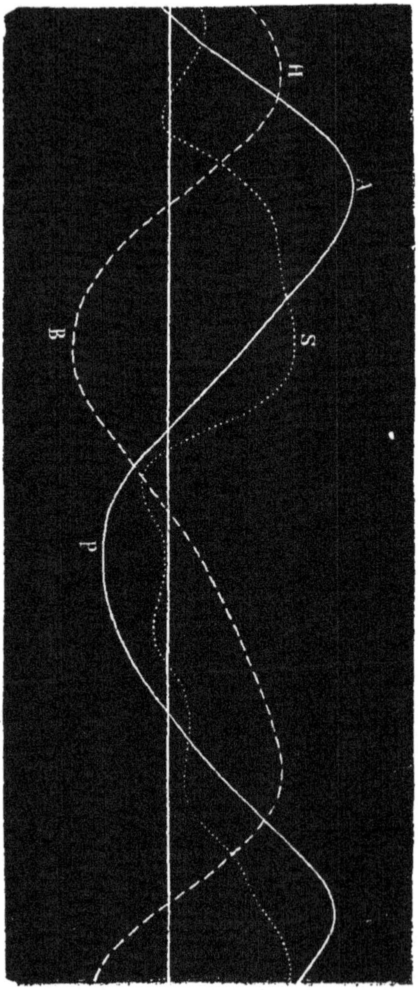

Fig. 110. — Tracé simultané des divers mouvements de l'aile d'une buse. — La courbe AP indique les mouvements de l'aile en avant et en arrière. — HB exprime le mouvement de haut en bas. — La courbe ponctuée indique la torsion de l'aile autour de l'articulation scapulo-humérale ; plus la courbe s'élève au-dessus de l'axe des abscisses, plus elle exprime que le bord postérieur de l'aile est relevé.

Ces deux premières courbes permettent déjà de construire par points la courbe fermée (fig. 111), représentant la trajectoire de l'aile de la buse (1).

1. Cette courbe n'est pas toujours fermée ; cela ne s'observe que lorsque le vol est d'une régularité parfaite.

C'est sur cette trajectoire que nous déterminerons l'inclinaison du plan de l'aile, à chaque instant de son parcours elliptique.

A cet effet, il faut se reporter (fig. 110) à la courbe ponctuée S, qui est l'expression des torsions de l'aile à différents instants. Les ordonnées positives et négatives de cette courbe correspondent aux tangentes trigonométriques des angles (1) que l'aile fait avec l'axe du corps (2). Elles permettent donc de tracer sur la figure 111 une série de lignes dont chacune exprime, par son inclinaison sur l'axe horizontal, l'inclinaison que le plan de l'aile présentait sur l'horizon à ce même instant de son parcours.

Le sens du mouvement de l'aile se lit de haut en avant : de la lettre H aux lettres A*v*.

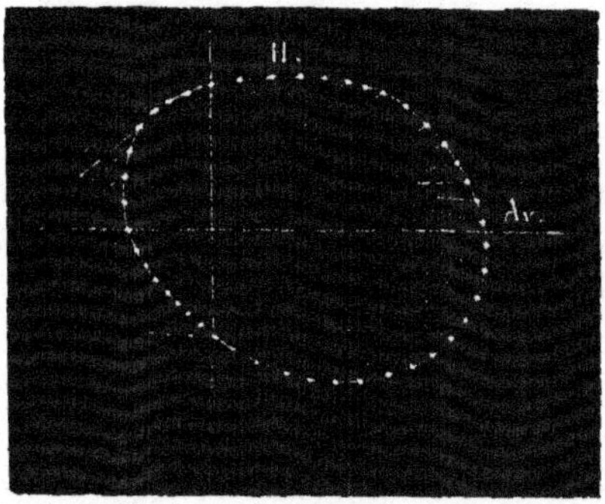

Fig. 111. — Inclinaisons du plan de l'aile par rapport à l'axe du corps Av pendant le vol.

La figure 111 montre que l'aile, dans son ascension, prend la position inclinée qui lui permet de couper l'air en trouvant le minimum de résistance; que dans la descente, au contraire, la position de son plan se renverse, de telle sorte que sa face inférieure regarde en bas et un peu en arrière. Il

1. Il faut, de l'angle trouvé, retrancher algébriquement une valeur constante : l'angle de 30 degrés que l'aile, au repos, fait avec l'horizon.

2. Nous ne saurions affirmer que cet axe soit horizontal; il semble au contraire incliné de façon que le bec de l'oiseau regarde un peu en haut. Cette inclinaison de l'axe nécessiterait une correction dans les inclinaisons absolues de l'aile aux divers points de sa révolution.

suit de là que dans sa période d'abaissement, l'aile, par son obliquité, décompose la résistance de l'air, et, tout en soulevant le corps de l'oiseau, le propulse en avant. On voit aussi que l'inclinaison de l'aile change graduellement, aux différentes phases de son élévation et de sa descente. Dans cette dernière phase surtout, se montre l'influence de la résistance de l'air sur l'orientation de l'aile : c'est en effet au moment où la vitesse d'abaissement atteint son maximum, que l'on voit le bord postérieur de l'aile se relever le plus fortement.

Arrivée à la fin de sa course descendante, l'aile change de plan d'une manière subite. L'explication de ce mouvement est toute naturelle. Dès que la résistance de l'air cesse de relever les plumes, celles-ci, par leur élasticité, reviennent à leur position ordinaire qu'elles gardent pendant la phase de remontée.

L'ellipse même qui forme la trajectoire de l'aile doit s'expliquer par la résistance de l'air. Pas plus pour l'oiseau que pour l'insecte, l'appareil musculaire ne rend compte du parcours de l'aile; l'élévation et l'abaissement sont à peu près les seuls mouvements qu'il puisse produire. Mais la résistance de l'air pendant la phase de descente, engendre, par un mécanisme que nous connaissons déjà, la convexité antérieure de l'ellipse parcourue. La convexité postérieure qui appartient à la phase ascensionnelle s'explique encore par l'action de l'air sur la face inférieure de l'aile qu'elle porte en arrière tout en la soulevant. C'est dans la reproduction artificielle de ces différents mouvements que nous chercherons la démonstration de cette théorie.

CHAPITRE VI

RÉACTIONS DES MOUVEMENTS DE L'AILE SUR LE CORPS DE L'OISEAU.

Réactions des mouvements de l'aile. — Réactions verticales chez différentes espèces; réactions horizontales ou changements de vitesse du vol; étude simultanée des deux ordres de réactions. — Théorie du vol de l'oiseau. — Partie passive et partie active de l'aile. — Reproduction du mécanisme du vol de l'oiseau.

Pour suivre, dans l'étude du vol de l'oiseau, le plan qui a guidé nos recherches sur les autres modes de la locomotion, nous devons déterminer quels sont les effets qui se produisent, à titre de *réactions* sur le corps de l'animal, à chacun des mouvements de ses ailes.

Deux effets distincts sont produits pendant le vol : d'une part, l'oiseau est soutenu contre la pesanteur; d'autre part, il est soumis à une force propulsive qui le transporte d'un lieu à un autre. Mais l'oiseau soutenu dans les airs y garde-t-il un niveau sensiblement constant, ou bien subit-il des oscillations dans le plan vertical? N'éprouve-t-il pas, par l'effet intermittent du battement de ses ailes, une série de remontées et de descentes dont l'œil ne saurait saisir la fréquence ni l'étendue? — D'autre part, dans son transport horizontal, l'oiseau n'est-il pas animé d'une vitesse variable? Ne trouve-t-il pas dans l'action de ses ailes une série d'impulsions qui donnent à son transport un mouvement saccadé?

Ces questions peuvent être résolues expérimentalement, et voici de quelle manière :

Puisque nous disposons d'un moyen qui permet d'envoyer à distance et d'écrire des mouvements, lorsque ceux-ci produisent une pression sur la membrane d'un tambour plein d'air, il faut chercher à ramener les mouvements que nous voulons connaître à une pression de ce genre.

Il faut que les oscillations que l'oiseau peut exécuter dans le plan vertical produisent, sur la membrane d'un tambour, des pressions alternativement fortes ou faibles, suivant que l'oiseau monte ou descend. La même marche devra être suivie dans la recherche des variations de la vitesse horizontale.

Pour les *réactions verticales*, la question a déjà été résolue, à propos de la locomotion terrestre, au moyen de l'appareil représenté fig. 28; une légère modification permettra d'employer la même méthode pour chercher s'il se produit des oscillations verticales pendant le vol.

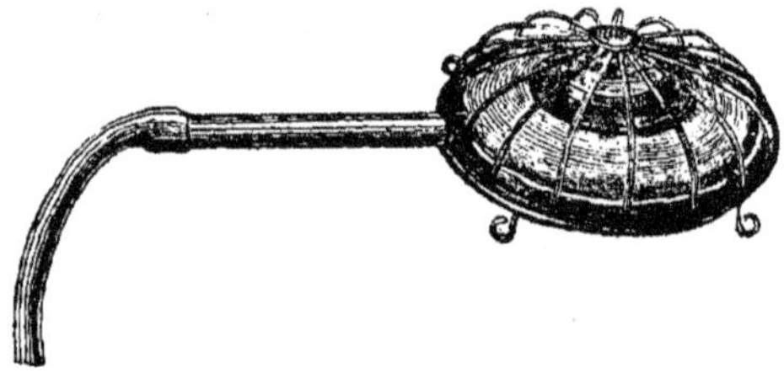

Fig. 112. — Appareil destiné à transmettre à l'enregistreur toutes les oscillations verticales de l'oiseau.

La fig. 112 montre la disposition que nous avons adoptée. La masse de plomb est directement appliquée sur la membrane; un grillage protége la face supérieure de l'appareil contre les frottements des plumes de l'aile qui, sans cette précaution, altèrent quelquefois la forme du tracé.

Après s'être assuré que l'appareil transmet fidèlement les mouvements qui lui sont communiqués, on le met en rapport, par un long tube, avec l'enregistreur et on l'applique sur le dos d'un oiseau qu'on laisse s'envoler.

Des expériences faites sur différentes espèces : pigeon, canard, buse, busard, chouette, ont montré qu'il existe des

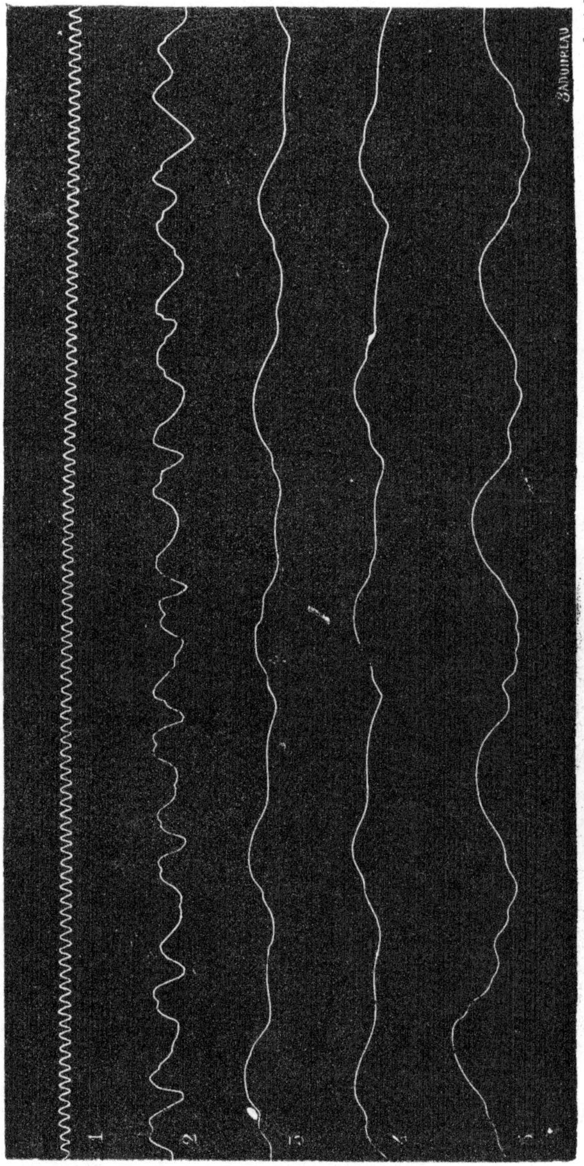

Fig. 113. — Ligne 1, tracé du diapason chronographe, 60 vibrations à la seconde. — Ligne 2, oscillations verticales du canard sauvage pendant le vol. — Ligne 3, oscillations du busard. — Ligne 4, chouette effraie. — Ligne 5, buse.

types très-variés du vol, au point de vue de l'intensité des oscillations dans le plan vertical.

La figure 113 montre les tracés fournis par ces différentes espèces d'oiseaux. Tous ces tracés, recueillis sur un cylindre qui tourne avec une vitesse constante, et rapportés à un diapason chronographe de 60 vibrations par seconde, permettent d'apprécier la durée absolue et la durée relative des oscillations du vol chez ces différents oiseaux.

Il ressort de cette figure, que la fréquence et l'amplitude des oscillations verticales varient beaucoup suivant l'espèce d'oiseau qu'on étudie. Pour mieux faire connaître la cause de chacun de ces mouvements, enregistrons en même temps les oscillations verticales de l'oiseau et l'action des muscles de l'aile. Si l'on fait cette double expérience sur deux oiseaux très-différents entre eux par leur manière de voler, tels que le canard sauvage et la buse, on obtient les tracés représentés figure 114.

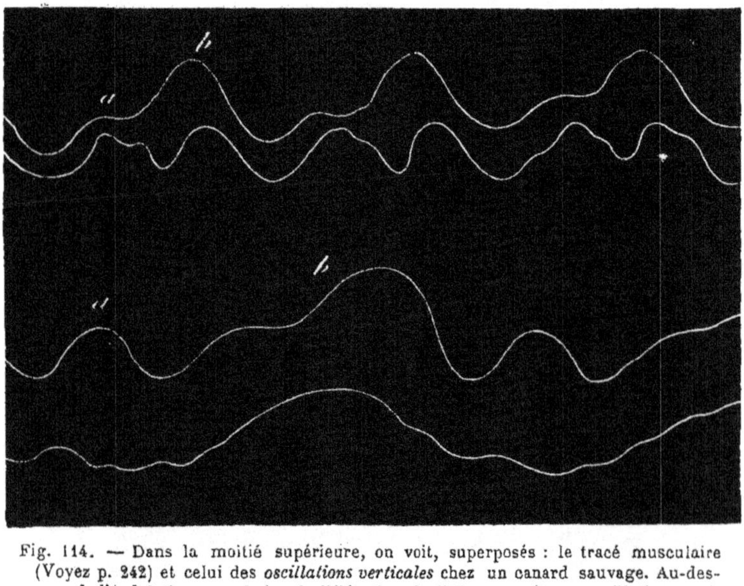

Fig. 114. — Dans la moitié supérieure, on voit, superposés : le tracé musculaire (Voyez p. 242) et celui des *oscillations verticales* chez un canard sauvage. Au-dessous de l'ondulation *a*, qui signale l'élévation de l'aile, on voit une oscillation verticale; on en voit une autre au-dessous de *b*, tracé de l'abaisseur de l'aile. — Dans la moitié inférieure de la figure, sont les tracés recueillis sur une buse; l'oscillation qui se trouve en *a*, et correspond à l'élévation de l'aile, est moins marquée que chez le canard.

Le canard, ligne supérieure, présente à chaque révolution de son aile deux oscillations énergiques : l'une en *b*, au moment où l'aile s'abat, elle est facile à comprendre; l'autre en *a*, au moment où l'aile remonte. Pour expliquer l'ascension de l'oiseau pendant ce temps d'élévation de l'aile, il nous semble indispensable de faire intervenir l'effet de *cerf-volant* dont il a déjà été question. L'oiseau, animé de vitesse, présente ses ailes à l'air sous forme de plans inclinés; il se produit alors un effet analogue à la remontée des appareils planants qui transforment leur vitesse acquise en ascension. Le vol de la buse présente aussi, mais à un moindre degré, l'ascension qui accompagne la remontée de l'aile.

Détermination des variations de la vitesse du vol. La seconde question que nous avons à résoudre est relative à la détermination des phases variées de la vitesse du vol. Elle peut trouver sa solution dans l'emploi de la même méthode.

Si le tambour chargé d'une masse de plomb était placé sur le dos de l'oiseau de façon à présenter sa membrane dans un plan vertical, c'est-à-dire perpendiculaire à la direction du vol, l'appareil serait insensible aux oscillations verticales et signalerait seulement les oscillations qui se font d'avant en arrière et inversement. Admettons qu'on ait tourné en avant la membrane du tambour, il est clair que si l'oiseau accélère sa vitesse, le retard de la masse sur la translation de l'appareil produira un refoulement de l'air du tambour et une élévation du levier enregistreur, tandis que le ralentissement de l'oiseau amènera la descente du levier, par une action inverse.

L'expérience, faite sur les espèces d'oiseaux indiquées précédemment, nous a fourni des tracés analogues à ceux des oscillations verticales.

S'il est vrai, comme nous l'avons supposé, que l'oscillation verticale de l'oiseau, au moment de la remontée de l'aile, soit due à la transformation de sa vitesse en hauteur, en recueillant simultanément le tracé des oscillations verticales et celui des variations de la vitesse, on aura le moyen de vérifier cette supposition.

Or, en enregistrant en même temps les deux ordres d'oscillations dans le vol d'une buse, on trouve que la phase d'abaissement de l'aile produit à la fois : l'élévation de l'oiseau et l'accélération de sa vitesse horizontale. Cet effet est la conséquence nécessaire de l'inclinaison du plan de l'aile au moment de sa descente ; nous le connaissons déjà pour l'avoir obtenu dans le vol de l'insecte. Quant à la phase de remontée de l'aile, on constate que pendant la légère ascension qui l'accompagne, la vitesse de l'oiseau diminue. En effet, la courbe des variations de vitesse s'abaisse au moment où l'oiseau gagne de la hauteur. C'est donc une confirmation de la théorie précédemment émise sur la transformation de la vitesse horizontale de l'oiseau en ascension.

Ainsi, par ce mécanisme, le coup d'aile descendant crée la force qui produira les deux oscillations de l'oiseau dans le plan vertical. Ce coup d'aile produit directement l'ascension qui est synchrone avec lui et indirectement, en créant de la vitesse, prépare la seconde oscillation verticale de l'oiseau.

Tracé simultané des deux ordres d'oscillations de l'oiseau. — Au lieu de représenter séparément les deux ordres d'oscillations que l'oiseau exécute en volant, il est plus instructif de chercher à obtenir une courbe unique représentant l'ensemble des mouvements que le corps de l'oiseau exécute pendant sa translation dans l'espace.

La méthode qui a servi à obtenir les mouvements de la pointe de l'aile peut, avec certaines modifications, fournir le tracé simultané des deux ordres de mouvements que nous voulons déterminer. Pour cela, il faut que les deux tambours rectangulairement combinés soient reliés avec une même masse inerte.

Reportons-nous à la figure 97 (p. 247) où l'on voit les deux leviers conjugués communiquant entre eux par des tubes qui transmettent à l'un tous les mouvements que l'autre exécute. Quand on imprime au premier levier un mouvement quelconque, le second levier reproduit le même mouvement dans le même sens.

Chargeons maintenant l'un des leviers d'une masse de

plomb, et prenant en main le support de l'appareil, faisons-lui décrire un mouvement quelconque dans un plan perpendiculaire à la direction du levier. Nous verrons que le levier nº 2 exécute des mouvements absolument inverses. En effet, puisque la force motrice qui agit sur les membranes des tambours n'est autre chose que l'inertie de la masse de plomb, et que cette masse est toujours en retard sur les mouvements imprimés à l'appareil, il est clair que si l'on élève tout le système, la masse retiendra le levier en bas; que si l'on abaisse le système, la masse retiendra le levier en haut; que si on le porte en avant, la masse retiendra le levier en arrière, etc. Or le levier nº 2, exécutant les mêmes mouvements que le nº 1, donnera des courbes qui seront absolument l'inverse du mouvement qu'on aura imprimé au support de l'appareil.

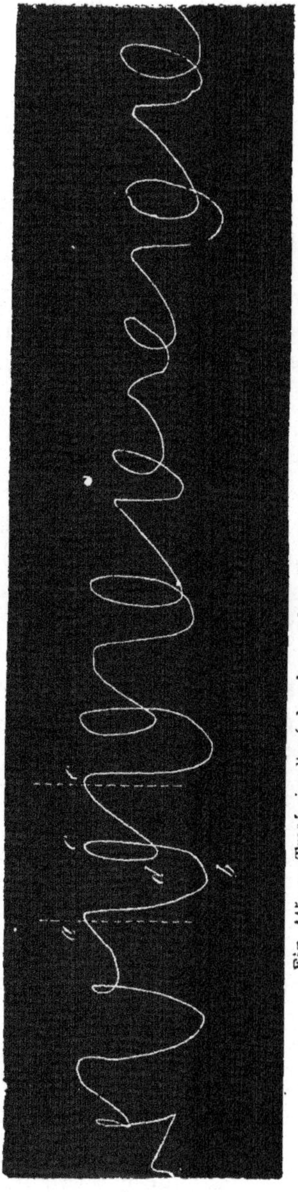

Fig. 115. — Tracé simultané des deux ordres d'oscillations qu'une buse exécute en volant.

Ceci posé, passons à l'expérience. Pour cela, prenons l'appareil qui est représenté figure 99 sur le dos de la buse qui vole ; supprimons la tige qui recevait les mouvements de l'aile, ainsi que le parallélogramme qui les transmettait au levier; ne conservons que le levier relié aux deux tambours, et la monture qui fixe le système tout entier sur le dos de la buse; adaptons enfin une masse de plomb sur ce levier et faisons voler l'animal.

Le tracé recueilli est représenté figure 115. L'analyse de cette courbe est au premier abord extrêmement difficile; nous espérons toutefois réussir à en montrer la signification.

Analyse de la courbe des oscillations de l'oiseau. — Cette courbe est recueillie sur le cylindre, dans les mêmes conditions que la figure 100 montrant les différents mouvements de la pointe de l'aile; la plaque se meut de droite à gauche; le tracé se lira donc de gauche à droite. La tête de l'oiseau est placée vers la gauche; son vol s'effectue dans la direction de la flèche.

Nous pouvons partager cette figure en une série de tranches au moyen des lignes verticales passant par des points homologues, soit qu'on mène ces verticales par le sommet des boucles, soit qu'on les mène par le sommet des courbes simples, comme cela a été fait pour les points *a* et *e*. Chacune de ces tranches renfermera des éléments assez semblables, sauf leur développement inégal dans les différents points de la figure; négligeons pour le moment ce détail.

Il est clair que le retour périodique de formes semblables correspond au retour des mêmes phases d'une révolution de l'aile de l'oiseau. La tranche *a e* représentera donc les différents mouvements de l'oiseau dans une même révolution.

Rappelons-nous que dans la courbe que nous analysons, tous les mouvements sont inverses de ceux que l'oiseau exécute en réalité. Les deux oscillations verticales de l'oiseau, la grande et la petite, doivent donc se traduire par deux courbes dont le sommet sera en bas. Il est facile de reconnaître leur existence dans la grande courbe *a b c* et la petite *c d e*. L'oiseau montait donc de *a* en *b*, descendait de *b* en *c*; il remontait de *c* en *d*, redescendait de *d* en *e*.

Mais ces deux oscillations chevauchent l'une sur l'autre, ce qui produit la boucle *c d*; l'oscillation *c d e* recouvre en partie la première en se portant du côté de la tête de l'oiseau. C'est une preuve, puisque les indications de la courbe sont inverses du mouvement réel, que l'oiseau, à ce moment, se portait en arrière, ou du moins ralentissait sa vitesse.

Cette figure résume donc tout ce que les expériences précédentes nous ont appris sur les mouvements de l'oiseau dans l'espace. On y voit que l'animal exécute, à chaque révolution de son aile, deux montées suivies de descentes; que ces oscillations sont inégales : la grande, comme on sait, correspond à l'abaissement de l'aile, la petite à son élévation. On voit, enfin, que l'ascension exécutée par l'oiseau pendant la remontée de l'aile, s'accompagne de ralentissement de sa vitesse, ce qui justifie la théorie par laquelle cette remontée a été considérée comme faite aux dépens de la vitesse acquise par l'oiseau.

Mais ce n'est pas tout ; la figure 115 nous fait voir encore que les mouvements de l'oiseau ne sont pas les mêmes au commencement qu'à la fin du vol. Nous avons déjà vu (fig. 95 et 100 que les coups d'ailes, au départ, sont plus étendus; nous voyons ici qu'au départ, c'est-à-dire à gauche de la figure, les oscillations produites par la descente de l'aile sont aussi plus étendues. Mais la théorie fait prévoir que l'oscillation de la remontée de l'aile étant empruntée à la vitesse de l'oiseau doit être très-faible au début du vol, quand l'oiseau n'a encore que peu de vitesse. La figure nous montre que c'est bien ainsi que les choses se passent et qu'au début du vol, la seconde oscillation de l'aile (celle qui forme la boucle) est très-peu prononcée.

Nous voici donc en possession des notions principales sur lesquelles peut s'établir la théorie mécanique du vol. D'après toutes ces expériences, c'est pendant la descente de l'aile que se crée tout entière la force motrice qui soutient et dirige l'oiseau dans l'espace.

Théorie du vol de l'oiseau. — Sur ce sujet, comme sur tous ceux qui ont beaucoup prêté à la discussion, presque tout a été dit; de sorte qu'il ne faut pas s'attendre à voir sortir des expériences qu'on vient de lire une théorie entièrement neuve. C'est dans Borelli qu'on trouve la première idée juste sur le mécanisme du vol de l'oiseau. L'aile, dit cet auteur, agit sur l'air *comme un coin*. En développant la pensée du savant physiologiste de Naples, on dirait aujourd'hui que l'aile de l'oiseau agit sur l'air à la façon d'un plan incliné, pour produire contre cette résistance une réaction qui pousse le corps de l'animal en haut et en avant. Confirmée par Strauss-Durkheim, cette théorie a été complétée par Liais qui signale une double action de l'aile : d'abord celle qui, dans la phase d'abaissement de cet organe, soulève l'oiseau en lui imprimant une impulsion en avant; ensuite l'action de l'aile remontante qui s'oriente à la façon d'un cerf volant et soutient le corps de l'oiseau en attendant le coup d'aile qui va suivre.

On nous a reproché d'aboutir à une théorie dont l'origine remonte à plus de deux siècles; nous préférons de beaucoup une ancienne vérité à la plus neuve des erreurs, aussi nous permettra-t-on de rendre au génie de Borelli la justice qui lui est due, en ne réclamant pour nous que le mérite d'avoir fourni la démonstration expérimentale d'une vérité déjà soupçonnée.

Mais les théories sommaires qui avaient été émises jusqu'ici négligeaient bien des points importants que l'expérience révèle et que nous allons essayer de faire ressortir.

Ainsi, l'orientation du plan de l'aile avait besoin d'être connue à chaque instant du vol pour expliquer les réactions qui tendent toujours à soulever le corps de l'oiseau, tantôt en accélérant la vitesse de son vol, tantôt en la ralentissant (1). La fig. 111 a montré ces changements de plan.

1. Nous devons faire remarquer au lecteur que les inclinaisons représentées fig. 111, sont relatives à une ligne qui probablement n'est point horizontale pendant le vol. En effet cette ligne ne correspond point à l'axe du corps de l'oiseau, car l'animal suspendu au manège par un corset placé en arrière de ses ailes avait son centre de gravité en avant du point de suspension, ce qui le tenait un peu penché la tête en bas. Dans le vol libre, au contraire, l'axe du corps de l'oiseau est horizontal, sinon relevé de l'avant. Ramenée à cette position réelle, la figure 111 présenterait une nouvelle direction pour chacune des positions de l'aile qui toutes changeraient d'un même nombre de degrés. Alors, probablement, on verrait que l'aile présente toujours à l'air sa face

Quant aux réactions que subit le corps de l'oiseau, l'expérience nous les a clairement démontrées; elle nous a même fourni le moyen d'en estimer la valeur absolue. On a vu que ces réactions diffèrent suivant l'espèce d'oiseau que l'on observe. Fortes et brusques chez les oiseaux à petites surfaces d'ailes, elles sont plus longues et plus douces chez les oiseaux taillés pour le planement; la réaction du temps de remontée de l'aile disparaît presque chez ces derniers.

S'il était permis de comparer la locomotion terrestre au vol des oiseaux, et d'assimiler les effets de mouvements alternatifs à ceux de mouvements simultanés, on pourrait trouver certaines analogies entre la marche de l'homme et le vol de l'oiseau. De part et d'autre, le corps est animé d'une translation saccadée; l'homme, comme l'oiseau, se soulève en empruntant le travail nécessaire, à la *force vive* qu'il a acquise par ses efforts musculaires.

Quant à la mesure du travail dépensé dans le vol, il faut, avant de l'entreprendre, avoir une connaissance parfaite de la résistance que l'air présente aux surfaces de toutes formes, inclinées sous différents angles et animées de vitesses variées. Nous ne connaissons encore que les mouvements de l'aile : reste à déterminer la résistance qu'ils éprouvent sur l'air. Sur ce sujet, nos expériences sont en cours d'exécution. Une fois qu'on possèdera ces deux éléments, la mesure du travail s'obtiendra en multipliant la résistance que l'aile trouve sur l'air à chaque instant, par le chemin qu'elle parcourt. Ce sera la mesure du travail que l'oiseau fait sur l'air.

Pour sa translation horizontale, l'oiseau n'aurait besoin de fournir que la quantité de travail équivalente à la résistance que l'air présente en avant de lui, multipliée par la distance parcourue. Une partie de cette résistance, celle qui s'applique à la face inférieure de l'aile, est utilisée à soutenir l'animal par l'action que nous avons comparée à celle du *cerf-volant*.

Il semble que cette action soit de première importance dans

inférieure, la seule qui puisse trouver sur lui un point d'appui. Cette supposition, pour être vérifiée, réclame de nouvelles expériences que nous espérons pouvoir bientôt exécuter.

le vol de l'oiseau. En effet, parmi les travaux qui ont été faits sur la résistance de l'air, il en est un que l'on doit à M. de Louvrié et qui semble prouver que si l'aile fait avec l'horizon un angle très-peu ouvert, presque tout le travail emprunté à la *force vive* de l'oiseau, est utilisée à le soutenir; d'après l'auteur, un angle de 6° 30′ serait le plus favorable à cette parfaite utilisation de la force vive.

Le rôle si important du glissement de l'aile sur l'air semble, du reste, prouvé par la conformation de cet organe. L'aile étant tour à tour un organe actif qui percute l'air, et un organe passif qui glisse sur ce fluide, n'est pas, dans toutes ses parties, également apte à cette double fonction.

Quand une surface frappe l'air, il faut, pour qu'elle y trouve de la résistance, qu'elle se meuve avec rapidité. Or, l'aile en tournant autour de son point d'attache au corps de l'animal, présente des vitesses inégales et graduellement croissantes pour les points qui s'éloignent de plus en plus du corps; de sorte que, presque nulle au niveau de l'attache de l'aile, la vitesse sera très-grande à l'extrémité libre.

Qu'on se figure une aile d'insecte aussi large à sa base qu'à son extrémité; cette largeur serait inutile dans la partie la plus voisine du corps, car l'aile, en ce point, a trop peu de vitesse pour frapper l'air utilement. Aussi voit-on, chez la plupart des insectes, l'aile réduite vers sa base, à une forte nervure. Le voile membraneux ne commence que dans les points où la vitesse du mouvement commence elle-même à prendre quelque valeur, et le voile gagne en largeur jusque dans le voisinage de l'extrémité. Tel est (fig. 116)

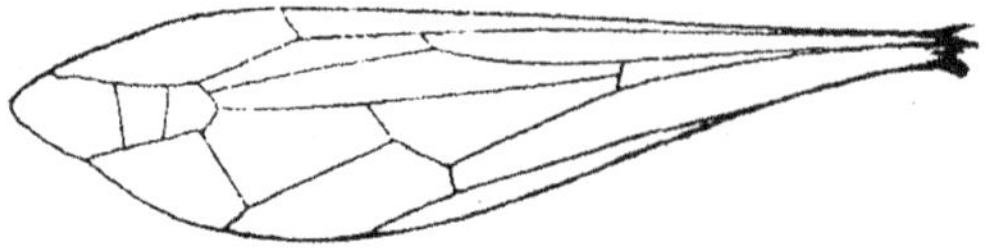

Fig. 116. — Aile d'un Insecte.

le type de l'aile essentiellement active, c'est-à-dire destinée seulement à frapper l'air.

Chez l'oiseau au contraire, une des phases du mouvement

de l'aile est en quelque sorte passive, c'est-à-dire qu'elle subit la pression de l'air sur sa face inférieure, lorsque l'oiseau est projeté rapidement en avant par sa vitesse acquise. Dans ces conditions, l'animal tout entier étant transporté dans l'espace, tous les points de son aile sont animés de la même vitesse; les régions voisines du corps sont aussi utilisables que les autres pour subir la poussée de l'air qui agit sur elles comme sur un *cerf-volant*.

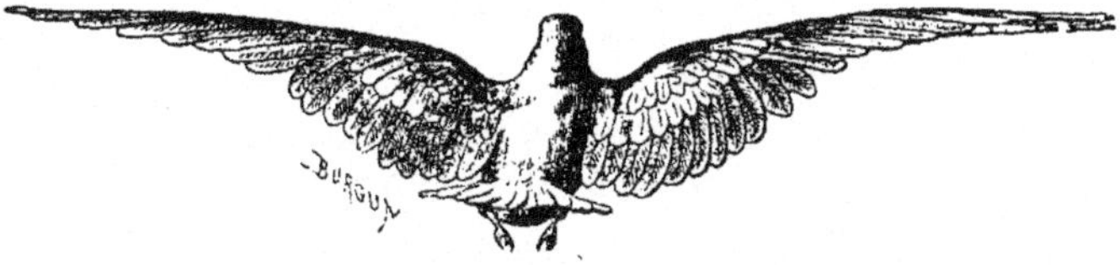

Fig. 117. — Partie active et partie passive de l'aile de l'oiseau

Aussi la base de l'aile chez l'oiseau, loin de se réduire, comme chez l'insecte, à une tige rigide mais nue, est-elle très-large et munie de *pennes* et de *couvertures* qui constituent une grande surface sous laquelle l'air presse avec force et d'une manière très-efficace pour soutenir l'oiseau. La figure 117 donne une idée de cette disposition de l'aile à la fois active et passive d'un oiseau.

La moitié interne, dépourvue de vitesse suffisante, dans son abaissement doit être considérée comme la partie passive de l'organe, tandis que la moitié externe est la partie active, celle qui frappe sur l'air.

Par sa vitesse très-grande, la pointe de l'aile doit rencontrer dans l'air plus de résistance que toute autre partie de cet organe : de là l'extrême rigidité des pennes dont elle est formée. Les conditions de vitesse décroissante expliquent la flexibilité de plus en plus grande des pennes dans les parties de l'aile plus voisines du corps, et enfin la minceur extrême des plumes de la base ou partie passive de l'aile.

Ajoutons que l'effet de *cerf-volant* doit se produire sur la base de l'aile, même pendant le temps où la pointe frappe l'air, de sorte que l'oiseau, dès qu'il a pris sa vitesse, serait constamment allégé d'une partie de son poids, grâce à ce plan incliné.

La reproduction du mécanisme du vol préoccupe aujourd'hui bien des chercheurs, nous n'hésitons pas à avouer que ce qui nous a soutenu dans cette laborieuse analyse des différents actes du vol de l'oiseau, c'est le ferme espoir d'arriver à imiter d'une manière de moins en moins imparfaite ce type admirable de la locomotion aérienne. Dans nos essais qui ont été interrompus pendant les deux dernières années, nous avions obtenu déjà quelques succès.

On a pu voir dans notre laboratoire des appareils ailés qui, adaptés au manége, lui imprimaient un mouvement de rotation assez rapide. Mais ce n'était là qu'une imitation fort imparfaite, que nous espérons bientôt améliorer. Déjà un jeune et ingénieux expérimentateur, M. Alphonse Pénaud, a obtenu dans cette direction des résultats beaucoup plus satisfaisants. Le problème de la locomotion aérienne, considéré naguère comme une utopie, est abordé aujourd'hui d'une manière vraiment scientifique.

Le plan des expériences à faire est tout tracé; il consistera à comparer sans cesse les appareils artificiels de vol à l'oiseau véritable, en les soumettant tous deux aux procédés d'analyse que nous avons si longuement décrits; ensuite on modifiera les appareils jusqu'à ce qu'ils imitent fidèlement les mouvements de l'oiseau. Dans ce but, nous venons d'entreprendre une série nouvelle d'expériences; de nouveaux appareils sont en construction et pourront fonctionner bientôt.

Nous espérons avoir prouvé au lecteur que rien n'est impossible dans l'analyse des mouvements du vol de l'oiseau; il nous accordera, sans doute, que la mécanique peut toujours reproduire un mouvement dont la nature est bien définie.

FIN

TABLE DES MATIÈRES

LIVRE PREMIER

FORCES ET ORGANES

CHAPITRE I

DES FORCES DANS LE RÈGNE INORGANIQUE ET CHEZ LES ÊTRES ORGANISÉS

CHAPITRE II

TRANSFORMATIONS DES FORCES PHYSIQUES

CHAPITRE III

DE LA CHALEUR ANIMALE

CHAPITRE IV

DU MOUVEMENT CHEZ LES ANIMAUX

CHAPITRE V

CONTRACTION ET TRAVAIL DES MUSCLES

CHAPITRE VI

DE L'ÉLECTRICITÉ CHEZ LES ANIMAUX

CHAPITRE VII

DE LA MACHINE ANIMALE

CHAPITRE VIII.

HARMONIE ENTRE L'ORGANE ET LA FONCTION. — HYPOTHÈSE DU TRANSFORMISME

CHAPITRE IX

VARIABILILÉ DU SQUELETTE

LIVRE DEUXIÈME

FONCTIONS : LOCOMOTION TERRESTRE

CHAPITRE I

DE LA LOCOMOTION EN GÉNÉRAL

CHAPITRE II

LOCOMOTION TERRESTRE (bipèdes)

CHAPITRE III

DES ALLURES DIVERSES DE L'HOMME

CHAPITRE IV

LOCOMOTION QUADRUPÈDE ÉTUDIÉE SUR LE CHEVAL

CHAPITRE V

EXPÉRIENCES SUR LES ALLURES DU CHEVAL

CHAPITRE VI

EXPÉRIENCES SUR LES ALLURES DU CHEVAL (suite)

LIVRE TROISIÈME

LOCOMOTION AÉRIENNE

CHAPITRE I

DU VOL DES INSECTES

CHAPITRE II

MÉCANISME DU VOL DES INSECTES

CHAPITRE III

DU VOL DES OISEAUX

CHAPITRE IV

DES MOUVEMENTS DE L'AILE DE L'OISEAU PENDANT LE VOL

CHAPITRE V

DES CHANGEMENTS DU PLAN DE L'AILE DE L'OISEAU AUX DIFFÉRENTS POINTS DE SON PARCOURS

CHAPITRE VI

RÉACTION DES MOUVEMENTS DE L'AILE SUR LE CORPS DE L'OISEAU

FIN DE LA TABLE DES MATIÈRES.

TABLE DES FIGURES CONTENUES DANS CET OUVRAGE

APPAREILS

EXPLORATEURS DES MOUVEMENTS

APPAREILS SCHÉMATIQUES

DU VOL DE L'INSECTE

DU PLANEMENT DE L'OISEAU

ANATOMIE

DÉTERMINATIONS

NOTATIONS

DES ALLURES DE L'HOMME

NOTATIONS

DES ALLURES DU CHEVAL

PISTES

REPRÉSENTATION

DU CHEVAL AUX DIVERSES ALLURES

TRACÉS

TRACÉS MUSCULAIRES

TRACÉS DE LA LOCOMOTION HUMAINE

TRACÉS DE LA LOCOMOTION DU CHEVAL

TRACÉS DU VOL DE L'INSECTE

TRACÉS DU VOL DE L'OISEAU

FIN DE LA TABLE DES FIGURES.

Coulommiers. — Imprimerie de A. MOUSSIN.

JANVIER 1873.

LIBRAIRIE GERMER BAILLIÈRE

17, RUE DE L'ÉCOLE-DE-MÉDECINE, 17

PARIS

EXTRAIT DU CATALOGUE.

BIBLIOTHÈQUE DE PHILOSOPHIE CONTEMPORAINE

Volumes in-18 à 2 fr. 50 c.

Cartonnés 3 fr.

Ouvrages publiés.

H. Taine.

LE POSITIVISME ANGLAIS, étude sur Stuart Mill. 1 vol.

L'IDÉALISME ANGLAIS, étude sur Carlyle. 1 vol.

PHILOSOPHIE DE L'ART. 1 vol.

PHILOSOPHIE DE L'ART EN ITALIE. 1 vol.

DE L'IDÉAL DANS L'ART. 1 vol.

PHILOSOPHIE DE L'ART DANS LES PAYS-BAS. 1 vol.

PHILOSOPHIE DE L'ART EN GRÈCE. 1 vol.

Paul Janet.

LE MATÉRIALISME CONTEMPORAIN. Examen du système du docteur Büchner. 1 vol.

LA CRISE PHILOSOPHIQUE. MM. Taine, Renan, Vacherot, Littré. 1 vol.

LE CERVEAU ET LA PENSÉE. 1 vol.

Odysse-Barot.

PHILOSOPHIE DE L'HISTOIRE. 1 vol.

Alaux.

PHILOSOPHIE DE M. COUSIN. 1 vol.

Ad. Franck.

PHILOSOPHIE DU DROIT PÉNAL. 1 vol.

PHILOSOPHIE DU DROIT ECCLÉSIASTIQUE. 1 vol.

LA PHILOSOPHIE MYSTIQUE EN FRANCE AU XVIIIe SIÈCLE (St-Martin et don Pasqualis). 1 vol.

Charles de Rémusat.

PHILOSOPHIE RELIGIEUSE. 1 vol.

Émile Saisset.

L'AME ET LA VIE, suivi d'une étude sur l'Esthétique franç. 1 vol.

CRITIQUE ET HISTOIRE DE LA PHILOSOPHIE (frag. et disc.). 1 vol.

Charles Lévêque.

LE SPIRITUALISME DANS L'ART. 1 vol.

LA SCIENCE DE L'INVISIBLE. Étude de psychologie et de théodicée. 1 vol.

Auguste Laugel.

LES PROBLÈMES DE LA NATURE. 1 vol.

LES PROBLÈMES DE LA VIE. 1 vol.

LES PROBLÈMES DE L'AME. 1 vol.

LA VOIX, L'OREILLE ET LA MUSIQUE. 1 vol.

L'OPTIQUE ET LES ARTS. 1 vol.

Challemel-Lacour.

LA PHILOSOPHIE INDIVIDUALISTE, étude sur Guillaume de Humboldt. 1 vol.

L. Buchner.

SCIENCE ET NATURE, trad. de l'allem. par Aug. Delondre. 2 vol.

Albert Lemoine.

LE VITALISME ET L'ANIMISME DE STAHL. 1 vol.

DE LA PHYSIONOMIE ET DE LA PAROLE. 1 vol.

Milsand.

L'Esthétique anglaise, étude sur John Ruskin. 1 vol.

A. Véra.

Essais de philosophie hégélienne. 1 vol.

Beaussire.

Antécédents de l'hégélianisme dans la philos. franç. 1 vol.

Bost.

Le Protestantisme libéral. 1 vol.

Francisque Bouillier.

Du Plaisir et de la Douleur. 1 vol.

De la Conscience. 1 vol.

Ed. Auber.

Philosophie de la médecine. 1 vol.

Leblais.

Matérialisme et Spiritualisme, précédé d'une Préface par M. E. Littré. 1 vol.

Ad. Garnier.

De la Morale dans l'antiquité, précédé d'une Introduction par M. Prévost-Paradol. 1 vol.

Schœbel.

Philosophie de la raison pure. 1 vol.

Beauquier.

Philosoph. de la musique. 1 vol.

Tissandier.

Des sciences occultes et du spiritisme. 1 vol.

J. Moleschott.

La Circulation de la vie. Lettres sur la physiologie, en réponse aux Lettres sur la chimie de Liebig, trad. de l'allem. 2 vol.

Ath. Coquerel fils.

Origines et Transformations du christianisme. 1 vol.

La Conscience et la Foi. 1 vol.

Histoire du Credo. 1 vol.

Jules Levallois.

Déisme et Christianisme. 1 vol.

Camille Selden.

La Musique en Allemagne. Étude sur Mendelssohn. 1 vol.

Fontanès.

Le Christianisme moderne. Étude sur Lessing. 1 vol.

Saigey.

La Physique moderne. 1 vol.

Mariano.

La Philosophie contemporaine en Italie. 1 vol.

Faivre.

De la Variabilité des espèces. 1 vol.

Letourneau.

Physiologie des passions. 1 vol.

Stuart Mill.

Auguste Comte et la Philosophie positive, trad. de l'angl. 1 vol.

Ernest Bersot.

Libre philosophie. 1 vol.

A. Réville.

Histoire du dogme de la divinité de Jésus-Christ. 1 vol.

W. de Fonvielle.

L'Astronomie moderne. 1 vol.

C. Coignet.

La Morale indépendante. 1 vol.

E. Boutmy.

Philosophie de l'architecture en Grèce. 1 vol.

Et. Vacherot.

La Science et la Conscience. 1 vol.

Ém. de Laveleye.

Des formes de gouvernement. 1 vol.

Herbert Spencer.

Classification des Sciences. 1 vol.

Max Muller.

La science de la religion. 1 vol.

Max Muller.

La Science de la Religion. 1 vol.

Gauckler.

Le Beau et son histoire.

Léon Dumont.

Hœckel et la théorie de l'évolution en Allemagne.

(*Sous presse.*)

BIBLIOTHÈQUE DE PHILOSOPHIE CONTEMPORAINE

FORMAT IN-8.

Volumes à 5 fr., 7 fr. 50 c. et 10 fr.

JULES BARNI. **La Morale dans la démocratie.** 1 vol. 5 fr.

AGASSIZ. **De l'Espèce et des Classifications**, traduit de l'anglais par M. Vogeli. 1 vol. in-8. 5 fr.

STUART MILL. **La Philosophie de Hamilton.** 1 fort vol. in-8, traduit de l'anglais par M. Cazelles. 10 fr.

DE QUATREFAGES. **Ch. Darwin et ses précurseurs français.** 1 vol. in-8. 5 fr.

HERBERT-SPENCER. **Les premiers Principes.** 1 fort vol. in-8, traduit de l'anglais par M. Cazelles. 10 fr.

AUGUSTE LAUGEL. **Les Problèmes** (Problèmes de la nature, problèmes de la vie, problèmes de l'âme). 1 fort vol. in-8. 7 fr. 50

ÉMILE SAIGEY. **Les sciences au XVIIIe siècle**, la physique de Voltaire. 1 vol. in-8. 5 fr.

BAIN. **Des Sens et de l'Intelligence.** 1 vol. in-8, trad. de l'anglais par M. Cazelles. (*Sous presse.*)

ÉDITIONS ÉTRANGÈRES

Éditions anglaises.

AUGUSTE LAUGEL. **The United States during the war.** 1 beau vol. in-8 relié. 7 shill. 6 d.

ALBERT REVILLE. **History of the doctrine of the deity of Jesus-Christ.** 1 vol. 3 sh. 6 p.

H. TAINE. **Italy** (Naples et Rome). 1 beau vol. in-8 relié. 7 sh. 6 d.

H. TAINE. **The Physiology of Art.** 1 vol. in-18, rel. 3 shill.

PAUL JANET. **The Materialism of present day**, translated by prof. Gustave MASSON. 1 vol. in-18, rel. 3 shill.

Éditions allemandes.

JULES BARNI. **Napoléon Ier** und sein Geschichtschreiber Thiers. 1 vol. in-18. 1 thal.

PAUL JANET. **Der Materialismus unserer Zeit**, übersetzt von Prof. Reichlin-Meldegg mit einem Vorwort von Prof. von Fichte. 1 vol. in-18. 1 thal.

H. TAINE. **Philosophie der Kunst.** 1 vol. in-18. 1 thal.

BIBLIOTHÈQUE D'HISTOIRE CONTEMPORAINE

Volumes in-18, à 3 fr. 50 c.

Cartonnés, 4 fr.

Carlyle.

HISTOIRE DE LA RÉVOLUTION FRANÇAISE, traduit de l'anglais par M. Elias Regnault. 3 vol.

Victor Meunier.

SCIENCE ET DÉMOCRATIE. 2 vol.

Jules Barni.

HISTOIRE DES IDÉES MORALES ET POLITIQUES EN FRANCE AU XVIIIe SIÈCLE. 2 vol.

NAPOLÉON Ier ET SON HISTORIEN M. THIERS. 1 vol.

Auguste Laugel.

LES ÉTATS-UNIS PENDANT LA GUERRE (1861-1865). Souvenirs personnels. 1 vol.

De Rochau.

HISTOIRE DE LA RESTAURATION, traduit de l'allemand. 1 vol.

Eug. Véron.

HISTOIRE DE LA PRUSSE depuis la mort de Frédéric II jusqu'à la bataille de Sadowa. 1 vol.

Hillebrand.

LA PRUSSE CONTEMPORAINE ET SES INSTITUTIONS. 1 vol.

Eug. Despois.

LE VANDALISME RÉVOLUTIONNAIRE. Fondations littéraires, scientifiques et artistiques de la Convention. 1 vol.

Thackeray.

LES QUATRE GEORGE, trad. de l'anglais par M. Lefoyer, précédé d'une Préface par M. Prévost-Paradol. 1 vol.

Bagehot.

LA CONSTITUTION ANGLAISE, trad. de l'anglais. 1 vol.

Émile Montégut.

LES PAYS-BAS. Impressions de voyage et d'art. 1 vol.

Émile Beaussire.

LA GUERRE ÉTRANGÈRE ET LA GUERRE CIVILE. 1 vol.

Édouard Sayous.

HISTOIRE DES HONGROIS et de leur littérature politique de 1790 à 1815. 1 vol.

Éd. Bourloton.

L'ALLEMAGNE CONTEMPORAINE. 1 v.

Boert.

LA GUERRE DE 1870-1871 d'après le colonel fédéral suisse Rustow. 1 vol.

Herbert Barry.

LA RUSSIE CONTEMPORAINE, traduit de l'anglais. 1 vol.

H. Dixon.

LA SUISSE CONTEMPORAINE, traduit de l'anglais. 1 vol.

Louis Teste.

L'ESPAGNE CONTEMPORAINE, journal d'un voyageur. 1 vol.

FORMAT IN-8.

Sir G. Cornewall Lewis.

HISTOIRE GOUVERNEMENTALE DE L'ANGLETERRE DE 1770 JUSQU'A 1830, trad. de l'anglais et précédé de la Vie de l'auteur, par M. Mervoyer. 1 v. 7 fr.

De Sybel.

HISTOIRE DE L'EUROPE PENDANT LA RÉVOLUTION FRANÇAISE.

1869. Tome Ier, 1 vol. in-8, trad. de l'allemand. 7 fr.

1870. Tome II, 1 v. in-8. 7 fr

Taxile Delord.

HISTOIRE DU SECOND EMPIRE, 1848-1869.

1869. Tome Ier, 1 vol. in-8. 7 fr.

1870. Tome II, 1 fort vol. in-8. 7 fr.

1872. Tome III, 1 fort. vol. in-8 7 fr.

Émile Alglave.

HISTOIRE DE L'IMPÔT SUR LE REVENU EN FRANCE.

(Sous presse.)

REVUE **Politique et Littéraire** (Revue des cours littéraires, 2e série.)	REVUE **Scientifique** (Revue des cours scientifiques 2e série.)

Directeurs : MM. Eug. YUNG et Ém. ALGLAVE

La septième année de la **Revue des Cours littéraires** et de la **Revue des Cours scientifiques**, terminée à la fin de juin 1871, clôt la première série de cette publication.

La deuxième série a commencé le 1er juillet 1871, et dorénavant chacune des années de la collection commencera à cette date. Des modifications importantes ont été introduites dans ces deux publications.

La *Revue des Cours littéraires* continue à donner une place aussi large à la littérature, à l'histoire, à la philosophie, etc., mais elle a agrandi son cadre, afin de pouvoir aborder en même temps la politique et les questions sociales. En conséquence, elle a augmenté de moitié le nombre des colonnes de chaque numéro (48 colonnes au lieu de 32). Elle s'appelle maintenant la **Revue politique et littéraire**, *Revue des Cours littéraires* (2e série).

La *Revue des Cours scientifiques*, en laissant toujours la première place à l'enseignement supérieur proprement dit et aux sociétés savantes de la France et de l'étranger, poursuit tous les développements de la science sur le terrain politique, économique et militaire. Elle a pris le même accroissement que la *Revue politique et littéraire* et publie également chaque semaine 48 colonnes au lieu de 32. Elle s'appelle la **Revue scientifique**, *Revue des Cours scientifiques* (2e série).

Prix d'abonnement :

Une seule revue séparément	Six mois.	Un an.	Les deux revues ensemble	Six mois.	Un an.
Paris	12f	20f	Paris	20f	36f
Départements.	15	25	Départements.	25	42
Étranger....	18	30	Étranger....	30	50

Prix de chaque numéro : 50 centimes.

L'abonnement part du 1er juillet, du 1er octobre, du 1er janvier et du 1er avril de chaque année.

Les sept premières années (1864 à 1871) de la *Revue des Cours littéraires* et de la *Revue des Cours scientifiques*, formant la première série de cette publication, sont en vente : on peut se les procurer brochées ou reliées.

Prix de chaque volume pris séparément............. br. 15 fr.
Prix de la collection complète de chaque Revue, 7 gr. v. in-4°. 105 fr.
La collection complète des deux Revues, 14 gros vol. in-4°. 182 fr

REVUE DES COURS LITTERAIRES

Table générale des matières contenues dans la première série (1864-1871).

MORALE

Le devoir, par M. Jules Simon, VI. — Le gouvernement de la vie, par le R. P. Hyacinthe, VII. — Du bonheur et des plaisirs vrais, par M. Ch. Lévêque, I. — Le droit naturel et la famille, par M. Ad. Franck, II. — La société domestique, la société conjugale, le foyer domestique (trois conférences), par le R. P. Hyacinthe, IV. — La famille, par M. Jules Simon, VI. — Les pères et les enfants au XIXe siècle, douze leçons, par M. Legouvé, IV. — Les domestiques d'autrefois et ceux d'aujourd'hui; la présence des filles à la maison, par le même, VI.

Antériorité du droit sur le devoir, par M. l'abbé Loyson, VI. — Les théories morales de l'antiquité, par M. Tissandier, V. — La morale évangélique, par M. l'abbé Loyson, VI. — Les doctrines morales au XVIe siècle, par M. Ernest Bersot, VI. — La morale de Spinoza, par M. Ch. Lemonnier, III. — La morale indépendante, sept leçons, par M. Caro, V. — La morale laïque, par M. Ch. Lévêque, VI. — Le principe humain et le principe divin de la morale, par M. Em. Beaussire, VI.

Le luxe, par M. Batbie, IV. — Même sujet, par M. Horn, V. — Le luxe des vêtements au moyen âge, par M. Baudrillart, VI. — Les femmes et la mode, par madame Sezzi, II. — L'amour platonique, par M. Waddington, I. — Caton et les dames romaines, par M. Aderer, IV. — Saint Jérôme et les dames romaines, par le même, VI.

L'étroitesse d'esprit, par M. Ath. Coquerel, VII. — L'amour de sa profession, par M. Jules Favre, VI. — L'acteur, le fonctionnaire, le journaliste, par M. Francisque Sarcey, VI.

THÉOLOGIE

Vie de Jésus, par M. de Pressensé, I. — Du témoignage des martyrs en faveur de la divinité de Jésus-Christ, par M. l'abbé Perreyve, I. — Les pères de l'école d'Alexandrie et la papauté primitive, par M. l'abbé Freppel, II. — Du pouvoir direct et indirect de l'Église sur le temporel des rois, par M. l'abbé Méric, VII. — Le protestantisme sous Charles IX, par M. l'abbé Perraud, VII.— Le colloque de Poissy, par le même, VII. — Le système de Herder, par M. l'abbé Dourif, II. — Le déisme, par le R. P. Hyacinthe, II. — Le christianisme de J. J. Rousseau, par M. Fontanès, VII. — La religion progressive, par M. Despois, VII. — L'unité de l'esprit parmi les chrétiens, par M. Fontanès, IV. — Pourquoi la France n'est-elle pas protestante? par M. Ath. Coquerel fils, III. — Des progrès religieux hors du christianisme, par sir John Bowring, III. — Les progrès du catholicisme en Angleterre, par M. Gaidoz, VII. — La Rome actuelle et le concile, par M. de Pressensé, VII.

PHILOSOPHIE

Sa définition et son objet (3 leçons), par M. Paul Janet, II. — Origine de la connaissance humaine, par M. Moleschott, II. — L'homme est-il la mesure de toutes choses ? par M. Paul Janet, III. — De la personnalité humaine, par M. Caro, IV. — L'intelligence, par M. Taine, VII. — La physiologie de la pensée, par M. Bain, VI. — L'existence indépendante de l'âme, par M. Schrœder van der Kolk, V. — Distinction de l'âme et du corps, par M. Paul Janet, I. — L'âme des bêtes, par M. Brisebarre, I. — Même sujet, par M. P. Janet, V. — L'induction, par M. Em. Beaussire, VII. — Le problème de la création, par M. Caro, VII. — Idée d'une géographie et d'une ethnographie psychologiques, par M. Ch. Lévêque, I. — Le fatalisme et la liberté, par le même, II. — L'âme humaine dans l'histoire, par M. Bohn, II. — Situation actuelle du spiritualisme, par M. Caro, II. — Le spiritualisme libéral, par M. Em. Beaussire, V. — La liberté philosophique, par le même, V. — Matérialisme, idéalisme, spiritualisme, par M. Ravaisson, V.

Philosophie de l'Inde, par M. Paul Janet, II. — Le mysticisme dans l'Orient ancien et moderne, par M. Ch. Lévêque, V. — Du monothéisme juif, par M. Munck, II. — Démocrite, par M. Ch. Lévêque, I. — Socrate et les sophistes, par M. Lorquet, I. — L'école socratique, par M. Vera, VII. — Le stoïcisme, par M. Tissandier, V. — Le christianisme des philosophes païens, par M. Havet, II. — Le procès de Galilée, par M. Trouessart. — Les trois Galilée, par M. Philarète Chasles, IV. — Descartes, par M. Bohn, II. — Des controverses philosophiques au XVIIe siècle (10 leçons), par M. Paul Janet, IV. — Preuves de l'existence de Dieu d'après Descartes (7 leçons), par le même, V. — Diderot, par M. Jules Barni, III. — Saint-Simon, par M. Ch. Lemonnier, I. — Kant et la métaphysique, par M. Paul Janet, VI. — La philosophie allemande en France depuis 1815, par le même, V. — M. Cousin et sa philosophie, par M. Vera, II. — Victor Cousin, par M. Ch. Lévêque, IV. — Philosophie des deux Ampère, par M. Em. Beaussire, VII. — Les spirites, par M. Tissandier, II. — La philosophie contemporaine en Italie, par M. Em. Beaussire, VII. — Le mouvement philosophique en Sicile, par le même, IV. — Les deux philosophies, Stuart Mill et Hamilton, par le même, VI. — La psychologie anglaise contemporaine, par le même, VII. — Même sujet, par M. Joly, VII. — La psychologie de M. Bain, par M. Stuart Mill, VI. — Un précurseur de Darwin, par M. Joly, VI. — La nouvelle philosophie scientifique, par M. Ch. Lévêque, VII. — La science moderne et la métaphysique, par le même, VII.

POLITIQUE

Les devoirs civiques, par M. Jules Favre, VII. — De la moral dans la démocratie, par M. Jules Barni, II. — Le respect du droit d'autrui, par M. Beudant, VII. — Principes de la société moderne, par M. Albicini, IV. — De la civilisation, par M. Duveyrier, II. — La vraie et la fausse égalité, par M. Ad. Franck, IV. — De l'union des classes, par M. Paul Janet, V. — La raison d'État, par M. Ferri, II. — La libre conscience, par M. de Pressensé, VII. — Du progrès, par M. Laboulaye, VI. — La révolution pacifique, par M. Saint-Marc Girardin, VII.

Constitution des États-Unis (9 leçons), par M. Laboulaye, I. — Organisation politique de l'Angleterre, par M. Fleury, II. — Une Académie politique sous le cardinal de Fleury, par M. Paul Janet, II. — Louis XV et la diplomatie secrète, par M. Raimbaud, V. — Principes et caractères de la révolution française, par M. Macé, IV. — L'Assemblée constituante : les cahiers de 1789, Déclaration des droits de l'homme, suppression de la féodalité, premier projet de constitution, question du véto, exclusion des ministres de l'Assemblée, réorganisation administrative, loi électorale, suffrage universel, droit de paix et de guerre, serment civique, organisation judiciaire, municipalité de Paris, par M. Laboulaye, VI et VII. — L'esprit de privilége sous la Restauration, par M. Baudrillart, V.

Principaux publicistes : Locke, Montesquieu, madame de Staël, Benjamin Constantin, Royer-Collard, Sismondi, par M. Ad. Franck, I, IV et VI. — Malesherbes, par M. Laboulaye, VII. — L'éloquence politique, par M. Guibal, VI. — Les orateurs de la Constituante, par M. Reynald, VII. — Mirabeau, par M. Laboulaye, V et VI. — Mirabeau et la cour, par M. Reynald, VII. — Les orateurs parlementaires de l'Angleterre, par M. Édouard Hervé, III. — Abraham Lincoln, par M. Aug. Cochin, VI. — Le général Grant, par le même, VII. — Montalembert, par le même, VII.

Wilberforce, par M. Bersier, II. — Les nègres affranchis des États-Unis, par MM. Laboulaye, Leigh, de Pressensé, Sunderland, Coquerel fils, Crémieux, Rosseuw Saint-Hilaire, Th. Monod, II; par MM. Laboulaye, Franck, Albert de Broglie, Chamerovzow, Augustin Cochin, Dhombres, III. — La traite et l'esclavage, par MM. Laboulaye, Augustin Cochin, Horn, Mage, Knox, Beraza, IV. — Les résultats de l'émancipation, par MM. Laboulaye, Garrison, Albert de Broglie, général Dubois, etc., IV.

La guerre, par M. Ath. Coquerel, VI. — La paix et la guerre, par M. Ad. Franck, I. — La paix perpétuelle, par M. Ch. Lemonnier, IV. — La ligue de la paix, par M. Michel Chevalier, VI. — Même sujet, par le R. P. Hyacinthe, VI.

LÉGISLATION

Introduction générale à l'étude du droit, par M. Beudant, I. — Philosophie du droit civil, par M. Ad. Franck, II. — Cours de droit civil (première année), par M. Valette, I et II. — Du droit de punir, par M. Ortolan, II. — La loi pénale et la science du droit criminel, par M. Mouton, VI. — Le droit pénal et la

Révolution française, par M. Thézard, VI. — Du droit administratif, par M. Batbie, II. — Du droit international, par M. Beltrano, I. — Principes philosophiques du droit public, par M. Franck, III. — La poésie dans le droit, par M. Lederlin, III. — Du caractère français dans ses rapports avec le droit, par M. Thézard, IV.

Les origines celtiques du droit français, par M. de Valroger, . — La législation criminelle en Angleterre, par M. Laboulaye, I et II. — La liberté de la librairie, par M. Jules Simon, VII.

ÉCONOMIE POLITIQUE

Histoire, but et objet de l'économie politique, par M. Baudrillart, IV. — L'enseignement de l'économie politique, par M. Em. Levasseur, VII. — Rôle de l'économie politique dans les sciences morales, par le même, VI. — Les commencements de l'économie politique dans les écoles du moyen âge, par M. Ch. Jourdain, VI. — Histoire du travail, par M. Frédéric Passy, III. — Les expositions de l'industrie, par M. Em. Levasseur, IV. — L'Exposition de 1867, par M. Audiganne, IV.

QUESTIONS SOCIALES

De l'inégalité des conditions sociales, par M. Jules Favre, VIII. — Horace Maun ou l'égalité d'instruction, par M. Laboulaye, VI. — De l'égalité d'éducation, par M. Jules Ferry, VII. — Le travail des enfants dans les manufactures, par M. Jules Simon, IV. — Le logement de l'ouvrier, par le même, V.

Du droit de tester, par M. Ad. Franck, III. — De l'hérédité, par M. Frédéric Passy, IV.

La famille et l'État, conférence de M. Renan, par M. Beaussire. — Les femmes dans l'État, par M. J. Barni, V. — Du progrès social par l'instruction des femmes, par M. Thévenin, I. — L'instruction des femmes doit-elle être différente de celle des hommes? par miss Becker, VI. — Le droit des femmes en Angleterre, par M. W. de Fonvielle, V. — Idées de Proudhon et de Stuart Mill sur les femmes, par M. Van der Berg, VII. — La femme et la raison, par mademoiselle Deraismes, VI. — Les grandes femmes, par la même, VI. — De l'éducation de la femme, par M. Virchow, III. — De la condition des femmes au XIVe siècle, par M. Aderer, III. — La question des femmes au XVe siècle, par M. Campaux, I. — L'éducation littéraire des femmes au XVIIe siècle, par M. Deltour, II. — L'instruction secondaire des filles et M. l'évêque d'Orléans, par M. Eug. Yung, IV. — La femme au XIXe siècle, par M. Pelletan, VI.

ENSEIGNEMENT

L'enseignement officiel et l'enseignement populaire au moyen âge, par M. Paulin Pàris, II. — Des progrès de l'érudition moderne, par M. Hignard, II. — Des études classiques latines, par M. Tamagni, I. — L'étude de l'histoire, l'éducation oratoire, par M. Carlyle, III. — L'instruction moderne, par M. Stuart Mill, IV. — De l'état actuel de l'Université, par M. Mézières, IV. — De l'enseignement supérieur français, par M. Eugène Véron, II. — Le doctorat ès lettres, par M. Ch. Lévêque, VI. — Les universités anglaises, par M. Challemel-Lacour, II. — Les professeurs des universités allemandes, par M. Élias Regnault, II. — L'enseignement supérieur français et l'enseignement supérieur allemand, par M. H. Heinrich, III. — L'université d'Iéna, par M. Louis Koch, III. — Les programmes des universités allemandes, par M. Louis Leger, VI. — Histoire de l'enseignement de la procédure, par M. Paringault, III. — L'enseignement du droit à Rome, par M. Bremer, VI. — L'enseignement de l'École des chartes, par M. Emile Alglave, II. — Un lycée de filles en Amérique, par M. Gaidoz, V. — Le service militaire dans les Universités allemandes, par M. L. Koch, VI.

Conférences et conférenciers, par M. L. Simonin, V. — Les conférences de la rue de la Paix, par M. Eugène Véron, II. — La chaire d'éloquence française à la Sorbonne, par M. Saint-René Taillandier, V. — Eugène Gandar, professeur d'éloquence française, par M. Em. Beaussire, VII. — M. Berger, professeur d'éloquence latine, par M. Martha, VII. — Le cours de M. Jules Barni à Genève, par M. Eugène Despois, III. — Discours d'ouverture de l'Athénée, par M. Eug. Yung, III. — Discours d'ouverture des conférences du boulevard des Capucines, par M. Em. Deschanel, V. — Discours de réouverture des mêmes conférences, par M. Sarcey, V et VI. — Les conférences en Angleterre et en Amérique, par M. Laboulaye, VII.

Les bibliothèques populaires, par M. Jules Simon, II et III; par M. Ed. Charton; par M. Laboulaye, III. — De l'éducation qu'on se donne à soi-même, par M. Laboulaye, III. — Du choix des lectures populaires, par M. Saint-Marc Girardin, III.

De l'avenir de l'instruction populaire, par M. Jules Favre, VI. — L'instruction populaire, par MM. de Pressensé, Royer-Collard et Rosseeuw Saint-Hilaire, IV. — L'instruction primaire en 1867, par M. Guizot, IV. — La vérité sur l'instruction primaire en Prusse, par M. L. Koch, V.

HISTOIRE ANCIENNE

Du rôle de la Grèce dans l'histoire du monde, par M. Gladstone, III. — La cité antique, ouvrage de M. Fustel de Coulanges, par M. Édouard Tournier, V. — Histoire de la civilisation grecque (10 leçons), par M. Alfred Maury, I. — La diplomatie dans l'antiquité, par M. Egger, VI.

État moral des Romains sous la république, sous l'empire (3 leçons), par M. Alfred Maury, I. — Les pauvres dans l'ancienne Rome, par M. Crouslé, VI. — Recherches sur la mort de César, par M. Dubois (d'Amiens), V. — La vie privée de l'empereur Auguste, par le même, VI. — Auguste, son siècle, sa famille, ses amis (6 leçons), par M. Beulé, IV. — Les successeurs d'Auguste, Tibère, Caligula (7 leçons), par le même, V. — Le testament politique d'Auguste, par M. Abel Desjardins, III. — Le portrait de Néron, par M. Beulé, VI. — L'impératrice Faustine, femme de Marc-Aurèle, par M. Ernest Renan, IV. — L'impérialisme romain, par M. Seeley, VII. — Les libertés municipales dans l'empire romain, par M. de Valroger, II. — La société romaine du temps des premiers empereurs comparée à la société française de l'ancien régime, par M. A. Maury, II. — La vie épicurienne des Romains sous l'empire, par M. Gebhart, VI. — Le paganisme au temps de Plutarque, par M. Egger, II. — L'organisation du travail dans l'empire romain, par M. Lacroix, VII. — L'Afrique au temps de Tertullien, par l'abbé Freppel, I. — Le monde romain et les barbares, par M. A. Geoffroy, II.

HISTOIRE DU MOYEN AGE

Origines du peuple français, par M. Henri Martin, VII. — De l'origine des monuments appelés celtiques, par le même, IV. — Les Bretons d'Angleterre et les Bretons de France, par M. de la Villemarqué, IV. — Charlemagne économiste, par M. Abel Desjardins, IV. — Charlemagne et Alcuin, par le même, IV. — La théorie féodale, par M. Paulin Pàris, II. — De l'état social au moyen âge d'après les archives des couvents, par M. Vallet de Viriville, I. — La poésie et la vie réelle au moyen âge, par M. Gebhart, VII. — La reconnaissance des peuples sauvés, épisode de l'histoire de Venise et du Bas-Empire, par M. J. Armingaud, V. — Une année de la guerre de Cent ans, par M. Berlioux, II. — L'Italie au moyen âge, par M. Huillard-Bréholles, VI. — Relations de la France avec l'Italie au XVIe siècle, par M. Wallon, I et II. — Lucrèce Borgia, par M. Philarète Chasles. VII. — François Ier et Marguerite de Navarre, par M. Zeller, V. — La Réforme, par M. Bancel, I. — De l'histoire du protestantisme français, par M. Guizot, III.

HISTOIRE MODERNE

L'Allemagne pendant la guerre de Trente ans, par M. Bossert, IV. —Mazarin, par M. Wolowski, IV. —Le procès de Fouquet, par M. Maze, V. — Vauban, par M. Baudrillart, IV. — Les colonies françaises sous Louis XIV, par M. Jules Duval, VI. — De la civilisation en France et en Angleterre depuis le XVIIe siècle jusqu'à nos jours (20 leçons), par M. Alfred Maury, III et IV. — L'Allemagne depuis le traité de Westphalie (8 leçons), par le même, V. — La France au XVIIIe siècle (8 leçons), par le même, V. — Frédéric le Grand et sa politique, par M. Ed. Sayous, II. — Catherine II et sa cour, par M. Schnitzler, II. — Même sujet, par M. Blanchet, VI. — Voyage de Joseph II à la cour de Marie-Antoinette, par le même, III. — Les quatre George, par Thackeray, V. — De l'administration française sous Louis XVI, tableau des institutions et des idées de l'ancien régime (52 leçons), par M. Laboulaye, II, III et IV. — Les approches de la révolution (1787-1789, 10 leçons), par le même, V. — Fondation des États-Unis, rôle de la France, par M. Maze, VI. — L'Assemblée constituante : les élections de 1789, ouverture des états généraux, Mirabeau journaliste, serment du Jeu de paume, séance du 23 juin, réunion des ordres, prise de la Bastille, les massacres, assassinat de Foulon et Berthier, la nuit du 4 août, les 5 et 6 octobre, destruction des parlements, confiscation des biens du clergé, les assignats, la liste civile, la constitution civile du clergé, Camille Desmoulins et Marat, les Suisses de Châteauvieux, par M. Laboulaye, VI et VII. — La guillotine et la révolution française, par M. Dubois (d'Amiens), III. — Le vandalisme révolutionnaire, ouvrage de M. Despois, par M. Eug. Véron, V. — Les assignats, par M. Émile Levasseur, III. — Du sentiment religieux dans la révolution française, par M. de Pressensé, II. — Le premier consul, par M. Jules Barni, VI. — Napoléon Ier et son historien M. Thiers, par M. Despois, VII. — Waterloo, par M. Chesney, VI. — Les alliés à Paris en 1814 et 1815, par M. Léon Say, V. — Épisodes de la guerre des États-Unis (1861 à 1865), par M. Auguste Laugel, II. — Les provinces rhénanes, par M. de Sybel, VI. — Les frontières naturelles de la France, par M. Himly, IV.

Formation territoriale de la Prusse; part de la France dans sa première grandeur; la Prusse sous le *roi sergent;* opinion de Frédéric II sur nos frontières du Rhin; le fusil de Molwitz; alliances de la France avec la Prusse; la guerre de Sept ans; les Russes en Pologne; la diplomatie prussienne et la Révolution française; la Prusse et Napoléon Ier, par M. Combes, VII.

LITTÉRATURE GÉNÉRALE

De l'influence des mœurs publiques sur la littérature, par M. Jules Favre, VI. — La prose, la poésie, par M. Paul Albert, V. — L'éloquence religieuse, le roman, les épopées et le théâtre au moyen âge, par le même, VII. — Le diable au point de vue poétique, par M. Büchner, VI. — Les contes de fées, par M. de Tréverret. V. — L'art théâtral, par M. Ad. Crémieux, VI. — Historiens anciens et modernes, par M. Benlœw, V. — De la loi de réaction dans l'histoire et les lettres, par le même, V. — Développement de la critique et du droit d'examen dans l'Europe contemporaine, par M. Philarète Chasles, V.

LITTÉRATURE GRECQUE

Coup d'œil sur l'histoire de la langue grecque, par M. Egger, IV. — Homère, par M. Spielhagen, III. — Même sujet, par M. Jules Girard, VI. — Les poëmes homériques, par M. Hignard, III. — La famille dans Homère, par M. Moy, VI. — La poésie épique, par M. Steinthal, III. — La parole et l'écriture chez les Grecs, par M. Curtius, II. — Némésis, ou la jalousie des dieux, thèse de M. Édouard Tournier, par M. H. Weil, II. — De la langue et de la nationalité grecques, Hésiode, les poëtes cycliques, origine de la prose, la science historique chez les Grecs, les prédécesseurs d'Hérodote, Thucydide, Xénophon, Plutarque (10 leçons), par M. Egger, I et II. — Le siècle de Périclès, par le même, III. — Le drame et l'État chez les Athéniens, par M. Émile Burnouf, III. — Moralité des légendes dramatiques de la Grèce, par M. Egger, VII. — La tradition classique dans la pastorale et l'apologue, par le même, VI. — La littérature à Athènes pendant les guerres, par le même, VII. — Valeur historique des discours de Thucydide, par M. J. Denis, II. — Pausanias, par M. Bétant, II. — La littérature grecque au temps d'Alexandre et de ses successeurs, par M. Egger, IV. — La littérature grecque et la littérature latine comparées, par M. Havet, III. — Épictète, par le même, VI. — M. Hase et les savants grecs émigrés à Paris sous le premier empire et sous la restauration, par M. Brunet de Presle, II. — Le grec moderne, par M. Egger, II; par Brunet de Presle, III. — Influence du génie grec sur le génie français (4 leçons), par Egger, V. — Influence du génie grec au XIXe siècle, par le même, VI. — Intérêt moderne de la littérature grecque, par M. Matheew Arnold, VI.

LITTÉRATURE LATINE

Térence, par M. Talbot, III. — Lucrèce et Catulle, par M. Patin, II. — Lucrèce, par M. Despois, VII. — La poésie rustique, par M. Martha, III. — Cicéron et ses amis, par M. Eugène Despois, III. — Cicéron après le passage du Rubicon, par M. Berger, I. — Étude de la société romaine d'après les plaidoyers de Cicéron; un gouvernement de province au temps de Verrès, par M. Havet, I. — Lettres de Brutus et de Cicéron, par le même, VII. — L'acteur Roscius, par M. Hermann Göll, VII. — Les mémoires à Rome avant César, par M. Berger, VI. — L'*Énéide*, par M. Jules Girard, VII. — L'éloquence au temps d'Auguste, par M. Berger, II. — Le procès de la littérature du siècle d'Auguste, par M. Beulé, IV. — Tacite, par M. Havet, I. — Juvénal et ses œuvres, le turbot de Domitien, par M. Martha, I. — Juvénal et son temps, par M. Gaston Boissier, III. — Juvénal et ses satires, par M. Despois, VII. — L'empire et l'état des esprits à l'époque d'Adrien, par M. Berger, III. — La jeunesse de Marc-Aurèle, Fronton historien, par M. Berger, III. — La littérature latine de Tacite à Tertullien, par M. Havet, IV.

LITTÉRATURE FRANÇAISE

Origines de la littérature française, par M. Gaston Pâris, IV. — Le génie de la Bretagne, par M. Félix Frank, III. — Les romans de la Table-Ronde, par M. Paulin Pâris, I. — La chanson de Roncevaux, par M. A. Viguier, II. — De la poésie provençale, par M. Paul Meyer, II. — Ronsard, par M. Lenient, VII. — La seconde renaissance française, par le même, VII. — Jeunesse de Montaigne; idées de Montaigne sur les lois de son temps, par M. Guillaume Guizot, III. — Histoire du théâtre en France, par M. Thévenin, I. — Les Mémoires de Sully, par M. Lavisse, VI. — Vie et œuvres de Mézeray, par M. Patin, III. — Rotrou, par M. Saint-René Taillandier, I. — Hommes de robe au XVIIe siècle, par M. Gidel, V. — Gazettes et journaux au XVIIe siècle, par le même, VI. — Les gens de province au XVIIe siècle, par le même, VII. — Bourgeois et gentilshommes au XVIIe siècle, par le même, IV. — Une visite à Port-Royal, par M. Lenient, V. — Bourdaloue, la politique chrétienne, par M. J. J. Weiss, III. — Rieurs mélancoliques : Villon, Scarron, Molière, par M. Talbot, V. — Molière et ses prédécesseurs du XVIe siècle, par M. Bocher, VI. — Molière et l'en-cas de nuit, par M. Despois, VII. — Molière, conférence de M. Deschanel, IV. — Molière, par M. Marc Monnier, IV. — Les femmes dans Molière, par M. Aderer, II. — La Fontaine et ses fables, par M. Saint-Marc Girardin, I. — La Fontaine et ses critiques, par M. J. Claretie, I. — La satire dans les fables de la Fontaine, par M. Crouslé, V. — Les faux autographes de madame de Maintenon, par M. Grimblot, IV. — Saint-Simon, par M. Deschanel, I. — La littérature d'une génération (1720-1750), par M. Étienne, VII. — Du rôle des gens de lettres au XVIIIe siècle, par M. Paul Albert, III. — Montesquieu, par M. Gandar, II. — J. J. Rousseau et les encyclopédistes, par M. Paul Albert, III. — J. J. Rousseau, par M. Gidel, V. — La jeunesse de Diderot et de Rousseau, par M. Gandar, V. — Grimm et Diderot, par M. Reynald, VI. — Voltaire (7 leçons), par M. Saint-Marc Girardin, V. — Les correspondants de Voltaire, Bolingbroke, par M. Reynald, V. — La statue de Voltaire, conférence de M. Deschanel, IV. — Influence des salons sur la littérature au XVIIIe siècle, par M. de Loménie, I. — Fontenelle et les salons au XVIIIe siècle, par M. Hippeau, II. — Un épisode de l'histoire de la censure au XVIIIe siècle, par M. Hauréau, V. — Le marquis de Mirabeau, par M. L. de Lavergne, V. — Le marquis d'Argenson, par M. Em. Levasseur, V. — La comédie après Molière, par M. Lenient, IV. — Regnard, par M. Ordinaire, VII. — Les valets dans la comédie, par M. Gaucher, III. — La comédie et les mœurs au XVIIIe siècle, par M. Ch. Gidel, III. — Le décor au théâtre, par M. Talbot, IV. — Le théâtre de Favart : Piron et Gresset, par M. J. J. Weiss, II. — Bailly et l'*Abbé de l'Épée*, par M. Legouvé, VII. — La tragédie de *Médée*, par le même, VII. — Lekain, Talma, mademoiselle Rachel, par M. Samson, III. — De la convention au théâtre, les pièces de M. Alexandre Dumas fils, le théâtre de M. Émile Augier, les pièces nouvelles, etc., conférences de M. Francisque Sarcey, IV. — Le théâtre de George Sand, par M. C. de Chancel, II. — Le théâtre de M. Émile Augier, par le même, III. — L'homme et l'argent dans la comédie et dans l'histoire, par M. Conus, V. — Comparaison entre Henri Heine et Alfred de Musset, par M. William Reymond, III. — La poésie, la musique et l'art dans la Provence moderne, par M. Philarète Chasles, I. — Les lettres et la liberté, ouvrage de M. Despois, par M. Eug. Véron, III. — Alfred de Vigny, par M. L. de Ratisbonne, VI. — Sainte-Beuve, par M. Gaston Boissier, VII. — De l'état actuel de la littérature française, par M. S. de Sacy, V.

LITTÉRATURES ITALIENNE ET ESPAGNOLE

Dante et ses œuvres, par M. Mézières, II. — De l'apostolat de Dante, par M. Hillebrand, II. — Dante poëte lyrique, la *Divine comédie*, par M. Bergmann, III. — Dante considéré comme citoyen, par M. Gebhardt, III. — De la renaissance en Italie, par le même, III. — Le théâtre italien au xve siècle, par M. Hillebrand, V. — Pétrarque, ouvrage de M. Mézières, par M. Em. Beaussire, V. — Pétrarque historien de César, par M. Berger, VI. — La correspondance du Tasse, par M. Reynald, IV. — Décadence et renaissance des lettres en Italie, par le même, IV. — Florence et le génie italien, par le même, IV. — Machiavel, par M. Twesten, V. — Cervantès, par M. Émile Chasles, II. — Don Quichotte, par Reynald, II. — Comparaison des théâtres de l'Espagne et de l'Angleterre, par Büchner, VII.

LITTÉRATURE ANGLAISE

Hamlet, par M. Mayow, V. — Shakspeare poëte comique, par M. de Tréverret, VII. — L'esprit humoriste, par M. Gebhart, IV. — Les autobiographes et les voyageurs anglais, par M. Philarète Chasles, I. — Les romanciers et les journalistes anglais, par M. Mézières, I. — Naissance de la presse en Angleterre, par le même, VII. — Les moralistes anglais au xviiie siècle, par M. Reynald, II. — Gulliver, par le même, III. — Tom Jones, par M. Hillebrand, III. — Robinson Crusoé, par le même, III. — Saint-Évremond et Hortense Mazarin à Londres, par M. Ch. Gidel, IV. — La féerie en Angleterre, par M. North-Peath, II. — Les chants de l'Irlande rebelle, par M. Gaidoz, V. — Les romans de Ch. Dickens, par M. J. Gourdault, II. — Charles Dickens, par M. Büchner, VII.

LITTÉRATURE ALLEMANDE

Hans Sachs, poëte allemand du xvie siècle, par M. Léon Boré, III. — La Réforme et la Renaissance en Allemagne, par M. Gebhart, VI. — L'esprit théologique et l'esprit littéraire en Allemagne, par M. Bossert, VII. — Influence du *Laocoon* de Lessing sur la littérature, par M. Gümlich, III. — Rôle littéraire de Lessing, par M. Grücker, V. — La jeune Allemagne de 1775, par M. Hillebrand, IV. — Un humoriste allemand, par M. Dietz, V. — La vie d'Alexandre de Humboldt, par Dowe, VII. — Le roman populaire dans l'Allemagne contemporaine, par Dietz, V et VII. — Le mouvement littéraire en Allemagne, par le même, VI.

LITTÉRATURES SLAVES

ÉTUDES ORIENTALES

PHILOLOGIE COMPARÉE

ARCHÉOLOGIE

à Rome depuis dix ans (11 leçons), par le même, III et IV. — Les fouilles du Palatin, par M. Félix Frank, III. — Une nouvelle Alesia découverte en Savoie, par le même, III. — Nouvelle étude sur les camps romains, par M. Heuzey, III. — Antiquités du Mexique et de l'Amérique centrale, par M. l'abbé Brasseur de Bourbourg, I.

BEAUX-ARTS

L'œuvre d'art, par M. Taine, II. — L'idéal dans l'art, par le même, IV. — Des portraits historiques, par M. Georges Scharf, III. — De l'ornementation et du style, par M. Semper, II. — De l'architecture dans ses rapports avec l'histoire, par M. Viollet-le-Duc, IV. — L'esthétique des lignes, par M. Charles Blanc, VI. — Philosophie de la musique, par M. Ch. Beauquier, II.

L'art indien, égyptien, grec, romain, gréco-romain (6 leçons), par M. Viollet-le-Duc, I. — Le paysage en Grèce, par M. Heuzey, II. — De l'intérêt que les sujets tirés de l'histoire grecque offrent aux artistes, par le même, I. — État des esprits et des caractères en Italie au début du XVIe siècle, philosophie de l'art en Italie (3 leçons), par M. Taine, III. — Léonard de Vinci, par le même, II. — Titien, par le même, IV. — La peinture dans les Pays-Bas, par le même, V. — La peinture flamande ancienne et moderne, par M. Potvin, II. — La peinture en Allemagne au temps de la Réforme, par M. Woltmann, V. — Bernard Palissy, par M. Audiat, II. — Watteau, par M. Léon Dumont, II. — Delacroix et ses œuvres, par M. Alexandre Dumas, II. — Histoire de la musique aux XVIIIe et XIXe siècles, par M. Debriges, I. — Histoire de la musique, par M. Helmholtz, V.

GÉOGRAPHIE

Géographie de la Gaule, par M. Bourquelot, I. — Histoire des découvertes géographiques au XIXe siècle, par M. Himly, I. — Les États slaves et scandinaves, par le même, II. — Le premier âge des colonies françaises, par M. Jules Duval, V. — La Nouvelle-Calédonie, par M. Jules Garnier, V. — L'Afrique ancienne et moderne, par M. Himly, V. — Les découvertes récentes dans l'Afrique centrale, par Levasseur, II. — L'Abyssinie, par sir S. Baker, V. — L'Algérie et les colonies françaises, par J. Duval, I.

VOYAGES

Les voyages et la science, par M. Pingaud, VII. — Une visite à Patmos, par M. Petit de Julleville, IV. — Un voyage au Parnasse, par le même, VI. — Les sources du Nil, par sir Samuel Baker, III. — Le Nil, par le même, IV. — Les populations du Nil blanc, un voyage aux sources du Nil, l'Abyssinie, par M. Guillaume Lejean, II. — Le docteur Barth, Livingstone, par M. Jules Duval, IV. — L'Afrique et l'esclavage, par M. Ernest Morin, II. — De Mogador à Maroc, par M. Beaumier, V. —

NÉCROLOGIE

VARIÉTÉS

GUERRE DE 1870. — SIÉGE DE PARIS

(Voyez le volume de la septième année.)

REVUE DES COURS SCIENTIFIQUES

Table des matières contenues dans la première série
1864-1871.

Feltz, VI. — Les universités italiennes, par Matteucci, IV. — Les musées scientifiques en Angleterre, par Lorain, VI.

Les laboratoires en France. — Le budget de la science en France, par Pasteur, V. — Utilité d'un laboratoire public de chimie, par Fremy, I. — Le laboratoire de physique de la Sorbonne, par Delestrée, IV. — Études géologiques pratiques à Paris en 1869, par Ed. Hebert, VI. — L'art d'expérimenter ; histoire des laboratoires, par Cl. Bernard, VI. — L'organisation scientifique de la France par H. Sainte-Claire Deville, Bouley, de Quatrefages, Dumas, Morin, VII.

Établissements d'enseignement. — L'agronomie au Muséum d'histoire naturelle de Paris en 1869, par Em. Alglave, VI. — La Faculté de médecine et l'École de pharmacie de Paris, par Ém. Alglave, VII. — L'instruction primaire en France, par Bienaymé, VI.

Observatoires. — L'observatoire de Paris, par Le Verrier, V.— Observatoire météorologique de Montsouris, par Ch. Sainte-Claire Deville, VI. — Bureau météorologique d'Angleterre, par Robert H. Scott, VI. — Programme météorologique, par Dollfus-Ausset, VI.

ASTRONOMIE

Généralités. — La constitution de l'univers, par Delaunay, V. — L'éther remplissant l'espace, par Balfour Stewart, III. — Étude spectroscopique des corps célestes, cours par W. A. Miller, V. — La pluralité des mondes, par Babinet, IV. — Astronomie moderne, constitution physique du soleil, par Le Verrier, I.

Le télescope, par Pritchard, IV. —Le sidérostat, par Laussedat, V. — L'Observatoire de Paris en 1866, par Le Verrier, V. — Les travaux récents en astronomie (1866-67), par von Madler, V.

Le soleil. Les éclipses. — Le soleil étoile variable, par Balfour Stewart, IV. — Parallaxe du soleil, par Le Verrier et Delaunay, V. — Constitution physique du soleil, par Faye, II. — Chaleur du soleil, par W. Thomson, VI. — Constitution physique du soleil, découvertes récentes par le spectroscope, par J. Normann Lockyer, VI.

Éclipses de soleil, par Laussedat, III. — L'éclipse totale de soleil du 18 août 1868, par Le Verrier et Faye, V. — L'éclipse totale du 18 août 1868 et la constitution physique du soleil, par C. Wolf, VI. — Protubérances solaires pendant l'éclipse du 7 août 1869, par W. Harkness et G. Rayet, VII.

Les étoiles. — Les soleils ou les étoiles fixes, par le P. Secchi, V. — Mouvements propres des étoiles et du soleil, par C. Wolf, III. — La scintillation des étoiles, par Montigny, V. — Étoiles variables périodiques et nouvelles, par Faye, III. — Une étoile variable, par Hind, III.—Le Scorpion, par W. de Fonvielle, V. — Nébuleuses, par Briot, II. — Le groupement des étoiles, les tourbillons et les nuages stellaires, VII.

Les étoiles filantes. — Les pierres qui tombent du ciel, par Stan. Meunier, IV. — Étoiles filantes en 1865-1866 ; origine cosmique, par A. S. Herschel, III. — Étoiles filantes en 1866-1867 ; rapport avec la lumière zodiacale ; étoiles du 10 août 1867 ; nouvelle méthode d'observation, par A. S. Herschel, IV. — Etoiles filantes, par A. Newton, Schiaparelli, de Fonvielle, IV.

La lune. — La lune et la détermination des longitudes, par Delaunay, IV. — Chaleur dans la lune, par Harrison, III.

Les comètes. — Comètes, par Briot, III. — Constitution physique des comètes, par Huggins, V.—Figure des comètes, par Faye, VII.

La terre. — La figure de la terre, par C. Wolf, VII. — Ralentissement de la rotation de la terre, par Delaunay, III. — Age et ralentissement de la rotation de la terre, par W. Thomson, VI. — Éloge historique de Puissant, par Elie de Beaumont, VI.

PHYSIQUE

Philosophie physique. — Voyez Philosophie des sciences.

Etats de la matière. Forces moléculaires. — Divers états de la matière, par Jamin, I. — Conversion des liquides en vapeurs, par Boutan, II. — Les dissociations; les densités de vapeurs, par Henri Sainte-Claire Deville, II. — Continuité des états liquides et gazeux, par Th. Andrews, VII.

Mélange des gaz ; atmolyse ; forces physiques dans la vie organique et inorgan., par Becquerel, II et III.—Mouvements vibratoires dans l'écoulement des gaz et des liquides, par Maurat, VI.

Air. Aérostation. — L'air et son rôle dans la nature, par A. Riche, III. — Aérostats, par Barral, I. — Navigation aérienne, par Simonin, IV. — Vol dans ses rapports avec l'aéronautique, par J. B. Pettigrew, IV. — Voyez Météorologie.

Eau. Glace. Glaciers. — Rôle de l'eau dans la nature, par Riche, III. — La glace, par Bertin, III. — Les glaciers, par Helmholtz et Tyndall, III ; — par L. Agassiz, IV. — La descente des glaciers, par H. Mosely, VII. — Phénomènes glaciaires, par Contejean, IV. — Période glaciaire, par Babinet, IV.

Acoustique. — Le son, par A. Cazin, III. — Les sons musicaux, par Lissajous, II. — Causes physiologiques de l'harmonie musicale, par Helmholtz, IV. — Vibration des cordes ; flammes sonores et sensibles ; influence du magnétisme et du son sur la lumière et du son sur les veines liquides, par J. Tyndall, V. — Son, par J. Tyndall, VI. — Timbre des sons, par Terquem, VI.

Chaleur. — Le chaud et le froid, par A. Riche, V. — Chaleur de la flamme oxyhydrogène, par W. Odling, V. — Radiation solaire, par Lissajous, III. — Chaleur comparée à la lumière et au son, par Clausius, III.—Chaleur rayonnante, par J.Tyndall, III. — La chaleur rayonnante, par Desains, V. — La température dans les profondeurs de la mer, par W. B. Carpenter, VI.

Théorie dynamique de la chaleur en physique, chimie, astronomie et physiologie, par Matteucci, III. — La seconde loi de la théorie mécanique de la chaleur, par Clausius, V. — Effets mécaniques de la chaleur ; sources de chaleur ; progrès récents de la thermodynamique, par Cazin, II et IV. — Mécanique de la chaleur ; travaux de Favre, par Henri Sainte-Claire Deville, VI. — Les conséquences nécessaires et les inconséquences de la théorie mécanique de la chaleur, par J. R. Mayer, VII.

Électricité. — Nature de l'électricité, par Bertin, IV. — Les forces électriques, par A. Cazin, VI. — Électricité appliquée aux arts, par Fernet, IV. — Nouvelles machines magnéto-électriques, par C. W. Siemens, Wheatstone, C. F. Varley et W. Ladd, IV.

Application des phénomènes thermo-électriques à la mesure des températures, par Edm. Becquerel, V. — Des phénomènes électro-capillaires, par Onimus, VII. — Action physiologique des courants électriques de peu de durée dans l'intérieur des masses conductrices étendues ; des oscillations électriques, par H. Helmholtz, VII. — Faraday, par Dumas, VII.

Magnétisme.—Magnétisme et électricité, par Quet, IV.—L'aimant, par Jamin, IV. — Déviation de la boussole dans les vaisseaux de fer, par A. Smith, III.

Lumière. — Théorie de la vision. — Voyez Physiologie (*Sens*).

Images par réflexion et par réfraction ; lentilles, cours par Gavarret, III. — Les équivalents de réfraction, par Gladstone, V. — Composition de la lumière, coloration des corps, par Desains, IV.—Transformation des couleurs à l'éclairage artificiel, par Nicklès, III. — Phosphorescence et fluorescence, par A. Serré, V. — Polarisation de la lumière, par Bertin, IV. — Couleur bleue du ciel, polarisation de l'atmosphère, direction des vibrations de la lumière polarisée, par J. Tyndall, VI.

Causes de la lumière dans les flammes lumineuses, par E. Frankland et Henri Sainte-Claire Deville, VI.

Photochimie, par Jamin, IV. — Les rayons chimiques et la lumière du ciel, par J. Tyndall, VI. — Opalescence de l'atmosphère, intensité des rayons chimiques, par Roscoë, III. — Photographie, par Fernet, II.

L'analyse spectrale et ses applications à l'astronomie, par W. A. Miller, IV et V. Voyez Astronomie (*Soleil*). — Statique de la lumière dans les phénomènes de la vie, par Dubrunfaut, V.

MÉTÉOROLOGIE

L'air au point de vue de la physique du globe et de l'hygiène, par Barral, I. — L'atmosphère et les climats, cours par Gavarret, III. — Causes de la diversité des climats, par Marié-Davy, V.

Formation des nuages, par J. Tyndall, VI.—Formation et marche des nuages, par Scoutetten, VI. — La pluviométrie, recherches de Bérigny, par Bienaymé, VI. — Électricité atmosphérique, par Palmieri, II. — La foudre, par Jamin, III.

GÉOGRAPHIE PHYSIQUE — VOYAGES

Courants marins, par Burat, I. — Courants et glaces des mers polaires, par Ch. Grad, IV. — Conquête du pôle Nord, par

Simonin, V. — L'expédition allemande dans l'océan Glacial arctique en 1868, par Ch. Grad, VII.

Taïti, par Jules Garnier, VI. — Les montagnes Rocheuses, par W. Heine, V. — Le Japon, par La Vieille, V. — Voyage d'exploration scientifique en 1868 et 1869, par R. I. Murchison, VI.

CHIMIE

L'affinité. L'action chimique. — Propriétés générales des corps par Balard, I. — Généralités de la chimie, par S. de Luca, I. — L'affinité, par Chevreul, V. — L'affinité, par Dumas, V. — L'état naissant des corps, par H. Sainte-Claire Deville, VII. — Principes généraux de chimie d'après la thermo-dynamique, par H. Sainte-Claire Deville, V. — Durée des actions chimiques, par Vernon Harcourt, V. — L'action chimique directe et inverse, par W. Odling, VI. — L'affinité. Phénomènes mécaniques de la combinaison, par H. Sainte-Claire Deville, IV. — Actions catalytiques, par Schönbein, III.

Physique chimique. — Dialyse, par Balard, I. — Diffusion des gaz, par Graham et Odling, IV. — Absorption des gaz par les métaux, par Odling, V. — Diffusion des corps, par de Luynes, V. — Travaux de Graham, par Williamson et Hoffmann, VII.

Constitution des corps. Théories chimiques. — La chimie d'autrefois et celle d'aujourd'hui, par Kopp, IV. — Constitution des corps organiques; les théories chimiques, par Troost, VI. — Les doctrines chimiques depuis Lavoisier, par Würtz, VI. — Constitution chimique des corps et ses rapports avec leurs propriétés physiques et physiologiques, par Crum Brown, VI. — La divisibilité et le poids des molécules (travaux de Williamson). La théorie des types, par A. Ladenburg, VII. — Les états isomériques des corps simples, cours par Berthelot, VI et VII. — Cours de chimie inorganique d'après la théorie typique de Gerhardt, par Daxhelet, VII.

Métalloïdes. — Les métalloïdes, cours par A. Riche, II. — Combustion par Würtz, I. — Le feu, par Troost, II. — Chaleur de la flamme oxyhydrogène, par W. Odling, VI.— Le feu liquide, par Nicklès, VI. — L'air, par A. Riche, — et par Peligot, III. Voyez Physique (*Air*). — L'eau, par Würtz, II. — Les eaux de Paris, par A. Riche, III.—Les eaux de Londres, par E. Frankland, V et VI. — Le soufre, par Payen, III, — et par Schutzenberger, V. — Les eaux sulfureuses des Pyrénées, par Filhol, VI. — Constitution du carbone, de l'oxygène, du soufre et du phosphore, par Berthelot, VI et VII. — La synthèse chimique; l'acide cyanhydrique et le sulfure de carbone, par Berthelot, VI. — Poudre (voy. Sciences militaires).

Sels. Dissolutions. — Lois de constitution des sels, par H. Sainte-Claire Deville, I. — Spectres chimiques, par S. de Luca, I. — Les dissolutions, par Balard, I. — Les solutions sursaturées, par Ch. Violette, II, — par J. Jeannel, III, — et par Gernez, IV.

Métaux. — Méthodes générales de réduction des métaux, par

H. Sainte-Claire Deville, II. — L'aluminium, par le même, I. — Cæsium, rubidium, indium, thallium, par Lamy, V. — L'hydrogénium, par Th. Graham, VII.—Le vanadium et ses composés, par Roscoë, VI.—Les alliages et leurs usages, par Matthiessen, V. — Cyanures doubles du manganèse et du colbalt, par Descamps, V. — Nouveaux fluosels et leurs usages, par Nicklès, V.

Chimie organique. — Méthodes générales en chimie organique, par Berthelot. IV. — Rôle de la chaleur dans la formation des combinaisons organiques, cours par Berthelot, II. — Histoire des alcools et des éthers, par Berthelot, II.—Ammoniaques composées ; nouvelles matières colorantes, par A. W. Perkins, VII. — Composés organiques du silicium, par Friedel, V. — Sulfocyanures des radicaux organiques, par Henry, V. — Une nouvelle classe de sels ; l'acide hypochloreux en chimie organique, par Schutzenberger, V. — Les éthers cyaniques, par Cloëz, III. — Chimie organique, par Würtz, II. — Série aromatique, par Bourgoin, III.

Chimie physiologique. — Action de l'oxygène sur le sang, par Schönbein, II. — Des fermentations, rôle des êtres microscopiques dans la nature, par Pasteur, II. — Existence dans les tissus des animaux d'une substance fluorescente analogue à la quinine, par Bence Jones, III.— Circulation chimique dans les corps vivants, par Bence Jones, VI. — Études de L. Pasteur sur la maladie des vers à soie, par Duclaux, VII.

Histoire. — Les travaux chimiques en Allemagne en 1869, par A. Kékulé, VII. — Scheele; un laboratoire de chimie au XVIIIe siècle, par Troost, III. — Éloge historique de Pelouze, par Dumas, VII. — Le laboratoire de chimie de la Faculté de médecine de Paris en 1867, par Würtz, V.

GÉOLOGIE — MINÉRALOGIE

Origine et avenir de la terre, par Contejean, III. — Théorie de la terre de Hutton, par Christison, VI. — Les temps géologiques ; âge et chaleur centrale de la terre, par W. Thomson, VI. — Chaleur centrale de la terre, par Raillard, V. — Périodes géologiques, par Wallace, III.

Formation de la croûte solide du globe, par Ed. Hébert, I. — Oscillations de l'écorce terrestre pendant les époques quaternaire et moderne, par Ed. Hébert, III.

Les montagnes, par Lory, V. — Le réseau pentagonal, par Élie de Beaumont, VI. —La géographie et la géologie, par R. I. Murchison, VII. — Transports diluviens dans les vallées du Rhin et de la Saône, par Fournet, V. — Voyez PHYSIQUE (*Glaciers*).

Géologie du bassin de Paris, par A. Gaudry, III. — Géologie de l'Auvergne, par Lecoq, II. — L'Alsace pendant la période tertiaire, par Delbos, VII. — Les pays électriques, par Fournet, V. — Théorie des micaschistes et des gneiss, par Fournet, IV.

Volcans. Tremblements de terre.—Les volcans et les tremblements de terre, par T. Sterry Hunt, VI. — Phénomènes chimiques

PALÉONTOLOGIE

BOTANIQUE

AGRICULTURE

Chimie agricole. — Géologie et chimie agricoles, cours par Boussingault, I et III. — Physique végétale, cours par Georges Ville, II et III. — L'agriculture et la chimie, par Isid. Pierre, V. — La production végétale, assimilation par les plantes de leurs éléments constitutifs; les engrais chimiques et le fumier, cours par G. Ville, V. — Assimilation des éléments qui composent les plantes, par Isid. Pierre, VI.

Économie et génie agricoles. — Situation actuelle (1866) de l'agriculture, par Barral, III — La crise agricole, par G. Ville, III. — L'agriculture par la science et par le crédit, par G. Ville, VI. — Travaux agricoles en France, par Hervé Mangon, I.

Céréales. — Verse des céréales par Isid. Pierre, VI. — Les parasites des céréales ; l'ergot du seigle, par E. Fournier, VII.

Cultures spéciales. — Rapports de la botanique et de l'horticulture par A. de Candolle, III. — La séricicultpure dans l'Inde, par Simmonds, VI.

ZOOLOGIE

Origine de a vie. Génération spontanée. — Origine des êtres organisés, par A. Müller, IV. — Les générations spontanées, par Milne Edwards, I; — par Coste, I; — par Pasteur, I; — par Pouchet, I; — par N. Joly, II. — Le rapport à l'Académie sur les générations spontanées, II.

Origine des espèces. — Théorie de l'espèce en géologie et en botanique, avec ses applications à l'espèce et aux races humaines, cours par de Quatrefages, V et VI. — Le transformisme, par Broca, VII. — Division des êtres organisés en espèces, par A. Müller, IV. — Métissage et hybridation, par de Quatrefages, VI. — Influence des milieux sur la variabilité des espèces, par Faivre, V. — La théorie de l'évolution ; animaux intermédiaires entre les oiseaux et les reptiles, par Th. H. Huxley, V. — Ch. Darwin à l'Académie des sciences de Paris, VII. — Les travaux de Ch. Darwin, par H. Milne Edwards, VII. — L'origine des espèces, par A. R. Wallace, VII. — Voyez ANTHROPOLOGIE.

Zoologie biologique. — Point de vue biologique dans l'étude des êtres vivants, par A. Moreau, III. — Les animaux inférieurs ; la physiologie générale et le principe vital, par P. Bert, VI. — Le commensalisme dans le règne animal, par P. J. van Beneden, VII. — La vie animale dans les profondeurs de la mer, par W. B. Carpenter, VI et VII. — Le fond de l'Atlantique, faune et conditions biologiques, par L. Agassiz, VII.

Morphologie générale. — Principes rationnels de la classification zoologique; les espèces; ordre d'apparition des caractères zoologiques pendant la vie embryonnaire, par L. Agassiz, VI. — Rapports fondamentaux des animaux entre eux et avec le monde ambiant, au point de vue de leur origine, de leur distribution géographique et de la base du système naturel en

ANTHROPOLOGIE

lectuelle de l'homme dans les âges primitifs, par E. B. Tylor, IV. — Condition primitive de l'homme et origine de la civilisation, par J. Lubbock, V. — Survivance des idées barbares dans la civilisation moderne, par E. B. Tylor, VI. — Conditions du développement mental, par Kingdom Clifford, V.

Le congrès d'anthropologie préhistorique : session de 1868 à Norwich, compte rendu par L. Lartet, VI. — Session de 1869 à Copenhague, par X. et Cazalis de Fondouce, VI et VII.

Origine de l'homme. — L'homme et sa place dans la création, par Gratiolet, I. — L'homme et les singes, par Filippi, I.—La sélection naturelle et l'origine de l'homme, par E. Claparède, VII.

Unité de l'espèce humaine. — Unité de l'espèce humaine, cours par de Quatrefages, II, V et VI.—Propagation par migrations, par de Quatrefages, II. — Métissage et hybridation, par de Quatrefages, VI. — Unité de l'espèce humaine, par Hollard, II. — Les centres multiples de création, par L. Agassiz, V, — et par Hamy, VII. — Voyez Zoologie (*Origine des espèces*).

Les races. Ethnologie. — Histoire naturelle de l'homme, cours par Gustave Flourens, I.—Caractères généraux des races blanches, par de Quatrefages, I.—Formation des races humaines mixtes, par de Quatrefages, IV. — Crâniologie ethnique, par N. Joly, V. — Synostose des os du crâne, par de Quatrefages, VI. — L'ethnologie de la France au point de vue des infirmités, par Broca, VI. —Les Kabyles du Djurjura, par Duhousset, V.— Ethnologie de l'Inde méridionale, par de Quatrefages, VI. — Le choléra à la Guadeloupe chez les diverses races, par de Quatrefages, VI. — Acclimatation des Européens dans les pays chauds, par Simonot, IV. — La physionomie; théorie des mouvements d'expression, par P. Gratiolet, II.

Statistique. — Mouvement et décadence de la population française, par Broca, Jules Guérin, Bertillon, Boudet, IV. — La mortalité dans les divers départements de la France, par Bertillon, VII. — La vie moyenne dans l'Ain. L'instruction primaire en France, par Bienaymé, VI. — La mortalité militaire pendant la guerre d'Italie en 1859, par Bienaymé, VII. — La population de Cuba, VII.

Histoire des travaux anthropologiques. — Les questions anthropologiques de notre temps, par Schaaffhausen, V. — L'anthropologie en France depuis vingt ans (1846-1867), par de Quatrefages, IV.— Etudes anthropologiques et Sociétés d'anthropologie en France et en Amérique de 1858 à 1868, par Broca, VI. — Travaux de la Société d'anthropologie de Paris de 1865 à 1867, par Broca, IV. — Séances de la Société d'anthropologie de Paris en 1870. Ethnologie de la Basse-Bretagne; suite de la discussion sur le transformisme, VII. — Le cerveau de l'homme et des primates; ostéologie pathologique des nouveau-nés; acclimatation des Européens en Afrique; discussion sur le transformisme, VII.

ANATOMIE — HISTOLOGIE

PHYSIOLOGIE

inconsciente du cerveau, par Carpenter, V. — Relation entre l'activité cérébrale et la composition des urines, par Byasson, V. — Ablation du cerveau chez les pigeons, par Voit, VI. — Les alcaloïdes de l'opium, cours par Cl. Bernard, VI.

Les sens. — Théorie de la vision, cours par H. Helmholtz, VI. — L'œil, par Mansart, IV. — La vision binoculaire, par Giraud-Teulon, V. — Fonction collective des deux organes de l'ouïe, par Plateau, V.

Le système nerveux. — L'élément nerveux et ses fonctions; les actions réflexes, cours par Cl. Bernard, I et II. — Le système nerveux, par P. Bert, III. — Fonctions du système nerveux, cours par Vulpian, I et II. — Origine de l'électrotone des nerfs, par Matteucci, V. — L'électrophysiologie, cours par Matteucci, V. — Les anesthésiques, cours par Cl. Bernard, VI. — Les actions nerveuses sympathiques, par P. Bert, VII. — Centre d'innervation du sphincter de la vessie, par Massius, V. — Le curare, cours par Cl. Bernard, II et VI.

Le système musculaire. — L'élément contractile et ses fonctions, cours par Cl. Bernard. I. — Production du mouvement chez les animaux, par Marey, IV. — Méthode graphique en biologie; mouvement dans les fonctions de la vie; deux cours par Marey, III et IV. — Le vol chez les insectes, cours par Marey, VI. — Le vol chez les oiseaux, cours par Marey, VI et VII. — Les mouvements involontaires chez les animaux, cours par Michaël Foster, VI. — Sources chimiques de la force musculaire, par E. Frankland, IV.

Le cœur. — Le cœur et ses rapports avec le cerveau, par Cl. Bernard, II. — L'innervation du cœur, par Cl. Bernard, V.

Le sang, la circulation et la respiration. — Les propriétés du sang, cours par Cl. Bernard, II.—Le sang étudié au moyen de l'oxyde de carbone; l'asphyxie, cours par Cl. Bernard, VII. — La vie du sang, par Virchow, III. — Une ambassade physiologique, par Moleschott, IV. — La respiration, par P. Bert, V. — Physiologie du mal des montagnes, par Lortet, VII. — Circulation chimique dans les corps vivants. Passage de divers sels dans les tissus, par Bence Jones, VI.

La digestion et les sécrétions. — Physiologie comparée de la digestion, cours par Vulpian, III et IV. — Les liquides de l'organisme, sécrétions internes et externes, excrétions, cours par Cl. Bernard, III. — Théorie des peptones et absorption des substances albuminoïdes, par E. Brücke, VI. — Rôle de la cholestérine dans l'organisme, travaux d'Austin Flint, par St. Laugier. — Recherches de Gréhant sur l'excrétion de l'urée, par F. Terrier, VII. — La déglutition, par Cl. Bernard, V.

Embryogénie.—Embryogénie comparée, cours par Coste, I et II.— Histoire d'un œuf, par Vaillant, VI.— Structure et formation de l'œuf chez les animaux, par Ed. van Beneden et Gluge, VI. — L'œuf et la théorie cellulaire, par Schwann, VI. — L'ovaire et l'œuf, travaux récents, par Ed. Claparède, VII. — Origine et mode de formation des monstres omphalosites, par Dareste, II. — Génération des éléments anatomiques, par Ch. Robin, IV.

MÉDECINE

Philosophie médicale.—Matérialisme et spiritualisme en médecine, par Hiffelsheim, II. — Maladie dans le plan de la création, par Cotting, III. — Erreurs vulgaires au sujet de la médecine, par Jeannel, III. — Physiologie base de la médecine, par Moleschot, III.—Les systèmes et la routine en médecine, par Axenfeld, V. — La médecine d'observation et la médecine expérimentale, par Cl. Bernard, VI. — L'évolution de la médecine scientifique, par Cl. Bernard, VII.

Pathologie générale.— Qu'est-ce que la maladie? État actuel de la pathologie, par Virchow, VII. — La médecine de nos jours, par W. Acland, V. — La médecine clinique contemporaine, par W. Gall, V. — L'avenir de la médecine, par Béclard, V.— Poussières et maladies, par J. Tyndall, VII. — Pathologie générale, par Chauffard, I;— et par Lasègue, II.— La médecine scientifique; la méthode graphique appliquée à l'étude clinique des maladies, par Lorain, VII. — Progrès récents en pathologie, par R. Wirchow, V.

Médecine expérimentale.—Le curare considéré comme moyen d'investigation biologique, cours par Cl. Bernard, II. — Histoire des agents anesthésiques et des alcaloïdes de l'opium, cours par Cl. Bernard, VI. — L'oxyde de carbone, cours par Cl. Bernard, VII. — Le sang dans l'empoisonnement par l'acide prussique, par Büchner, VI.

Thérapeutique. — Thérapeutique, par Trousseau, II. — Passé et avenir de la thérapeutique; l'observation clinique et l'expérimentation physiologique, par Gubler, VI. — L'électrothérapeutique, par Becquerel, IV et VII. — Courant constant appliqué au traitement des névroses, cours par Remak, II. — Eaux sulfureuses des Pyrénées, par Filhol, VI.

Pathologie spéciale. — L'alimentation et les anémies, cours par G. Sée, III. — La glycogénie et la glycosurie, par Bouchardat, VI. — La fièvre, par Virchow, VI. — Causes des fièvres intermittentes et rémittentes, par J. A. Salisbury, VI. — La vaccine, par Brouardel, VII.—La variole à Paris et à Londres, par Bouchardat, VII. — La rage, par Bouley, VII. — Le choléra à la Guadeloupe chez les diverses races, par de Quatrefages, VI. — La mortalité des femmes en couches, par Lorain, VII. — Maladies mentales, par Lasègue, II. — Gheel; aliénés vivant en famille, par J. Duval, V.

Chirurgie. — Occlusion pneumatique des plaies, par J. Guérin, V. — Les germes atmosphériques et l'action de l'air sur les plaies, par J. Tyndall, VII. — Nature et physiologie des tumeurs, par Virchow, III. — Régénération des os; coloration des tissus par le régime garancé, par Joly, IV. — Bégayement dans d'autres organes que ceux de la parole, par J. Paget, VI.

MÉCANIQUE

SCIENCES INDUSTRIELLES

Arts. — Physique appliquée aux arts, cours par Ed. Becquerel, I. — Photographie, par Fernet, II. — Cristallisations salines, application à l'impression sur tissus, par Ed. Gand, V.

Chimie appliquée aux arts, cours par Péligot, I. — La teinture, par de Luynes, III. — Matières colorantes récentes; ammoniaques composées, par W. H. Perkins, VI.

Industries chimiques. — Chimie appliquée à l'industrie, cours par Payen, I. — L'éclairage au gaz, par Payen, II. — Le verre, par de Luynes, IV. — Le guide du verrier. Le conseil de prud'hommes, par Bienaymé, VII.

SCIENCES MILITAIRES

Stratégie. Fortifications. — Les nouvelles armes de précision; avantage de la défense sur l'attaque; les fortifications de campagne; attaques des côtes fortifiées, par H. Shaw, VII. — Fortifications des côtes de l'Angleterre, par F. D. Jervois, VI.

Artillerie; armes. — Système Moncrieff pour les batteries d'artillerie côtière, par Moncrieff, VI. — L'artillerie prussienne, VII. — Les fusils se chargeant par la culasse, par Majendie, IV.

Marine. — Les navires cuirassés, par E. J. Reed, VII.— Nouvelles machines à vapeur de la marine militaire française, par Dupuy de Lôme, IV. — Applications de l'électricité à la marine et à la guerre, par Abel, VI.

Soldats. — Validité militaire de la population française, par Broca, IV. — L'ethnologie de la France au point de vue des infirmités militaires, par Broca, VII. — La myopie au point de vue militaire, par Giraud-Teulon.

Poudre. — La poudre à canon; nouvelles substances pour la remplacer, par Abel, III. — Le picrate de potasse et les poudres fulminantes, par G. Tissandier, VI. — Force de la poudre et des matières explosibles, par Berthelot, VII.

Chirurgie militaire. — Ambulances et hôpitaux des armées en campagne, par Champouillon, VII. — Les plaies par armes à feu, par Nélaton, VII. — Amputations, suite des blessures par armes de guerre, par Sédillot, VII. — La mortalité militaire pendant la campagne d'Italie en 1859, par Bienaymé, VI. — Premiers soins à donner aux blessés, par Verneuil, VII.

SIÉGE DE PARIS EN 1870-1871

Alimentation. — Le régime alimentaire pendant le siége, par G. Sée, VII. — Conseils sur la manière de se nourrir pendant le siége, par A. Riche, VII. — Des moyens d'employer pendant le siége nos ressources alimentaires, par Bouchardat, VII.

Hygiène. Médecine. — Des maladies qui peuvent se développer dans une ville assiégée, par Béhier, VII. — L'hygiène de Paris pendant le siége, par Bouchardat, VII. — L'état sanitaire de Paris pendant le siége, par Bouchardat, VII. — Premiers soins à donner aux blessés, par A. Verneuil, VII.

HISTOIRE DES SCIENCES

Antiquité. Moyen âge. — État arriéré des sciences chez les anciens, par von Littrow, VII. — L'état naissant des sciences au moyen âge, par H. Kopp, VII.

Renaissance. — Revue générale du développement des sciences dans les temps modernes, par H. Helmholtz, VII. — La médecine du XVe au XVIIe siècle, par Daremberg, V. — Harvey, par Béclard, II. — Travaux de la vieillesse de Galilée ; Galilée et Babiani, par Philarète Chasles, VI.

XVIIe siècle.— Correspondance de Galilée, de Pascal et de Newton sur l'attraction universelle, etc., par MM. Chasles, Faugère, Le Verrier, Duhamel, David Brewster, R. Grant, IV et VI. — Newton, par J. Bertrand, II. — Les idées de Newton sur l'affinité, par Dumas, V.

XVIIIe siècle. — Clairault et la mesure de la terre, par J. Bertrand, III. — Voltaire physicien, par E. du Bois-Reymond, V. — Franklin, par H. Favre, I. — Scheele, par Troost, III. — Génie scientifique de la Révolution, par H. Favre, I.—Antoine Louis, par A. Verneuil, II. — Les œuvres de Lavoisier, par Dumas, V. — Barthez, par Bouchut, I.

XIXe siècle. — Gœthe naturaliste, par H. Helmholtz, VII. — Lamarck, de Blainville et Valenciennes, par Lacaze-Duthiers, III. — A. de Humboldt par L. Agassiz, VII. — Puissant, par Élie de Beaumont, VI. — Dutrochet, par Coste, III. — Gratiolet, par P. Bert, III. — Poncelet, par Ch. Dupin, V. — Faraday, par Dumas, V. — E. Verdet, par Levistal, IV. — Flourens, par Cl. Bernard et Patin, VI. — Boucher (de Perthes), par Dally, VI. — Purkynié, par L. Léger, VII. — Pelouze, par Cahours, V. — et par Dumas, VII. — Foucault, par Lissajous, VI. — Th. Graham, par Williamson et Hoffmann, VII. — Cl. Bernard, par Patin, VI. — Michaël Sars, par E. Blanchard, VII. — Von Graefe, par Giraud-Teulon, VII.

HISTOIRE DES SOCIÉTÉS SAVANTES

Le rôle des sociétés savantes, par Fotherby, VII.

La première Académie des sciences de Paris (de 1666 à 1699), par J. Bertrand, V. —L'ancienne Académie des sciences de 1789 à 1793, par J. Bertrand, IV. — Le Congrès des sociétés savantes de France en 1867, IV. — Les travaux scientifiques des départements en 1868 et en 1869, par E. Blanchard, V, VI et VII. — La Société des amis des sciences, par Boudet, V, VI.

Association Britannique, session de Dundee en 1867, par W. de Fonvielle, V. — La science britannique en 1868, discours inauguraux, par J. D. Hooker et Sabine, V. — Congrès médical d'Oxford en 1868, par Lorain, VI. — La Société royale d'Édimbourg de 1783 à 1811, par Christison, VI. — Histoire de la Société Huntérienne de Londres, par Fotherby, VII.

Les congrès scientifiques en Allemagne et en Angleterre; le congrès d'Innsbrück, par Arch. Geikie, VII.

BIBLIOTHÈQUE SCIENTIFIQUE
INTERNATIONALE

Cette collection paraît à la fois en français, en anglais et en allemand, à Paris, à Londres, à New-York et à Leipzig.

Elle réunit des ouvrages dus aux savants les plus distingués de tous les pays.

La valeur scientifique des livres qui la composent est assurée par la formation dans chaque pays d'un comité d'hommes de science qui en a la direction exclusive.

Enfin, malgré le caractère scientifique très-élevé de cette collection, elle sera toujours rédigée de manière à rester accessible aux gens du monde et à tous les esprits cultivés.

La *Bibliothèque scientifique internationale* est conçue dans le même esprit que la *Revue scientifique ;* elle la complète en quelque sorte sous une nouvelle forme.

Voici la liste des principaux ouvrages qui sont en préparation :

AUTEURS FRANÇAIS

Claude Bernard. Phénomènes physiques et Phénomènes métaphysiques de la vie.
Henri Sainte-Claire Deville. Introduction à la chimie générale.
Émile Alglave. Physiologie générale des constitutions.
A. de Quatrefages. Les races nègres.
A. Wurtz. Atomes et atomicité.
Berthelot. La synthèse chimique.
H. de Lacaze-Duthiers. La zoologie depuis Cuvier.
Friedel. Les fonctions en chimie organique.
Marey. La machine animale.
Taine. Les Émotions et la Volonté.
Quetelet. La moyenne de l'humanité.
Van Beneden. Les commensaux et les parasites dans le règne animal.
Alfred Grandidier. Madagascar.
Debray. Les métaux précieux.

AUTEURS ANGLAIS

Huxley. Mouvement et conscience.
Herbert Spencer. Les sciences sociales.
J. Tyndall. Les transformations de l'eau.
W. B. Carpenter. La physiologie de l'esprit.
W. Bagehot. Sciences et politique.
Ramsay. Sculpture de la terre.
Sir J. Lubbock. Premiers âges de l'humanité.
Bain. L'esprit et le corps.
Balfour Stewart. La conservation de la force.
Charlton Bastian. Le cerveau comme organe de la pensée.
Norman Lockyer. L'analyse spectrale.
W. Odling. La chimie nouvelle.
Lawder Lindsay. L'intelligence chez les animaux inférieurs.
Stanley Jevons. Les lois de la statistique.
Michael Foster. Protoplasma et physiologie cellulaire.
Mandsley. La responsabilité dans les maladies.
Ed. Smith. Aliments et alimentation.
Pettigrew. Marche, natation et vol.
K. Clifford. Les fondements des sciences exactes.

AUTEURS ALLEMANDS

Virchow. Physiologie pathologique.
Rosenthal. Physiologie générale des muscles et des nerfs.
Bernstein. Physiologie des sens.
Hermann. Physiologie de la respiration.
O. Liebrech. Fondements de la toxicologie.
Steinthal. Fondements de la linguistique.
Vogel. Chimie de la lumière.

AUTEURS AMÉRICAINS

J. Dana. L'échelle et les progrès de la vie.
S. W. Johnson. La nutrition des plantes.
Austin Flint. Les fonctions du système nerveux.
W. D. Whitney. La linguistique moderne.

Sous presse pour paraître très-prochainement :

J. Tyndall. Les transformations de l'eau.
Marey. Machine animale.
Bagehot. Sciences et politique.
Ed. Smith. Aliments et alimentation.

OUVRAGES

De M. le professeur VÉRA

Professeur à l'Université de Naples.

INTRODUCTION

A LA

PHILOSOPHIE DE HÉGEL

1 vol. in-8, 1864, 2e édition.... 6 fr. 50

LOGIQUE DE HÉGEL

Traduite pour la première fois, et accompagnée d'une Introduction
et d'un commentaire perpétuel.

2 volumes in-8, 1873, 2e édition. (*Sous presse.*)

PHILOSOPHIE DE LA NATURE

DE HÉGEL

Traduite pour la première fois, et accompagnée d'une Introduction
et d'un commentaire perpétuel.

3 volumes in-8. 1864-1866........ 25 fr.
Prix du tome II... 8 fr. 50.—Prix du tome III... 8 fr. 50

PHILOSOPHIE DE L'ESPRIT

DE HÉGEL

Traduite pour la première fois, et accompagnée d'une Introduction
et d'un commentaire perpétuel.

1867. Tome 1er, 1 vol. in-8. 9 fr.
1870. Tome 2e, 1 vol. in-8. 9 fr.

L'Hégélianisme et la Philosophie. 1 vol. in-18. 1861. 3 fr. 50

Mélanges philosophiques. 1 vol. in-8. 1862. 5 fr.

Essais de philosophie hégélienne (de la *Bibliothèque de philosophie contemporaine*). 1 vol. 2 fr. 50

Platonis, Aristotelis et Hegelii de medio termino doctrina. 1 vol. in-8. 1845. 1 fr. 50

RÉCENTES PUBLICATIONS

HISTORIQUES ET PHILOSOPHIQUES

Qui ne se trouvent pas dans les deux Bibliothèques.

ACOLLAS (Émile). **L'enfant né hors mariage**. 3e édition. 1872, 1 vol. in-18 de X-165 pages. 3 fr.

ACOLLAS (Emile). **Manuel de droit civil**, contenant l'exégèse du code Napoléon et un exposé complet des systèmes juridiques.

Tome premier (premier examen), 1 vol. In-8. 10 fr.

Tome deuxième (deuxième examen), 1 vol. in-8. 10 fr.

Tome troisième (troisième examen), première partie. 1 vol. in-8. 5 fr.

ACOLLAS (Émile). **Trois leçons sur le mariage**. In-8. 1 fr. 50

ACOLLAS (Émile). **L'idée du droit**. In-8. 1 fr. 50

ACOLLAS (Émile). **Nécessité de refondre l'ensemble de nos codes**, et notamment le code Napoléon au point de vue de l'idée démocratique. 1866, 1 vol. in-8. 3 fr.

ALAUX. **La religion progressive**. 1869, 1 vol. in-18. 3 fr. 50

ALGLAVE (Émile). **Action du ministère public** et théorie des droits d'ordre public en matière civile. 1872, 2 beaux vol. gr. in-8. 16 fr.

ALGLAVE (Émile). **Organisation des juridictions civiles chez les Romains** jusqu'à l'introduction des *Judicia extra-ordinaria*. 1 vol. in-8. 2 fr. 50

L'Art et la vie. 1867. 2 vol. in-8. 7 fr.

L'Art et la vie de Stendhal. 1869, 1 fort vol. in-8. 6 fr.

BARNI (Jules). **Napoléon Ier**, édition populaire. 1 vol. in-18. 1 fr.

BARNI (Jules). **Manuel républicain**. 1872, 1 vol. in-18. 1 fr. 50

BARNI (Jules). **Les martyrs de la libre pensée**, cours professe à Genève. 1862, 1 vol in-18. 3 fr. 50

BARNI (Jules). Voy. KANT.

BLANCHARD. **Les métamorphoses, les mœurs et les instincts des insectes**, par M. Emile Blanchard, de l'Institut, professeur au Muséum d'histoire naturelle. 1868, 1 magnifique volume in-8 jésus avec 160 figures intercalées dans le texte et 40 grandes planches hors texte, prix broché. 30 fr.

Relié en demi-maroquin. 35 fr.

BLANQUI. **L'Éternité par les astres**, hypothèse astronomique. 1872, in-8. 2 fr.

BORELY (J.). **Nouveau système électoral, représentation proportionnelle de la majorité et des minorités**. 1870, 1 vol. in-18 de XVIII-194 pages. 2 fr. 50

BORELY. **De la justice et des juges**, projet de réforme judiciaire. 1871, 2 vol. in-8. 12 fr.

BOUCHARDAT. **Le travail**, son influence sur la santé (conférences faites aux ouvriers). 1863, 1 vol. in-18. 2 fr. 50

BOUCHARDAT et H. JUNOD. **L'eau-de-vie et ses dangers**, conférences populaires. 1 vol. in-8. 1 fr.

BARTHEZ. **Nouveaux éléments de la science de l'homme**, par P. J. Barthez, médecin de S. M. Napoléon Ier. 3e édition, augmentée du Discours sur le génie d'Hippocrate, de Mémoires sur les fluxions et les coliques iliaques, sur la thérapeutique des maladies, sur l'évanouissement, l'extispice, la fascination, le faune, la femme, la force des animaux ; collationnée et revue par M. E. Barthez, médecin de S. A. le Prince impérial et de l'hôpital Sainte-Eugénie, etc. 1858, 2 vol. in-8 de 1010 p. 6 fr.

Éd. BOURLOTON et E. ROBERT. **La Commune** et ses idées à travers l'histoire. 1872, 1 vol. in-18. 3 fr. 50

BOUCHUT. **Histoire de la médecine et des doctrines médicales**. 1873, 2 forts vol. in-8. 16 fr.

BOUCHUT et DESPRÉS. **Dictionnaire de Médecine et de Thérapeutique médicale et chirurgicale**, comprenant le résumé de la médecine et de la chirurgie, les indications thérapeutiques de chaque maladie, la médecine opératoire, les accouchements, l'oculistique, l'odontechnie, l'électrisation, la matière médicale, les eaux minérales, et *un formulaire spécial pour chaque maladie*. 1873. 2e édit. très-augmentée, 1 magnifique vol. in-4, avec 750 fig. dans le texte. 25 fr.

BOUILLET (ADOLPHE). **L'armée d'Henri V. — Les Bourgeois gentilshommes de 1871**. 1 vol. in-12. 3 fr. 50

BOUILLET (ADOLPHE). **L'armée d'Henri V. — Les Bourgeois gentilshommes**. Types nouveaux et inédits. 1 vol. in-18. 2 fr. 50

BRIERRE DE BOISMONT. **Des maladies mentales**. 1867, brochure in-8 extraite de la *Pathologie médicale* du professeur Requin. 2 fr.

BRIERRE DE BOISMONT. **Des hallucinations, ou Histoire raisonnée des apparitions**, des visions, des songes, de l'extase, du magnétisme et du somnambulisme. 1862, 3e édition très-augmentée. 7 fr.

BRIERRE DE BOISMONT. **Du suicide et de la folie suicide**. 1865, 2e édition, 1 vol. in-8. 7 fr.

CHASLES (PHILARÈTE). **Questions du temps et problèmes d'autrefois**. Pensées sur l'histoire, la vie sociale, la littérature. 1 vol. in-18, édition de luxe. 3 fr.

Conférences historiques de la Faculté de médecine faites pendant l'année 1865. (*Les Chirurgiens érudits*, par M. Verneuil. — *Gui de Chauliac*, par M. Follin. — *Celse*, par M. Broca. — *Wurtzius*, par M. Trélat. — *Rioland*, par M. Le Fort. — *Levret*, par M. Tarnier. — *Harvey*, par M. Béclard. — *Stahl*, par M. Lasègue. — *Jenner*, par M. Lorain. — *Jean de Vier et les Sorciers*, par M. Axenfeld. — *Laennec*, par M. Chauffard. — *Sylvius*, par M. Gubler. — *Stoll*, par M. Parrot.) 1 vol. in-8. 6 fr.

COQUEREL (Charles). **Lettres d'un marin à sa famille**. 1870, 1 vol. in-18. 3 fr. 50

COQUEREL (Athanase). Voyez *Bibliothèque de philosophie contemporaine.*

COQUEREL fils (Athanase). **Libres études** (religion, critique, histoire, beaux-arts). 1867, 1 vol. in-8. 5 fr.

COQUEREL fils (Athanase). **Pourquoi la France n'est-elle pas protestante?** Discours prononcé à Neuilly, le 1er novembre 1866. 2e édition, in-8. 1 fr.

COQUEREL fils (Athanase). **La charité sans peur**, sermon en faveur des victimes des inondations, prêché à Paris le 18 novembre 1866, in-8. 75 c.

COQUEREL fils (Athanase). **Évangile et liberté**, discours d'ouverture des prédications protestantes libérales, prononcé le 8 avril 1868, in-8. 50 c.

COQUEREL fils (Athanase). **De l'éducation des filles**, réponse à Mgr. l'évêque d'Orléans, discours prononcé le 3 mai 1868, in-8. 50 c.

CORNIL. **Leçons élémentaires d'hygiène**, rédigées pour l'enseignement des lycées d'après le programme de l'Académie de médecine. 1873, 1 vol. in-18 avec figures intercalées dans le texte. 2 fr. 50

Sir G. CORNEWALL LEWIS. **Histoire gouvernementale de l'Angleterre de 1770 jusqu'à 1830**, trad. de l'anglais et précédée de la vie de l'auteur, par M. Mervoyer. 1867, 1 vol. in-8 de la *Bibliothèque d'histoire contemporaine.* 7 fr.

Sir G. CORNEWALL LEWIS. **Quelle est la meilleure forme de gouvernement?** Ouvrage traduit de l'anglais; précédé d'une Étude sur la vie et les travaux de l'auteur, par M. Mervoyer, docteur ès lettres. 1867, 1 vol. in-8. 3 fr. 50

DELAVILLE. **Cours pratique d'arboriculture fruitière** pour la région du nord de la France, avec 269 fig. In-8. 6 fr.

DELEUZE. **Instruction pratique sur le magnétisme animal**, précédée d'une Notice sur la vie de l'auteur. 1853. 1 vol. in-12. 3 fr. 50

DELORD (Taxile). **Histoire du second empire. 1848-1870.**
1869. Tome Ier, 1 fort vol. in-8. 7 fr.
1870. Tome II, 1 fort vol. in-8. 7 fr.
1873. Tome III, 1 fort vol. in-8. 7 fr.

DOLLFUS (Charles). **De la nature humaine**. 1868, 1 vol. in-8. 5 fr.

DOLLFUS (Charles). **Lettres philosophiques**, 3e édition. 1869, 1 vol. in-18. 3 fr. 50

DOLLFUS (Charles). **Considérations sur l'histoire**. Le monde antique. 1872, 1 vol. in-8. 7 fr. 50

DU POTET. **Manuel de l'étudiant magnétiseur**, nouvelle édition. 1868, 1 vol. in-18. 3 fr. 50

DU POTET. **Traité complet de magnétisme**, cours en douze leçons. 1856, 3e édition, 1 vol. de 634 pages. 7 fr.

Éléments de science sociale. Religion physique, sexuelle et naturelle, ouvrage traduit sur la 7e édition anglaise. 1 fort vol. in-18, cartonné. 4 fr.

ÉLIPHAS LÉVI. **Dogme et rituel de la haute magie.** 1861, 2e édit., 2 vol. in-8, avec 24 fig. 18 fr.

ÉLIPHAS LÉVI. **Histoire de la magie**, avec une exposition claire et précise de ses procédés, de ses rites et de ses mystères. 1860, 1 vol. in-8, avec 90 fig. 12 fr.

ÉLIPHAS LÉVI. **La Science des esprits**, révélation du dogme secret des Kabbalistes, esprit occulte de l'Évangile, appréciation des doctrines et des phénomènes spirites. 1865, 1 v. in-8. 7 fr.

FAU. **Anatomie des formes du corps humain**, à l'usage des peintres et des sculpteurs. 1866, 1 vol. in-8 et atlas de 25 planches. 2e édition. Prix, fig. noires. 20 fr.
Prix, figures coloriées. 35 fr.

FERRON (de). **Théorie du progrès** (Histoire de l'idée du progrès. — Vico. — Herder. — Turgot. — Condorcet. — Saint-Simon. — Réfutation du césarisme). 1867, 2 vol. in-18. 7 fr.

FERRON (de). **La question des deux chambres.** 1872, in-8 de 45 pages. 1 fr.

ÉM. FERRIÈRE. **Le Darwinisme.** 1872, 1 vol. in-18. 4 fr. 50

FRIBOURT. **Du paupérisme parisien**, des progrès depuis vingt-cinq ans. 1 fr. 25

HUMBOLDT (G. de). **Essai sur les limites de l'action de l'État**, traduit de l'allemand, et précédé d'une Etude sur la vie et les travaux de l'auteur, par M. Chrétien, docteur en droit. 1867, in-18. 3 fr. 50

ISSAURAT. **Moments perdus de Pierre Jean**, observations, pensées, rêveries, antipolitiques, antimorales, antiphilosophiques, antimétaphysique, anti tout ce qu'on voudra. 1868, 1 vol. in-18. 3 fr.

ISSAURAT. **Les alarmes d'un père de famille**, suscitées, expliquées, justifiées et confirmées par lesdits faits et gestes de Mgr. Dupanloup et autres. 1868, in-8. 1 fr.

KANT. **Critique de la raison pure**, précédé d'une préface par M. Jules Barni. 1870, 2 vol. in-8. 16 fr.

KANT. **Eléments métaphysiques de la doctrine du droit**, suivis d'un Essai philosophique sur la paix perpétuelle, traduits de l'allemand par M. Jules Barni. 1854, 1 vol. in-8. 8 fr.

KANT. **Éléments métaphysiques de la doctrine de la vertu**, suivi d'un Traité de pédagogie, etc.; traduit de l'allemand par M. Jules Barni, avec une introduction analytique. 1855, 1 vol. in-8. 8 fr.

LABORDE. **Les hommes et les actes de l'insurrection de Paris** devant la psychologie morbide. Lettre à M. le docteur Moreau (de Tours). 1 vol. in-18. 3 fr. 50

LACOMBE. **Mes droits.** 1869, 1 vol. in-12. 2 fr. 50

LANGLOIS. **L'homme et la Révolution.** Huit études dédiées à P. J. Proudhon. 1867, 2 vol. in-18. 7 fr.

LE BERQUIER. **Le barreau moderne.** 1871, 2e édition, 1 vol. in-18. 3 fr. 50

LE FORT. **La chirurgie militaire** et les Sociétés de secours en France et à l'étranger. 1873, 1 vol. gr. in-8, avec fig. 10 fr.

LITTRÉ. **Auguste Comte et Stuart Mill**, suivi de *Stuart Mill et la philosophie positive*, par M. G. Wyrouboff. 1867, in-8 de 86 pages. 2 fr.

LORAIN (P.). **Jenner et la vaccine.** Conférence historique. 1870, broch. in-8 de 48 pages. 1 fr. 25

LORAIN (P.). **L'assistance publique.** 1871, in-4 de 56 pages. 1 fr.

LUBBOCK. **L'Homme avant l'histoire**, étudié d'après les monuments et les costumes retrouvés dans les différents pays de l'Europe, suivi d'une Description comparée des mœurs des sauvages modernes, traduit de l'anglais par M. Ed. Barbier, avec 156 figures intercalées dans le texte. 1867, 1 beau vol. in-8, prix broché. 15 fr.

Relié en demi-maroquin avec nerfs. 18 fr.

LUBBOCK. **Les origines de la civilisation.** Etat primitif de l'homme et mœurs des sauvages modernes. 1873. 1 vol. grand in-8 avec figures et planches hors texte. Traduit de l'anglais par M. Ed. Barbier. 15 fr.

Relié en demi-maroquin avec nerfs. 18 fr.

MARAIS (Aug.). **Garibaldi et l'armée des Vosges.** 1872. 1 vol. in-18. 1 fr. 50

MAX MULLER. **Amour allemand.** Traduit de l'allemand, 1 vol. in-18 imprimée en caractères elzéviriens. 3 fr. 50

MAZZINI. **Lettres à Daniel Stern** (1864-1872), avec une lettre autographiée, 1 vol. in 10 imprimé en caractères elzéviriens. 3 fr. 50

MENIÈRE. **Cicéron médecin**, étude médico-littéraire. 1862, 1 vol. in-18. 4 fr. 50

MENIÈRE. **Les Consultations de madame de Sévigné**, étude médico-littéraire. 1864, 1 vol. in-8. 3 fr.

MERVOYER. **Étude sur l'association des idées.** 1864, 1 vol. in-8. 6 fr.

MEUNIER (Victor). **La Science et les Savants.**

1re année, 1864. 1 vol. in-18. 3 fr. 50
2e année, 1865. 1er semestre, 1 vol. in-18. 3 fr. 50
2e année, 1865. 2e semestre, 1 vol. in-18. 3 fr. 50
3e année, 1866. 1 vol. in-18. 3 fr. 50
4e année, 1867. 1 vol. in-18. 3 fr. 50

J. MICHELET. **Le Directoire et les origines des Bonaparte.** 1872, 1 vol. in-8. 6 fr.

MILSAND. **Les Études classique** et l'enseignement public. 1873, 1 vol. in-18. 3 fr. 50

MILSAND. **Le code et la liberté.** Liberté du mariage, liberté des testaments. 1865, in-8. 2 fr.

MIRON. **De la séparation du temporel et du spirituel.** 1866, in-8. 3 fr. 50

MORER. **Projet d'organisation de collèges cantonaux**, in-8 de 64 pages. 1 fr. 50

MORIN. **Du magnétisme et des sciences occultes.** 1860, 1 vol. in-8. 6 fr.

MUNARET. **Le Médecin des villes et des campagnes.** 4e édition, 1862, 1 vol. grand in-18. 4 fr. 50

OGER. **Les Bonaparte** et les frontières de la France. In-18. 50 c.

OGER. **La République.** 1871, brochure in-8. 50 c.

PARIS (comte de). **Les Associations ouvrières en Angleterre** (Trades-Unions). 1869, 1 vol. gr. in-8. 2 fr. 50
Édition populaire. 1 vol. in-18. 1 fr.
Édition sur papier de Chine : broché. 12 fr.
» reliure de luxe. 20 fr.

PILLON. **L'année philosophique.** Études critiques sur le mouvement des idées générales dans les divers ordres de connaissances, avec une introduction par M. Ch. Renouvier.
1re année, 1867. 1 vol. in-18. 5 fr.
2e année, 1868. 1 vol. in-18. 5 fr.

RENOUVIER et PILLON. **La critique philosophique**, politique, scientifique, littéraire. Journal hebdomadaire.
Prix : Un an. Paris. 17 fr.
— Départements. 18 fr.
— Étranger. 20 fr.

SIÈREBOIS. **Autopsie de l'âme.** Identité du matérialisme et du vrai spiritualisme. 2e édit. 1873, 1 vol. in-18. 2 fr. 50

SIÈREBOIS. **La Morale** fouillée dans ses fondements. Essai d'anthropodicée. 1867, 1 vol. in-8. 6 fr.

SOREL (ALBERT). **Le traité de Paris du 20 novembre 1815.** Leçons professées à l'École libre des sciences politiques par M. Albert SOREL, professeur d'histoire diplomatique. 1873, 1 vol. in-8. 4 fr. 50

THÉVENIN. **Hygiène publique**, analyse du rapport général des travaux du conseil de salubrité de la Seine, de 1849 à 1858. 1863, 1 vol. in-18. 2 fr. 50

THULIÉ. **La folie et la loi.** 1867, 2e édit., 1 vol. in-8. 3 fr. 50

THULIÉ. **La manie raisonnante du docteur Campagne.** 1870, broch. in-8 de 132 pages. 2 fr.

VALETTE. **Cours de Code civil** professé à la Faculté de droit de Paris. Tome I, première année (Titre préliminaire — Livre premier). 1873, 1 fort vol. in-18. 8 fr.

VALMONT. **L'espion prussien.** 1872, roman traduit de l'anglais. 1 vol. in-18. 3 fr. 50

VILLIAUMÉ. **La politique moderne**, traité complet de politique. 1873, 1 beau vol. in-8. 6 fr.

WEBER. **Histoire de la philosophie européenne.** 1871, 1 vol. in-8. 10 fr.

L'armée d'Henri V. — Les bourgeois-gentilshommes de 1871. 1 vol. in-18. 3 fr. 50

Enquête parlementaire sur l'insurrection du 18 mars.

Rapports. Rapport général de M. Martial Delpit. Rapports de MM. : *de Meaux* sur les mouvements insurrectionnels en province; *de Massy*, sur le mouvement insurrectionnel à Marseille; *Meplain*, sur le mouvement insurrectionnel à Toulouse; *de Chamaillard*, sur les mouvements insurrectionnels à Bordeaux et à Tours; *Delille*, sur le mouvement insurrectionnel à Limoges; *Vacherot*, sur le rôle des municipalités; *Ducarre*, sur le rôle de l'Internationale; *Boreau-Lajanadie*, sur le rôle de la presse révolutionnaire à Paris; *de Cumont*, sur le rôle de la presse révolutionnaire en province; *de Saint-Pierre*, sur la garde nationale de Paris pendant l'insurrection; *de Larochethulon*, sur l'armée et la garde nationale de Paris avant le 18 mars. — Rapports de MM. *les premiers présidents de Cour d'appel* d'Agen, d'Aix, d'Amiens, de Bordeaux, de Bourges, de Chambéry, de Douai, de Nancy, de Pau, de Rennes, de Riom, de Rouen, de Toulouse. — Rapports de MM. les *préfets* de l'Ardèche, des Ardennes, de l'Aude, du Gers, de l'Isère, de la Haute-Loire, du Loiret, de la Nièvre, du Nord, des Pyrénées-Orientales, de la Sarthe, de Seine-et-Marne, de Seine-et-Oise, de la Seine-Inférieure, de Vaucluse. — Rapports de MM. les chefs de légion de gendarmerie.

Dépositions de MM. Thiers, maréchal Mac-Mahon, général Trochu, J. Favre, Ernest Picard, J. Ferry, général Le Flô, général Vinoy, Choppin, Cresson, Leblond, Edmond Adam, Mettetal, Hervé, Bethmont, Ansart, Marseille, Claude, Lagrange, Macé, Nusse, Mouton, Garcin, colonel Lambert, colonel Gaillard, général Appert, Gerspach, Barral de Montaud, comte de Mun, Floquet, général Crémer, amiral Saisset, Schœlcher, Tirard, Dubail, Denormandie, Vautrain, François Favre, Bellaigue, Vacherot, Degouve-Denuncque, Desmarest, colonel Montaigu, colonel Ibos, général d'Aurelle de Paladines, Roger du Nord, Baudoin de Mortemart, Lavigne, Ossude, Ducros, Turquet, de Plœuc, amiral Pothuau, colonel Langlois, Duenings, Danet, colonel Le Mains, colonel Vabre, Héligon, Tolain, Fribourg, Dunoyer, Testut, Corbon, Ducarre.

Pièces justificatives. Déposition de M. le général Ducrot. Procès-verbaux du Comité central, du Comité de salut public, de l'Internationale, de la délégation des vingt arrondissements, de l'Alliance républicaine, de la Commune. — Lettre du prince Czartoryski sur les Polonais. — Réclamations et errata.

Édition populaire. 1 vol. in-4 à 3 colonnes. 16 fr.

Enquête parlementaire sur les actes du gouvernement de la défense nationale.

Tome premier. — *Dépositions des témoins :* MM. Thiers, maréchal Mac-Mahon, maréchal Le Bœuf, Benedetti, duc de Grammont, de Talhouet, amiral Rigault de Genouilly, baron Jérome David, général de Palikao, Jules Brame, Clément Duvernois, Dréolle, Rouher, Piétri, Chevreau, général Trochu, J. Favre, J. Ferry, Garnier-Pagès, Emmanuel Arago, Pelletan, Ernest Picard, J. Simon, Magnin, Dorian, Ét. Arago, Gambetta, Crémieux, Glois-Bizoin, général Le Flô, amiral Fourichon, de Kératry,

Annales de l'Assemblée nationale. Compte rendu *in extenso* des séances, annexes, rapports, projets de lois, propositions, etc. Prix de chaque volume. 15 fr.

Les dix premiers volumes ont paru.

COLLECTION ELZÉVIRIENNE

Lettres de Joseph Mazzini à Daniel Stern (1864-1872), avec une lettre autographiée. 3 fr. 50

Amour allemand, par Max Muller, traduit de l'allemand. 1 vol. in-18. 3 fr. 50

BIBLIOTHÈQUE POPULAIRE

Napoléon Ier, par M. Jules Barni, membre de l'Assemblée nationale. 1 vol. in-18. 1 fr.

Manuel républicain, par M. Jules Barni, membre de l'Assemblée nationale. 1 vol. in-18. 1 fr.

Les Associations ouvrières en Angleterre (Trades-Unions), par M. le Comte de Paris. 1 vol. in-18. 1 fr.

Garibaldi et l'armée des Vosges, par M. Aug. Marais. 1 vol. in-18. 1 fr. 50

Le paupérisme parisien, ses progrès depuis vingt-cinq ans, par E. Fribourg. 1 fr. 25

ÉTUDES CONTEMPORAINES

Les Bourgeois gentilshommes. — L'armée d'Henri V, par Adolphe Bouillet. 1 vol. in-8. 3 fr. 50

Les Bourgeois gentilshommes. — L'armée d'Henri V. Types nouveaux et inédits, par Adolphe Bouillet. 1 vol. in-18. 2 fr. 50

L'Espion prussien, roman anglais par V. Valmont, traduit par M. J. Dubrisay. 1 vol. in-18. 3 fr. 50

La Commune et ses idées à travers l'histoire, par Edgar Bourloton et Edmond Robert. 1 vol. in-18. 3 fr. 50

PUBLICATIONS

DE L'ÉCOLE LIBRE DES SCIENCES POLITIQUES

ALBERT SOREL. **Le traité de Paris du 20 novembre 1815.** — I. Les cent jours. — II. Les projets de démembrement. — III. La sainte alliance. Les traités du 20 novembre, par M. Albert Sorel, professeur d'histoire diplomatique à l'École libre des sciences politiques. 1 vol. in-8 de 153 pages. 4 fr. 50

Sous presse pour paraître prochainement :

H. GAIDOZ. **La race allemande dans l'empire russe.**

USQUIN (Le lieutenant-colonel). **De l'influence du perfectionnement des armes de guerre sur la tactique et la stratégie.**

RÉCENTES PUBLICATIONS SCIENTIFIQUES

AGASSIZ. **De l'espèce et des classifications en zoologie.** 1 vol. in-8. 5 fr.

ARCHIAC (D'). **Leçons sur la faune quaternaire**, professées au Muséum d'histoire naturelle. 1865, 1 vol. in-8. 3 fr. 50

BÉRAUD (B. J.). **Atlas complet d'anatomie chirurgicale topographique**, pouvant servir de complément à tous les ouvrages d'anatomie chirurgicale, composé de 109 planches représentant plus de 200 gravures dessinées d'après nature par M. Bion, et avec texte explicatif. 1865, 1 fort vol. in-4.

Prix : fig. noires, relié. 60 fr.
— fig. coloriées, relié. 120 fr.

Ce bel ouvrage, auquel on a travaillé pendant sept ans, est le plus complet qui ait été publié sur ce sujet. Toutes les pièces disséquées dans l'amphithéâtre des hôpitaux ont été reproduites d'après nature par M. Bion, et ensuite gravées sur acier par les meilleurs artistes. Après l'explication de chaque planche, l'auteur a ajouté les applications à la pathologie chirurgicale, à la médecine opératoire, se rapportant à la région représentée.

BERNARD (Claude). **Leçons sur les propriétés des tissus vivants**, faites à la Sorbonne, rédigées par Emile ALGLAVE, avec 94 fig. dans le texte. 1866, 1 vol. in-8. 8 fr.

BLANCHARD. **Les Métamorphoses, les Mœurs et les Instincts des insectes**, par M. Emile Blanchard, de l'Institut, professeur au Muséum d'histoire naturelle. 1868, 1 magnifique volume in-8 jésus, avec 160 figures intercalées dans le texte et 40 grandes planches hors texte. Prix, broché. 30 fr.

Relié en demi-maroquin. 35 fr.

BLANQUI. **L'éternité par les astres**, hypothèse astronomique, 1872, in-8. 2 fr.

BOCQUILLON. **Manuel d'histoire naturelle médicale.** 1871, 1 vol. in-18, avec 415 fig. dans le texte. 14 fr.

BOUCHARDAT. **Manuel de matière médicale**, de thérapeutique comparée et de pharmacie. 1873, 2 vol. gr. in-18, 5e édit. 15 fr.

BOUCHUT. **Histoire de la médecine et des doctrines médicales.** 1873, 2 vol. in-8. 16 fr.

BUCHNER (Louis). **Science et Nature**, traduit de l'allemand par A. Delondre. 1866, 2 vol. in-18 de la *Bibliothèque de philosophie contemporaine.* 5 fr.

CLÉMENCEAU. **De la génération des éléments anatomiques**, précédé d'une Introduction par M. le professeur Robin. 1867, in-8. 5 fr.

Conférences historiques de la Faculté de médecine faites pendant l'année 1865 (*les Chirurgiens érudits*, par M. Verneuil.—*Guy de Chauliac*, par M. Follin.—*Celse*, par M. Broca. — *Wurtzius*, par M. Trélat. — *Rioland*, par M. Le Fort. — *Leurel*, par M. Tarnier. — *Harvey*, par M. Béclard. — *Stahl*, par M. Lasègue. — *Jenner*, par M. Lorain. — *Jean de Vier*, par M. Axenfeld. — *Laennec*, par M. Chauffard. — *Sylvius*, par M. Gubler. — *Stoll*, par M. Parot). 1 vol. in-8. 6 fr.

DURAND (de Gros). **Essais de physiologie philosophique.** 1866, 1 vol. in-8. 8 fr.

DURAND (de Gros). **Ontologie** et psychologie physiologique. Études critiques. 1871. 1 vol. in-18. 3 fr. 50

DURAND (de Gros). **Origines animales de l'homme**, éclairées par la physiologie et l'anatomie comparative. Grand in-8, 1871, avec fig. 5 fr.

DURAND-FARDEL. **Traité thérapeutique des eaux minérales** de la France, de l'étranger et de leur emploi dans les maladies chroniques. 2ᵉ édition, 1 vol. in-8 de 780 p. avec cartes coloriées. 9 fr.

FAIVRE. **De la variabilité de l'espèce.** 1868, 1 vol. in-18 de la *Bibliothèque de philosophie contemporaine*. 2 fr. 50

FAU. **Anatomie des formes du corps humain**, à l'usage des peintres et des sculpteurs. 1866, 1 vol. in-8 avec atlas in-folio de 25 planches.

Prix : fig. noires. 20 fr
— fig. coloriées. 35 fr.

FERMOND. **Essai de phytomorphie**, ou Étude des causes qui déterminent les principales formes végétales. 1864-1869, 2 vol. gr. in-8 de 600 pages environ, avec 30 planches représentant plus de 250 fig. 30 fr.

W. DE FONVIELLE. **L'Astronomie moderne.** 1869, 1 vol. de la *Bibliothèque de philosophie contemporaine*. 2 fr. 50

GARNIER. **Dictionnaire annuel des progrès des sciences et institutions médicales**, suite et complément de tous les dictionnaires. 1 vol. in-12 de 600 pages. 7 fr.

GIRAUD-TEULON. **De l'œil**, notions élémentaires sur la fonction de la vue et de ses anomalies. 1 vol. in-18, avec fig. dans le texte. 2 fr.

GRÉHANT. **Manuel de physique médicale.** 1869, 1 volume in-18, avec 469 figures dans le texte. 7 fr.

GRÉHANT. **Tableaux d'analyse chimique** conduisant à la détermination de la base et de l'acide d'un sel inorganique isolé, avec les couleurs caractéristiques des précipités. 1862, in-4, cart. 3 fr. 50

GRIMAUX. **Chimie organique élémentaire**, leçons professées à la Faculté de médecine. 1872, 1 vol. in-18 avec figures. 4 fr. 50

GROVE. **Corrélation des forces physiques**, traduit par M. l'abbé Moigno, avec des notes par M. Séguin aîné. 1 vol. in-8. 7 fr. 50

JAMAIN. **Nouveau Traité élémentaire d'anatomie descriptive et de préparations anatomiques.** 3e édition, 1867, 1 vol. grand in-18 de 900 pages, avec 223 fig. intercalées dans le texte. 12 fr.

Avec figures coloriées. 40 fr.

JANET (Paul). **Le Cerveau et la Pensée.** 1867, 1 vol. in-18 de la *Bibliothèque de philosophie contemporaine.* 2 fr. 50

LAUGEL. **Les Problèmes de la vie.** 1867, 1 vol. in-18 de la *Bibliothèque de philosophie contemporaine.* 2 fr. 50

LAUGEL. **La Voix, l'Oreille et la Musique.** 1 vol. in-18 de la *Bibliothèque de philosophie contemporaine.* 2 fr. 50

LAUGEL. **L'Optique et les Arts.** 1 vol. in-18 de la *Bibliothèque de philosophie contemporaine.* 2 fr. 50

LAUGEL. **Les Problèmes de la nature.** 1864, 1 vol. in-18 de la *Biblioth. de philos. contemporaine.* 2 fr. 50

LE FORT. **La chirurgie militaire** et les sociétés de secours en France et à l'étranger. 1873, 1 vol. gr. in-8 avec figures dans le texte. 10 fr.

LEMOINE (Albert). **Le Vitalisme et l'Animisme de Stahl.** 1864, 1 vol. in-18 de la *Bibliothèque de philosophie contemporaine.* 2 fr. 50

LEMOINE (Albert). **De la physionomie de la parole.** 1865. 1 vol. in-18 de la *Bibliothèque de philosophie contemporaine,* 2 fr. 50

LETOURNEAU. **Physiologie des passions.** 1868, 1 vol. in-18 de la *Bibliothèque de philosophie contemporaine.* 2 fr. 50

LEYDIG. **Traité d'histologie comparée de l'homme et des animaux**, traduit de l'allemand par M. le docteur Lahillonne. 1 fort vol. in-8 avec 200 figures dans le texte. 1866. 15 fr.

LONGET. **Traité de physiologie.** 3e édition, 1869.

Tome I. 1 fort vol. gr. in-8. 12 fr.

Tome II. 1 fort vol. gr. in-8 avec fig. 12 fr.

Tome III et dernier. 1 vol. gr. in-8. 12 fr.

LUBBOCK. **L'Homme avant l'histoire**, étudié d'après les monuments et les costumes retrouvés dans les différents pays de l'Europe, suivi d'une description comparée des mœurs des sauvages modernes, traduit de l'anglais par M. Ed. Barbier, avec 156 figures intercalées dans le texte. 1867. 1 beau vol. in-8, broché. 15 fr.

Relié en demi-maroquin avec nerfs. 18 fr.

LUBBOCK. **Les origines de la civilisation**, état primitif de l'homme et mœurs des sauvages modernes, traduit de l'anglais sur la seconde édition. 1873, 1 vol. in-8 avec figures et planches hors texte. 15 fr.

Relié en demi maroquin. 18 fr.

MAREY. **Du mouvement dans les fonctions de la vie.** 1868, 1 vol. in-8, avec 200 figures dans le texte. 10 fr.

MOLESCHOTT (J.). **La Circulation de la vie**, Lettres sur la physiologie en réponse aux Lettres sur la chimie de Liebig, traduit de l'allemand par M. le docteur CAZELLES. 2 vol. in-18 de la *Bibliothèque de philosophie contemporaine.* 5 fr.

MUNARET. **Le médecin des villes et des campagnes**, 4e édition, 1862. 1 vol. gr. in-18. 4 fr. 50

ONIMUS. **De la théorie dynamique de la chaleur dans les sciences biologiques.** 1866. 3 fr.

ONIMUS et LEGROS. **Traité d'électricité médicale.** 1871. 1 fort vol. in-8 avec de nombreuses figures dans le texte. 12 fr,

QUATREFAGES (de). **Charles Darwin et ses précurseurs français.** Étude sur le transformisme. 1870, 1 vol. in-8. 5 fr.

RICHE. **Manuel de chimie médicale.** 1870, 1 vol. in-18 avec 200 fig. dans le texte. 7 fr.

ROBIN (Ch.). **Journal de l'anatomie et de la physiologie** normales et pathologiques de l'homme et des animaux, dirigé par M. le professeur Ch. Robin (de l'Institut), paraissant tous les deux mois par livraison de 7 feuilles gr. in-8 avec planches.

Prix de l'abonnement, pour la France. 20 fr.

— pour l'étranger. 24 fr.

SAIGEY (Émile). **Les sciences au XVIIIe siècle.** La physique de Voltaire. 1873, 1 vol. in-8. 5 fr.

SAIGEY (Émile). **La Physique moderne.** Essai sur l'unité des phénomènes naturels. 1868, 1 vol. in-18 de la *Bibliothèque de philosophie contemporaine.* 2 fr. 50

SCHIFF. **Leçons sur la physiologie de la digestion**, faites au Muséum d'histoire naturelle de Florence. 2 vol. gr. in-8. 20 fr.

TAULE. **Notions sur la nature et les propriétés de la matière organisée.** 1866. 3 fr. 50

VULPIAN. **Leçons de physiologie générale et comparée du système nerveux**, faites au Muséum d'histoire naturelle, recueillies et rédigées par M. Ernest BRÉMOND. 1866, 1 fort vol. in-8. 10 fr.

PARIS. — IMPRIMERIE DE E. MARTINET, RUE MIGNON, 2

Printed in Dunstable, United Kingdom

91219955R00208